Prof. Dr. med. Peter Ziese
Leben ohne Angst

Prof. Dr. med. Peter Ziese

LEBEN OHNE ANGST

Wie Sie Ängste, Phobien und Neurosen überwinden

MOEWIG

Hinweis: Die Ratschläge und Empfehlungen dieses Buchs wurden von Autor und Verlag nach bestem Wissen und Gewissen erarbeitet und sorgfältig geprüft. Dennoch kann eine Garantie nicht übernommen werden. Eine Haftung des Autors, des Verlags oder seiner Beauftragten für Personen-, Sach- oder Vermögensschäden ist ausgeschlossen.

Originalausgabe

Lektorat: Dr. Elvira Weißmann-Orzlowski
Umschlaggestaltung: Werbeagentur Zeuner, Ettlingen
Satz: Typo Design Hecker GmbH, 69115 Heidelberg
Printed in Germany 1997
ISBN 3-8118-1339-0

VITA

Geboren 1938 in Berlin. Medizinstudium in Berlin und München. Dort auch Facharztausbildung in Neurologie und Psychiatrie. Ausbildung zum Psychotherapeuten und Psychoanalytiker bis 1970, seit dieser Zeit in eigener psychotherapeutischer Praxis tätig. 1971 Habilitation für Psychiatrie und Psychotherapie an der Medizinischen Fakultät der Technischen Universität München, dort bis 1983 gelehrt. 1974 bis 1978 Chefarzt einer psychotherapeutisch-psychosomatischen Klinik des Landes Berlin. Von 1978 bis 1988 Chefarzt verschiedener psychosomatischer Kliniken. Von 1979 bis 1986 Professor für Sozialmedizin und Sozialpsychiatrie an der Fachhochschule Köln. Seit 1988 Leiter des Instituts für Verhaltenstraining in Köln und weiterhin Tätigkeit in eigener psychotherapeutischer Praxis.

Inhaltsverzeichnis

Einleitung

Angst, ein dramatisches Geschehen

Angst kennen wir alle. Sie begegnet uns auf Schritt und Tritt und kann zuweilen dramatische Ausmaße annehmen. Auch in unserer Umgangssprache hat das Wort seinen festen Platz. Wir gebrauchen es im Zusammenhang mit Alltäglichkeiten, mit Politik, aber auch in Glaubensfragen. Oft erkundigen wir uns: „Hast du denn keine Angst gehabt?" oder: „Wie bist du denn mit deiner Angst fertig geworden?" Ein Mensch, der von sich behauptet, keine Angst zu haben, scheint uns unglaubwürdig, denn wir können uns ein Leben ohne Angst nicht vorstellen, obwohl wir uns danach sehnen. Dabei wissen wir, daß Angst durchaus nötig ist. Sie schützt uns vor Gefahren, indem sie uns diese erahnen läßt. Angst bringt uns dazu, Abwehrmaßnahmen zu entwickeln, um uns, unsere Freunde und Familienmitglieder vor Schaden zu bewahren. Stellen wir uns einmal folgende Situation vor: Ein Auto kommt mit hoher Geschwindigkeit auf uns zu. Anstatt aus Angst richtig zu handeln, reagieren wir zu langsam und gefährden damit Leib und Leben. Oder aber wir erfahren, daß ein Mensch an einer Infektionskrankheit leidet und bringen uns und unsere Kinder nicht in Sicherheit. Wir bemerken, daß an unserem Auto die Bremsen nicht richtig funktionieren und fahren trotzdem weiter. Jemand, dem wir unterlegen sind, bedroht uns körperlich, und wir ergreifen nicht die Flucht. Oder es kommt ein Unwetter auf, und wir suchen keinen schützenden Ort auf. Angst ist also ein Schutzsignal. Sie warnt uns vor Gefahren, die uns von außen bedrohen, ebenso wie vor denen aus dem eigenen Inneren, das heißt, vor all dem, was in uns selbst vorgeht, insbesondere im Unbewußten. Angst ist somit lebensnotwendig. Es gibt zwar einige wenige Menschen, die entweder keine Angst entwickeln oder sie nicht wahrnehmen können. Sie sind jedoch extrem gefährdet, weil ihnen eine wichtige Schutzfunktion zum Überleben fehlt.

Wir kennen wechselnde Grade von Angst. Die Palette reicht von Vorsicht über Beklommenheit, Furcht, Angst bis hin zu Panik. Angst tritt in bestimmten, uns allen bekannten Situationen auf: Da gibt es die Angst vor Arbeitsplatzverlust, vor Krisen in Freundschaft oder Partnerschaft, vor Konfliktsituationen, vor Krankheit, vor dem Sterben, vor dem Alleinsein oder davor, zu verarmen, keine Zukunftsperspektive mehr zu haben, oder auch die Angst vor Krieg. All diese Ängste sind jedoch nicht einheitlich zu bewerten. Beispielsweise gibt es Menschen, die in ständiger, unbegründeter Angst vor Arbeitsplatzverlust leben. Weil diese Angst stets vorhanden ist, trauen sie sich nicht, ihre Rechte als Arbeitnehmer einzufordern. Statt dessen sind sie willig und überangepaßt. Im Gegensatz dazu steht die realistische Angst, den Arbeitsplatz zu verlieren, die aus der angespannten wirtschaftlichen Situation heraus erwächst. Oder nehmen Sie die Angst vor dem Sterben. Diese Angst haben mehr oder weniger alle Menschen, doch die Art, wie sie damit umgehen, ist verschieden. Bei manchen tritt die Angst vor dem Tod nicht erst auf, wenn eine wirkliche Bedrohung besteht oder wenn sich das Leben erfahrungsgemäß dem Ende nähert, sondern sie wird in allen möglichen Situationen und obendrein noch ohne erkennbaren Grund erlebt. Manche Menschen haben vor bestimmten Objekten der Umwelt Angst, etwa vor einer Maus, einem Panzer oder einer Spinne. Wie die Beispiele zeigen, gibt es neben einer objektiven, von bestimmten Objekten ausgehenden Bedrohung eine auch subjektive, rein aus dem eigenen Erleben heraus entstehende Angst, denn objektiv betrachtet sind weder Maus noch Spinne wirklich gefährlich – von einigen Ausnahmen abgesehen. Angst ist also nichts Einheitliches. Die Angst vor der gleichen Situation oder vor dem gleichen Objekt kann ganz unterschiedliche Ursachen, aber auch ganz unterschiedliche Folgen haben. Deshalb muß das gleiche Phänomen Angst von Fall zu Fall anders bewertet werden.

Ängste und Umgang mit Ängsten historisch betrachtet

Angst spielte zu allen Zeiten eine Rolle, und jede Epoche entwickelte ihre eigenen Bewältigungsmechanismen und Formen des Umgangs mit der Angst. Die gesellschaftliche Bewertung von Ängsten erfolgte je nach historischem Hintergrund, so wie es eben gerade gebraucht wurde. Es gab Zeiten, da fühlten sich die Menschen den Naturgewalten ungeschützt ausgeliefert. Sie entwickelten Kulte und magische Handlungen, die ihnen halfen, mit der Angst umzugehen. Naturgötter, wie beispielsweise den Gott des Blitzes, konnte man damit besänftigen und so auf eine Minderung der Angst hoffen. Zaubersprüche, Rituale und allerlei Zauberhandlungen versprachen ebenfalls, die Schicksalsmächte freundlich zu stimmen, ja sie sogar beeinflussen zu können.

Zu verschiedenen Zeiten ging man unterschiedlich mit der eigenen Angst um. Mal war es verpönt, Angst zu haben, und alle sollten Helden sein. Wenn jemand seine Ängste eingestand und beispielsweise einem Kampf auswich, wurde er als feige beschimpft. Dann wieder galt es als durchaus ehrenwert, seine Angst zu zeigen, dann wurden bestimmte Formen von Feigheit für klug und weise befunden, denn der Wunsch nach Selbsterhaltung wurde akzeptiert.

In heroischen Zeiten herrschte das Ideal des angstfreien oder zumindest die Angst niederkämpfenden Helden vor. Dieses Ideal wurde von den Mächtigen oft mißbraucht. Sie gaukelten ihren Untergebenen ein Heldenbild vor, das sie zur Durchsetzung eigener Machtinteressen benutzten – und noch benutzen, denn das Erzeugen von Angst war und ist für manche Menschen ein geeignetes Mittel, eigene Interessen durchzusetzen, und somit ist das Erzeugen von Angst auch ein Machtinstrument.

Bei jeder Auseinandersetzung spielt Angst eine Rolle. Selbst im Arbeitskampf geht es nicht nur um rein wirtschaftliche Überlegungen, sondern auch darum, den Gegner zum Einlenken zu zwingen; deshalb wird die Angst eingesetzt – und hier ist es die Angst vor dem Verlust des Arbeitsplatzes. Auch die Kirche bediente und bedient sich der Angst, um die Gläubigen zur Einhaltung bestimmter Regeln zu zwingen. Denn Strafe drohte im christlichen Glauben bei vielen Dingen, sei es bei Auflehnung gegen Gott, Kaiser und Kirche, sei es bei Zuwiderhandlungen gegen die christliche Sexualmoral. In der Kindererziehung spielte und spielt das Erzeugen von Angst ebenfalls eine große Rolle. Es ist noch gar nicht so lange her, da gab es in der Schule die Prügelstrafe, und unbotmäßige Studenten wurden in den Karzer, eine Art Schulgefängnis, gesperrt. Genauso waren (und sind) in einigen Ländern Erzeugung von Angst und Ausübung von Gewalt im Umgang mit Straftätern legitime Strafmittel, während in anderen Ländern Erziehung statt Rache das Motiv des Strafvollzugs darstellt. Spiegelbildlich zu den eben angeführten allgemeinen Ängsten erfuhren dann natürlich auch die persönlichen, wohl krankhaft zu nennenden Ängste eine entsprechende Wertung – und damit auch die betroffenen Personen.

Psychoanalytische Sicht

Die Psychoanalyse stellte sich die Aufgabe, die Innenwelt des Menschen mit modernen Methoden der Psychologie zu erkunden. Ausgegangen wurde von psychisch Kranken, die damals noch mehr als heute als „minderwertige" gesellschaftliche Randgruppe behandelt wurden, sowie von Menschen, die nicht den gesellschaftlich definierten Normen entsprachen. Diese neue Wissenschaft beschäftigte sich mit den Symptomen, also mit dem, was man üblicherweise als krank bezeichnet und das behandelt werden soll. Aufbauend auf den Erkenntnissen der Hypnoseforschung und vergleichbaren Wissenschaften beschäftigten sich Sigmund Freud, Alfred Adler und Carl Gustav Jung mit der Psyche, das heißt mit der Seele des Menschen. Diese blieb nun nicht mehr nur Objekt religiöser, philosophischer oder literarischer Betrachtungen oder gar der rein deskriptiven, also der rein beschreibenden Betrachtungsweise der damaligen Psychologie. Durch diese neue Wissenschaft wurde es möglich, „Gesundes" von „Krankem" zu scheiden, zugegebenermaßen nicht ohne uns heute grotesk anmutende Fehlinterpretationen. Doch der erste Schritt in die richtige Richtung war getan. Nun konnten Erklärungen für die Entstehung und Entwicklung gewisser Krankheiten und ihrer Symptome gefunden werden. Somit wurde eine positive Diagnostik ermöglicht (das heißt, bestimmte Symptome stehen in Wechselbeziehung mit bestimmten entwicklungspsychologischen und lebensgeschichtlichen Vorgängen), und ein bestimmtes Verhalten konnte nun als ein durch Krankheit bedingtes klassifiziert werden. Verschiedene Theoriegebäude der Psychoanalyse dienen seither als Erklärungsmodelle und Grundlage für therapeutisches Vorgehen. Das anfängliche Gegeneinander hat einem wetteifernden Miteinander Platz gemacht. Dadurch wurde ein Voneinanderlernen möglich.

In diesem Zusammenhang möchte ich den von Carl Gustav Jung eingeführten Begriff des kollektiven Unbewußten vorstellen, um auf die uns allen innewohnenden archaischen, also urtümlichen Ängste hinzuweisen, die uns wohl angeboren sind. Später werden wir uns noch ausführlicher damit beschäftigen (S. 53).

Verhaltenstherapeutische Sicht

Als Ergebnis der historischen Entwicklung und der Tendenzen in der Psychologie entwickelte sich die behavioristische Form der Verhaltenstherapie, die sich ausschließlich um das beobachtbare und meßbare Verhalten des Menschen kümmerte. Sie sollte rein objektiv und wissenschaftlich sein, ohne subjektiven Deutungen des Beobachters zu unterliegen. Bei dieser Betrachtungsweise wurde der Mensch auf ein Wesen reduziert, dessen Erleben, Fühlen und Handeln letztlich auf ein Reiz-Reaktions-Schema zurückzuführen ist. In ihrer ursprünglichen Form geht die Verhaltenstherapie von den Versuchen Pawlows aus. Iwan Petrowitsch Pawlow hatte Hunden Magenfisteln eingesetzt, mit denen er ihre Magensaftsekretion beobachten konnte. Immer wenn er ihnen Nahrung anbot, läutete er gleichzeitig eine Glocke. Erfolgte ein Reiz wie etwa das Glockenläuten oder ein Lichtzeichen gleichzeitig mit dem Angebot der Nahrung, so wurde nach einiger Zeit allein durch den akustischen oder optischen Reiz die Magensaftsekretion anregt. Aus dem unbedingten Reflex Nahrungsaufnahme mit der Folge von Magensaftsekretion ist ein bedingter Reflex geworden.

Diese bedingten Reflexe sind künstliche Zuordnungen von Reiz und Reaktion. Sie bestehen nicht von Anfang an, wie die stammesgeschichtlich ererbten Reflexe, sondern entstehen durch räumliche, zeitliche oder auch ereignisbedingte Verknüpfung und werden im Laufe des Lebens gebildet. Ein Symptom ist daher auch als gewohnheitsmäßiges, gelerntes Verhalten, als eine Konditionierung zu verstehen. Dieses Verhalten kann in der Therapie durch Löschung der Konditionierung wieder zum Verschwinden gebracht werden. Bei der sogenannten operanten Konditionierung dagegen wird die Verstärkung nicht über den Reiz hervorgerufen, sondern sie ist lediglich mit der Reaktion verbunden. Lernvorgänge werden durch Belohnung und Bestrafung erreicht, und die Beziehung zwischen Patienten und Therapeuten, die zuvor in der Psychotherapie eine große Rolle gespielt hatte, wurde als vernachlässigbar, ja sogar als störend erachtet. Verhaltensänderungen wurden ganz einfach durch Verstärkung (d. h. Festigung oder Entwicklung bestimmter Verhaltensmuster) erwünschter und Löschung unerwünschter Verhaltensweisen angestrebt. Methoden der Löschung waren etwa die fraktionierte Desensibilisierung beziehungsweise das Flooding. Bei der fraktionierten Desensibilisierung wurden die Patienten dem, was sie ängstigte, zunächst in sehr geringem Maße ausgesetzt. Dann wurde diese Zeit fortlaufend verlängert, bis die Angst schließlich nicht mehr auftrat. Beim Flooding wurden die Patienten der ängstigenden Situation so lange ausgesetzt, bis die Angst langsam abebbte und die Situation oder das Objekt angstfrei erlebt werden konnte. Diese Form der Verhaltenstherapie verliert immer mehr an Bedeutung und wird durch die kognitive Verhaltenstherapie ersetzt, bei der die Patienten durch Erkenntnis- und Umstrukturierungsprozesse geheilt werden sollen. Die Menschen sind hier nicht mehr auf einfache Muster von bedingten Reflexen reduziert, sondern werden in ihrer Vielschichtigkeit gesehen. Auch wird die Beziehung zwischen Patienten und Therapeuten nicht mehr außer acht gelassen. Der Glaube an die eigenen Fähigkeiten soll bei den Patienten gestärkt werden. Sie sollen produktive Denk- und Verhaltensmuster erlernen und diese im Alltag erfolgreich einüben. Kontrolliertes Wiederholen führt zu einer günstigen Entwicklung des Beziehungsgeflechts aus Verhalten, Erkenntnisfähigkeit und innerem, gefühlsmäßigem Beteiligtsein. Durch das Erleben und Einüben neuer Prozesse werden die alten Muster gelöscht beziehungsweise überschrieben.

Als neutraler Beobachter beziehungsweise als jemand, der sich beiden Therapiemethoden verpflichtet fühlt, gewinne ich den Eindruck, daß hier bei aller Verschiedenheit doch positive Wechselwirkungen zu beobachten sind: Beide Methoden bewegen sich in gewissen Grenzen aufeinander zu.

Nachdem wir uns mit den verschiedenen einleitenden Gesichtspunkten zum Thema Angst beschäftigt haben, wollen wir uns nun dem Gegenstand unserer Betrachtung näher zuwenden. Zunächst taucht die Frage auf, ob Angst immer Zeichen von Krankheit – und damit behandelbar – ist oder ob sie als ein allgemeinmenschliches Erleben ertragen werden muß. Falls Angst eine Krankheit ist, muß geklärt werden, wo die Grenzen liegen, von denen an das Gefühl der Angst krankhaft ist und daher zum Gegenstand unserer Arbeit an uns selbst werden sollte.

Grenze zwischen Krankheit und Beschwerlichkeit – neurotische Erkrankungen

Zunächst müssen wir uns mit den Begriffen Gesundheit bzw. Krankheit befassen. Es gibt eine Unzahl von Definitionen, von denen ich einige nennen möchte, um die Komplexität des Themas zu verdeutlichen. Die erste uns bekannte Auffassung darüber stammt von Hippokrates, der feststellte, Medizin beschäftige sich mit Krankheit, dem Kranken und dem Arzt. Ein zwischenmenschlicher oder gesellschaftlicher Aspekt taucht in seiner Begriffsbestimmung noch nicht auf; Krankheit wird als ein rein individuelles Problem gesehen. Viktor Freiherr von Weizsäcker, ein berühmter Psychosomatiker und Anthropologe, definiert Krankheit als eine Not, die sich als Bitte um Hilfe äußert. Der Begründer der Psychoanalyse, Sigmund Freud, sieht Gesundheit als die Fähigkeit, lieben und arbeiten zu können, während der Individualpsychologe Alfred Adler, ein Zeitgenosse Freuds, Gesundheit als Gemeinschafts- und Kooperationsfähigkeit definiert. Hans Jürgen Eysenck, ein Vertreter der behavioristischen Verhaltenstherapie, charakterisiert den Krankheitsbegriff als Summe fehlangepaßter Verhaltensweisen, die über bedingte Reflexe oder durch Lernen am Erfolg entstanden. Die Weltgesundheitsorganisation *(WHO)* beschreibt Gesundheit nicht nur als das Fehlen von Krankheit und Gebrechen, sondern als einen Zustand vollkommenen körperlichen, geistigen und sozialen Wohlbefindens. Soziologisch ist Gesundheit nach Talcott Parsons ein Zustand optimaler Leistungsfähigkeit, in dem ein Mensch die Rollen und Aufgaben erfüllt, für die er sozialisiert worden ist.

Diese unterschiedlichen Definitionen zeigen die Schwierigkeit auf, die Grenze zwischen Gesundheit und Beschwerlichkeit genau festzulegen. Bei klar definierten körperlichen Erkrankungen ist so etwas unproblematisch, denn ein gebrochenes Bein oder ein Magengeschwür sind eindeutige Beweise für Krankheit. Im psychischen und psychosozialen Bereich hingegen gibt es eine recht breite Grauzone, in der es auf den Betrachter ebenso ankommt wie auf den Betroffenen selbst, ob ein Zustand als krank oder nur als beschwerlich, also noch nicht eigentlich krank, bezeichnet wird. Bei bestimmten Beschwerden kommt es also auf die eigene Betrachtungsweise an, ob wir einen Anspruch an Krankenkasse und Arzt geltend machen oder ob wir zu der Erkenntnis gelangen, daß wir uns in einem psychosozialen Zustand befinden, den wir mit eigenen Mitteln beherrschen oder verändern wollen. Kommen wir zu dem zweiten Schluß, müssen wir uns einige Fragen stellen: Fühle ich mich kräftig genug, und bin ich kompetent genug, um diese Aufgabe in Angriff zu nehmen? Will ich mir diese Kompetenz aneignen, will ich mich selbst ermutigen oder ermutigen lassen, diesen Weg selbst zu gehen? Oder fühle ich mich hilflos und unfähig, mit dieser Situation fertig zu werden? Wichtig ist, daß die eigenen Grenzen realistisch eingeschätzt werden. Sollten Sie eigene Überforderung spüren und fachkundige Hilfe in Anspruch nehmen wollen, so ist das keine Schande. Die realistische Einschätzung der eigenen Situation ist in jedem Falle das entscheidende Kriterium zur Bewältigung der Situation.

Um die Vielfalt des Themas so anschaulich wie möglich zu gestalten, werde ich, neben theoretischen Erläuterungen, viele praktische Beispiele anführen. In diesem Buch tauchen deshalb mehrere Personen auf, die mit Phantasienamen versehen wurden. Sie sollen uns behilflich sein, die Welt der Ängste kennenzulernen, sie besser zu verstehen und vielleicht auch überwinden zu können.

Um die Gefühlswelt eines Menschen beschreiben zu können, müssen verschiedene Anteile daran berücksichtigt werden. Da gibt es zunächst die Grundstimmung. Dieser Begriff beschreibt die grundsätzliche Gestimmtheit eines Menschen. So gibt es Menschen, die tendenziell eher fröhlich oder eher traurig sind, solche, die dazu neigen, eher aggressiv zu reagieren, oder andere, bei denen wir den Eindruck gewinnen, sie hätten gar keine Gefühle. Spezielle Ausprägungen sind der mißtrauische, der chronisch vertrauensselige, der ewig nette und friedfertige oder auch der eher in sich zurückgezogene Mensch. Die Grundstimmung vermittelt uns den Gefühlszustand eines Menschen über einen längeren Zeitraum hinweg, wobei gewisse Schwankungen – auch ohne äußere Einflüsse – einbezogen sind. Dies nennt man auch die innere Rhythmik der Gestimmtheit, eine Sonderform der jedem Menschen in spezieller Ausprägung eigenen Biorhythmik. Verändert wird diese Grundstimmung durch Einflüsse von außen, aber auch von innen. Neben dieser langfristigen Stimmungslage gibt es die Affekte. Das sind Gefühle, die sich oft recht schnell entwickeln, eine bestimmte Zeit anhalten und dann wieder abklingen. Auslöser für diese Gefühle sind ebenfalls Einflüsse von außen oder innen. Wenn ich innen sage, meine ich sowohl Einflüsse aus dem Körper als auch aus der eigenen Psyche, der Seele. Der körperliche Schmerz, um ein Beispiel zu nennen, kann starke Gefühlsschwankungen hervorrufen, etwa Gereiztheit, Wut oder Anspannung. Auch ein innerer Konflikt bewirkt oft eine Stimmungsänderung, selbst dann, wenn dieser Konflikt noch unbewußt ist. Uns beschäftigen hier in erster Linie die Affekte, also Gefühle der Furcht oder Angst.

Bevor wir nun mit dem Thema Angst fortfahren, wollen wir versuchen, die Grenze zwischen Krankheit und Beschwerlichkeit zu verdeutlichen. Dazu möchte ich etwas über die typischen psychischen Erkrankungen berichten, die mit Angst einhergehen können. Um den Rahmen dieses Buches nicht zu sprengen, bleiben die psychotischen Krankheiten unberücksichtigt, denn sie sind in ihrer Auswirkung so gravierend, daß in der Regel der Versuch einer Selbstbehandlung scheitern muß und ein Krankenhausaufenthalt notwendig wird. Zu jeder der hier beschriebenen Neurosen gibt es eine entsprechende Persönlichkeitsstruktur. Die ist jedoch kein Zeichen von Krankheit, sondern zeigt nur die spezifische Akzentuierung der Persönlichkeit. Natürlich bestehen eindeutige Beziehungen zwischen Struktur und Neurose; die Übergänge sind jedoch fließend, so daß eine Zuordnung zur Struktur beziehungsweise zur Neurose manchmal schwierig ist. Um die Aufzählung von möglichen Eigenschaften ein wenig verständlicher werden zu lassen, werde ich zu jeder Neurosenform am Schluß der Beschreibung ein Beispiel bringen.

Schizoide Neurose

Zunächst wollen wir uns mit der schizoiden Persönlichkeit beschäftigen, die als solche noch nicht krankhaft ist. Der Begriff schizoid stammt aus dem Griechischen. Es bedeutet soviel wie gespalten und soll die Gespaltenheit und Unausgeglichenheit der Menschen, die er beschreibt, zum Ausdruck bringen. Schizoide haben ein ausgeprägtes Streben nach Unabhängigkeit und wollen autark sein, um niemandem zu etwas verpflichtet, von keinem Menschen abhängig und auf niemanden angewiesen zu sein. Alle Formen von Abhängigkeit bereiten ihnen Angst. Die Folge davon ist, daß diese Menschen im Umgang distanziert sind, kühl wirken und eine Atmosphäre des Unpersönlichen ausstrahlen. Auch Schroffheit gehört in das Verhaltensrepertoire. Das kann so weit gehen, daß ihr Verhalten verletzend oder auch absonderlich wirkt.

Persönliche Dinge wie Wünsche, Sehnsüchte, Gefühle anderen Menschen gegenüber oder auch gefühlsmäßige Entscheidungen, machen dem Schizoiden angst, er ist nur an sachlichen und objektivierbaren Tatsachen interessiert. Sein Interesse gilt vorwiegend den theoretischen Dingen des Lebens, alles Praktische ist ihm mehr oder weniger fremd. Die Akademiker unter ihnen interessieren sich für Berufe wie Philosophie, Naturwissenschaften, Astronomie und Mathematik. In der Kunst liegt ihnen in erster Linie die abstrakte Malerei, oder aber ästhetisch reine, kühle Darstellungen. Romane lehnen sie eher ab, da es hier oft um Gefühle geht; Gefühle aber müssen auf alle Fälle vermieden werden. Charakteristisch ist der Versuch, die Beziehung zur Welt und zu den in ihr lebenden Menschen über Sachbezüge herzustellen.

Die Schizoiden sind betonte Rationalisten, manchmal Zyniker mit oft zutreffendem Urteil. Hin und wieder sind sie auch selbstüberhebliche Kritiker. Im Verhalten wirken sie oft destruktiv und haben einen störenden bis zerstörenden Einfluß auf Personen oder Situationen. Oft finden sich sehr kluge Menschen, sogar einige Genies wie Proust, Strindberg und andere unter ihnen. Auf der Gefühlsebene sind schizoide Menschen, die mimosenhaft empfindlich oder mißtrauisch sind, selten auch bewußt ängstlich oder aber auch ohne jegliches Gefühl, fast stumpf wirkend. Das hat zur Folge, daß es in dieser Gruppe von Menschen eine Vielfalt von charakterlichen Ausprägungen gibt. Im Kontakt zu anderen Menschen bestehen massive Probleme, wie wir aus dem bisher Gesagten leicht erkennen können. Es kann passieren, daß der Schizoide bei dem Versuch, mit einem anderen Kontakt aufzunehmen, sich unvermutet und plötzlich zurückzieht oder daß er ganz überraschend einen Kontakt herzustellen versucht, bei dem er gleich zuviel Nähe fordert.

Die Beschreibung, die ich eben gegeben habe, könnte aber durchaus auch auf einen gesunden Menschen zutreffen. Aus ihr allein die Diagnose einer schizoiden Neurose stellen zu wollen, wäre leichtfertig, denn die Übergänge zwischen gesund und krank sind fließend. Art und Ausprägung der einzelnen Merkmale, ebenso wie die Anzahl der vorhandenen Einzelheiten, bestimmen, wo Kranksein beginnt und man nicht mehr nur von einer schizoiden Persönlichkeitsstruktur spricht.

Die Symptome, die zu einer schizoiden Neurose gehören können, sind Mißtrauen, Mangel an Intimität und starkes Unabhängigkeitsbedürfnis. Weiter finden sich auch Lebensüberdrußgedanken, manchmal Suizidversuche, Klagen über die Sinnlosigkeit des Lebens, leidvolles Erleben, keinen Menschen lieben zu können, Unfähigkeit, mit praktischen Dingen zurechtzukommen, Angst vor dem Durchbruch von aggressiven Impulsen. Darüber hinaus können auch verschiedene psychosomatische Beschwerden bestehen.

Gegenüber einem an schizoider Neurose erkrankten Menschen können Wünsche nicht geäußert werden, selbst wenn es sich um Kleinigkeiten handelt. Entweder reagiert er mit formaler Höflichkeit, um den anderen nicht zu verletzen, oder er zeigt ein ruppiges und aggressives Verhalten.

In Beziehungen zu anderen wird nur Unverbindliches zugelassen. Wird eine Beziehung zu eng – und sei es nur, daß jemand Mitgefühl äußert –, kann es zu einem sofortigen Rückzug mit aggressiver Abwehr kommen. Im Beruf ist der Schizoide lediglich Partner, ohne Kollege zu sein. Oft hat der Schizoide zwar sexuelle Beziehungen, aber keine Liebesverhältnisse, denn der sexuelle Verkehr ist nur möglich, wenn keine emotionale Wärme aufkommen kann.

Der schizoide Mensch kann exakt beobachten. Er hat eine geschulte Intuition, registriert äußerst empfindlich das Atmosphärische einer Situation, kann seine Gefühle abstellen. Leider erlebt er häufig alles, was geschieht, mit ichbezogener Bedeutungsqualität, also paranoisch.

Typische Angstinhalte der schizoiden Neurose

Angst kann von einem schizoiden Menschen selten zugegeben werden, oder sie wird bewußt gar nicht mehr erlebt, denn das Zugeben, ja manchmal schon das Erleben von Angst würde sein Autarkiestreben gefährden. Vorherrschend ist die Angst vor Nähe; niemand darf ihm zu nah kommen, weder seelisch noch körperlich. Aus Angst vor einer Gefühlsbindung an einen anderen Menschen wird das Leiden an der Einsamkeit verdrängt, und die sozialen Kontakte beschränken sich auf das Notwendigste. Dieser Rückzug auf die eigene Person läßt ihn egozentrisch und liebesunfähig wirken. Die Beziehung zum eigenen Körper kann ebenfalls gestört sein.

Positive Aspekte der schizoiden Persönlichkeitsstruktur

Menschen mit einer schizoiden Persönlichkeitsstruktur haben viele positive Eigenschaften: Der Schizoide hat eine eigene Meinung, die er auch vertritt. Er ist frei und unabhängig von Vorurteilen und Dogmen. Gefühlsduseleien mag er nicht, ihm liegt eher eine sachliche und vernünftige Bezugsebene. Er ist nur schwer zu täuschen und wirkt häufig ironisch, satirisch. Auch kann er gut beobachten und hat, bei kühler Sachlichkeit, eine kritische und unbestechliche Einstellung. Er ist souverän in seinem Auftreten, selbständig und unabhängig.

Fritz

Zu mir kommt ein Mann von etwa 25 Jahren mit dem Wunsch, sein „Sozialverhalten zu verbessern“. Im Gespräch schaut er mich mit großen Augen an, wirkt sehr aufmerksam, beobachtet mich ständig. Er lebt allein in einer kleinen Wohnung, arbeitet in einem Archiv, Kontakte zu den übrigen Mitarbeitern sind selten, Gespräche betreffen nur den konkreten Gegenstand. Nach getaner Arbeit kehrt er in seine Wohnung zurück, es sei denn, er muß noch Einkäufe machen. Dies geschieht nach Möglichkeit nur einmal in der Woche, um sich nicht unnötig „dem Streß aussetzen zu müssen, mit anderen Menschen zusammenzusein“. Freunde hat er nicht, in seinem Leben gab es eine einzige Freundin, die die Beziehung jedoch nach kurzer Zeit abgebrochen hat, „weil ich so schwierig bin“. Er liest viel, geht nachts, wenn das Wetter es zuläßt, in den nahe gelegenen Wald, um dort von einer bestimmten größeren Lichtung aus die Sterne zu beobachten. In einem Geschäft in seiner Nähe gibt es eine Frau, die er recht reizvoll findet. Er träumt von ihr, sie anzusprechen traut er sich jedoch nicht. Ein- bis zweimal im Jahr geht er in ein Bordell, bemüht sich aber, jedesmal eine andere Frau auszusuchen, da er die Vorstellung schrecklich findet, die Frau könne ihn näher kennen. Auch wenn er es nicht direkt ausspricht – er hat Angst vor

Menschen, hat Angst, daß ihm jemand zu nahe kommen könnte. Sicherer fühlt er sich deshalb in seiner selbstgewählten Einsamkeit.

Geboren wurde er als unerwünschtes Kind einer noch sehr jungen und unreifen Mutter, der Vater war nicht näher bekannt. Von seiner Mutter wurde er sehr nachlässig versorgt. Sie ging aus und ließ ihn stundenlang allein in der Wohnung zurück. Nachbarn benachrichtigten schließlich die Polizei; diese schaltete das Jugendamt ein, und es erfolgte eine Krankenhauseinweisung, danach ein Heimaufenthalt, da massive Ernährungsstörungen festgestellt worden waren. Nachdem die Mutter etwa ein Jahr später geheiratet hatte, kam Fritz wieder nach Hause, war sehr still, sehr zurückgezogen, vermied engeren Kontakt zu Mutter und Stiefvater und im weiteren Verlauf auch zu allen anderen Menschen. So blieb er im Kindergarten und in der Schule ein Außenseiter, der sich zwar Respekt verschaffte, aber von jedem gemieden wurde. Still und verbissen verlief sein Leben als „Einzelkämpfer", wie er sich selbst bezeichnete. Er machte seine Ausbildung, schloß sie mit guten Noten ab und ist seit dieser Zeit an derselben Arbeitsstelle beschäftigt. Über seine Mutter spricht er in einer sachlichen und neutralen Art – so, als beschriebe er einen Gegenstand. Er verspürt einen starken Wunsch, eine Freundin zu haben; seine Vorstellungen sind jedoch eher vage und dem Realen verhaftet. Da geht es um Essen kochen und miteinander schlafen. Er spricht vom tollen Aussehen – von Zärtlichkeit, Liebe und Achtung jedoch nie. Dies ist ihm fremd. Darauf angesprochen, reagiert er massiv abwehrend und berichtet von einer Schulkameradin, die „auf so eine Art versucht hat, sich an mich ranzuschmeißen". Er habe dies „natürlich sofort beendet".

Besonders auffallend ist bei Fritz die Angst vor anderen Menschen, vor der Nähe eines Menschen, vor Gefühlen und sein massives Mißtrauen und seine Neigung, sich reflektorisch zurückzuziehen, wenn jemand Interesse an ihm zeigt.

Depressive Neurose

Depressive Menschen wirken still, bescheiden, friedfertig und angepaßt. Sie unterschätzen sich und ihre Möglichkeiten. Sie sind leicht zu überfordern, denn sie können anderen nur schwer etwas abschlagen. Forderungen können sie erst recht nicht stellen, sondern bestenfalls bitten, aber selbst das fällt manchen schwer. Sie entziehen sich Auseinandersetzungen, und läßt sich ein Kampf nicht vermeiden, neigen sie dazu, nachzugeben und sich zu unterwerfen. Der Depressive hat kein Selbstvertrauen und kein positives Selbstwertgefühl. Er tendiert dazu, sich selbst als schlecht, mangelhaft, manchmal sogar minderwertig zu erleben. Der Depressive ist eher passiv, kann schlecht planen, geht keine Risiken ein und paßt sich eher an und ein. In der Arbeit ist er extrem fleißig und läßt sich ständig überfordern. Er bleibt oft von anderen abhängig. Im Gegensatz zum Schizoiden sucht der Depressive die Abhängigkeit und Nähe von einem oder wenigen anderen, an die er sich anklammert. In Gruppen fühlt sich der Depressive nicht wohl. Er wirkt verspannt, unruhig, ängstlich. Er kann sich nicht mitteilen und am liebsten würde er sich zurückziehen. Er ist warmherzig, zeigt Interesse an anderen, neigt dazu, sich für andere einzusetzen, und strahlt emotionale Wärme aus. In schweren Fällen von Depression kommt es jedoch gelegentlich auch zu emotionaler Leere und Gefühlsapathie.

Der depressive Mensch ist ständig auf der Suche nach Geborgenheit, hat Angst, allein gelassen zu werden. Er entwickelt altruistische Eigenschaften wie Mitleid, Verzicht, Selbstlosigkeit, bis hin zu Aufopferung und Hörigkeit. Nicht selten erpreßt er seinen Partner mit seiner Depressivität, entweder durch Suiziddrohungen oder aber durch ständiges Vorleben „edler“ Verhaltensmuster, die den anderen zu ähnlichen Verhaltensweisen animieren sollen. Für den Depressiven besteht die Welt nur aus ihm und den anderen, wobei er erwartet, daß alle anderen ihm gegenüber mütterliche Eigenschaften an den Tag legen. Da dies nicht der Fall ist, ist die Welt für ihn frustrierend. Dadurch kommt es dann zu einer erneuten und verstärkten Einsamkeit mit Selbstaggression bis hin zum Suizid. Der Depressive läßt sich überfordern. Er kann seine Bedürfnisse vielleicht sehen, sie jedoch nicht durchsetzen. Er möchte von allen gemocht werden und meint, sein gefügiges und anpassungsbereites Verhalten würde ihn beliebt machen. Deshalb arbeitet er ohne Pause, schafft auch gern länger und sagt nie nein.

Er erlebt die Welt als fordernd. Alles muß getan werden. Bei schönem Wetter muß man spazierengehen, selbst wenn man nicht mag, Bücher müssen gelesen werden, sie wollen gelesen werden, wirken allein durch ihre Existenz wie eine stille drohende Forderung. So stellen nicht nur Menschen, sondern auch Gegenstände Ansprüche an den Depressiven.

Der depressive Mensch ist ein Pessimist. Er betreibt eine Enttäuschungsprophylaxe, indem er sich stets das Schlimmste vorstellt, weil es dann ja nur besser werden kann. Daß er dann ja möglicherweise längere Zeit unnötig unglücklich ist, nur um eine eventuelle Enttäuschung zu vermeiden, ist ihm nicht klar. Sein Verhalten hat zudem auch einen magischen Akzent – so, als könne er durch die schlimmen Befürchtungen Böses abwenden. So ist für ihn die Welt farblos, denn er sieht nur die negativen Seiten, positive Möglichkeiten werden nicht wahrgenommen. Da der Depressive sich seine natürlich auch vorhandenen Wünsche nicht erfüllen kann, werden diese gestaut und in einer durch dieses Nichtausleben verstärkten Form auf die Menschen der Umwelt projiziert. Das bewirkt, daß die Mitmenschen völlig verzeichnet erlebt werden. Um mit den anderen in Kontakt zu bleiben, von ihnen akzeptiert und gemocht zu werden, verhält er sich den vermeintlich Forderungen stellenden Mitmenschen gegenüber so, daß er sich bemüht, jede dieser Forderungen zu erahnen und zu erfüllen, selbst dann, wenn gar keine gestellt wurden. Das geht sogar soweit, daß er sich verpflichtet fühlt, möglichen Ansprüchen zuvorzukommen. Er lebt ständig in dem Gefühl, von seinen Mitmenschen gebraucht und gefordert zu werden. Dieses Gefühl wird zum eigentlichen Lebensinhalt des Depressiven. Besteht die Gefahr, daß er verlassen wird, kann der Depressive zu ausgesprochen erpresserischen Mitteln greifen, wie etwa der Drohung: „Ich kann ohne dich nicht leben. Wenn du gehst, sehe ich keinen Sinn mehr im Leben." Zusätzlich finden, je nach Schweregrad, Suizidideen, auch Suizidversuche statt. Die Grundstimmung ist geprägt von Hoffnungslosigkeit und Verzweiflung. Es finden sich Selbstzweifel und Selbstanklagen, Versündigungsideen, Schuldgefühle, Minderwertigkeitsideen, Kraftlosigkeit, Mattigkeit. Das Leben wird als sinnlos erlebt. Weiterhin kommt es zum Abflachen vitaler Lebensimpulse; es treten Schlafstörungen auf. Appetitlosigkeit oder Freß-Sucht können ebenfalls als Symptom entstehen, vielfach finden sich typische Tagesschwankungen mit Morgenmüdigkeit und nachmittäglicher Besserung. Erotische und sexuelle Impulse sind deutlich gestört.

Typische Angstinhalte der depressiven Neurose

Hauptangst ist die Angst, verlassen zu werden. Der Depressive kann nicht allein sein; ist er allein in seiner Wohnung, fällt ihm die Decke auf den Kopf, und er flüchtet zu anderen Menschen. Er hat Angst vor mehreren Menschen gleichzeitig, möchte am liebsten nur Zweierbeziehungen. Er hat Angst vor jeder Art Zank, Streit und Kampf. Er lebt in ständiger Sorge um seine Angehörigen, fürchtet, daß ihnen etwas zustoßen könnte. Ängstlich achtet er auf die Interessen der anderen, möchte niemandem etwas wegnehmen und ist ständig voller Sehnsucht nach einer konfliktfreien Welt.

Positive Aspekte der depressiven Persönlichkeitsstruktur

Depressive setzen sich selbstlos für andere ein. Sie können sich in andere Menschen einfühlen und ihnen helfen. Sie können geduldig warten, zeigen relativ wenig Egoismus, sind anhänglich und anspruchslos. Sie können verzichten, ohne deswegen frustriert zu sein und passen sich an harte Lebensbedingungen leicht an. Dankbar sind sie für all die Dinge, die ihnen glücken, wobei jedoch die Leistung nicht als persönliche Leistung erlebt wird, sondern als Geschenk. Sie sind fleißig, zuverlässig und verantwortungsbewußt. Selbstkritisch sehen sie auch eigene Fehler. Sie sind bereit, sich nach Auseinandersetzungen zu versöhnen, und suchen stets den Ausgleich.

Silvia

Sie kam zu mir, weil eine Kollegin, der sie von ihren Schwierigkeiten berichtet hatte, ihr riet, sich um eine psychotherapeutische Behandlung zu bemühen, da diese ihr selbst sehr geholfen hatte. Etwas zweifelnd, aber doch mit einem kleinen Quentchen Hoffnung, erschien sie bei mir und berichtete von ihren Problemen. Sie sei stets traurig, müsse sich zu allem aufraffen, nichts mache ihr Freude, alles sei eine Last. Das Essen schmecke ihr schon lange nicht mehr, deshalb sei sie auch so dünn geworden. Ihr Mann sei sehr verständnisvoll, könne ihr aber auch nicht helfen. Streitereien gäbe es bei ihnen nie, sie seien beide recht friedliche Menschen, auch neige sie im Zweifelsfalle dazu, um des lieben Friedens willen nachzugeben. Sie sei ein sehr gewissenhafter Mensch, sehr fleißig und bei ihren Kolleginnen sehr beliebt, weil sie stets zu helfen bereit sei, gegebenenfalls auch zusätzliche Arbeit zu übernehmen, „um das gute Betriebsklima zu erhalten". Ihren Haushalt habe sie stets in Ordnung, alles sei sauber und erledigt, auch wenn ihr das immer schwerer falle. Auch sei sie nicht mehr damit zufrieden, „das gibt mir alles nichts mehr". Immer wieder „kommen mir Gedanken, daß alles so sinnlos ist, ich zweifle an meinem Wert und an der ganzen Welt. Dann würde ich am liebsten tot sein. Antun würde ich mir aber nie etwas".

Aufgewachsen ist die Patientin bei einer sehr klugen und vernünftigen Mutter, die bestimmt und selbstbewußt alle ihre Vorstellungen in der Familie durchgesetzt hat. „Wenn man nicht tat, was sie wollte, dann gab es wilden Ärger. Das traute sich keiner in unserer Familie, weder meine Geschwister noch mein Vater. Der war immer lieb und freundlich, hatte aber nichts zu sagen". Schon als Kind war sie sehr still. Ihre Mutter sagte, sie sei immer brav gewesen, habe stundenlang in einer Ecke gesessen und mit irgendetwas gespielt. Im Kindergarten hatte sie eine Freundin, mit der sie auch in der Schule befreundet blieb. Als diese wegzog, war sie immer allein. Sie habe immer wieder versucht, Freundinnen zu finden aber das klappte nie; die meisten waren ihr zu grob, haben sich gezankt. Das konnte sie nicht ertragen, und außerdem hatten sie viel zuwenig Zeit für sie, „wollten auch mit anderen spielen, deshalb klappte das nie". Mit 14 Jahren lernte sie ihren Mann kennen, einen sehr weichen, netten Jungen, der sich ebenso wie sie am liebsten von den anderen absonderte. „Wir waren uns immer selbst genug, wir brauchten keine anderen. Aber irgendwie wurde ich immer trauriger; das ging ganz langsam, angefangen hatte das ja schon in der Kindheit, jetzt wurde es immer schlimmer. Am Anfang sind wir noch verreist, aber das tun wir schon seit ein paar Jahren nicht mehr, denn mein Mann bekommt immer Angst, wenn wir mit dem Auto oder mit dem Zug fahren, in ein Flugzeug bekomme ich ihn sowieso nicht. Alleine verreisen kann ich nicht, ich kann nicht allein sein, da bekomme ich fürchterliche Angst. Ich habe sowieso immer Angst, daß etwas passieren könnte; mein Mann braucht sich nur ein paar Minuten zu verspäten, da denke ich gleich an das Schlimmste."

In Silvias Schilderung zeigen sich Angst vor dem Alleinsein, vor Auseinandersetzungen, davor, eigene Meinungen zu haben und zu vertreten, eigene Interessen durchzusetzen, sowie die Angst, dem Leben nicht mehr gewachsen und nichts wert zu sein.

Zwangsneurose

Menschen mit einer Zwangsneurose sind selten spontan und lebendig. Alles wirkt gezwungen und starr. Alles folgt festgesetzten Regeln. Beherrschung und Kontrolle sind auffällige Eigenschaften. Ihre Vitalität ist gebremst, kontrolliert und reflektiert. Nicht spontanes Fühlen und Handeln prägt diese Menschen, sondern ihre Gedanken prägen sie. Jedes Gefühl, jede Handlung wird mehrfach überprüft und erst zugelassen, wenn sie nicht mehr angstvoll sind –, jedoch meist in gebremster Form. Deshalb wirken diese Menschen prinzipienhaft, unbeweglich, manchmal starr, auf alle Fälle aber zurückhaltend. Ein übersteigertes Verantwortungsgefühl sorgt dafür, daß Handlungen oft lange hinausgezögert werden, um Fehler zu vermeiden. Diese Menschen sind auf Grund ihres starken Verantwortungsgefühls stets ernst und humorlos. Für sie spielen Zeit und Geld eine große Rolle, und sie erleben dies als meßbar und kontrollierbar. Während für den Gesunden Besitz und Geld Sicherheit und Selbstentfaltung bedeuten, sind sie für den Zwangsneurotiker ein voll gültiger Lebensersatz. Da er Neues als potentielle Gefahr erlebt, werden Situationen, aber auch Gedanken, die etwas Neues beinhalten, vermieden und erst nach reiflicher Abwägung gegebenenfalls zugelassen. Diese Menschen sind typische Vermeider. Spitzfindigkeit und übertriebene Skepsis prägen ihr Verhalten. Da sie alles hundertprozentig richtig machen müssen, sind sie ständig von Zweifeln und Schuldgefühlen geplagt. Sie neigen zur Härte gegen sich selbst, aber auch gegen andere. Sie streben stets nach Absolutem und Unerreichbarem, oft finden sich bei ihnen Züge von Askese und Fanatismus.

Im Alltag wirken sie meist betont konventionell. Sie sind diejenigen, die immer wieder äußern, „man tue dieses oder jenes nicht“, wobei die Neugier nach der „sündigen, verbotenen“ Seite des Lebens ungeheuer stark ist. In Zweierbeziehungen, also auch in der Partnerschaft, erleben sie sich stets als Über- oder Unterlegene, niemals als Gleichberechtigte. Jede menschliche Beziehung gerät ihnen zu einem Machtkampf. Deshalb gibt es kein tolerantes Miteinander, sondern nur einen ständigen Kampf. So wird die Ehe nicht in erster Linie als eine Gemeinschaft erlebt, sondern als ein Vertrag mit Bindungen. Unbewußt erleben sie den Partner als Besitz, dem kein Eigenleben zugeschrieben wird.

Charakteristische Ausprägungen sind Kriecher, Nörgler, Pedanten, Streber, Tyrannen, „Radfahrer“, Querulanten, Vermeider und Zweifler. Andererseits zeichnen sich diesen Menschen auch durch Ausdauer, Ehrgeiz, Pflichttreue und Verläßlichkeit aus.

Typische Angstinhalte der Zwangsneurose

Zwanghafte können nicht loslassen, sich gehenlassen, müssen sich und andere ständig kontrollieren. Sie haben Angst vor den eigenen lebendigen Impulsen, ebenso wie sie diese an anderen fürchten. So können sie sich nicht unbeschwert ihrer Arbeit hingeben, ebensowenig wie sie sich ohne Kontrolle einer Freundschaft oder einer Liebesbeziehung hingeben können. Zwanghafte Menschen leiden unter der Angst vor allem Neuen und Ungewohnten. Dies führt zu einer ständigen Abwehr und zum Festhalten am Alten und Bekannten. Sie würden zudem am liebsten die Zeit anhalten, die von ihnen als Inbegriff des Vergänglichen und damit der eigenen Vergänglichkeit erlebt wird. Die Zwanghaften haben große Schwierigkeiten mit dem Hergeben und dem Schenken. Sparsamkeit bis zum Geiz gehören in diesen Bereich. Auch finden sich bei ihnen typische Arbeitsstörungen, die sie dazu bringen, alles erst auf den „letzten Drücker“ zu machen.

Ihre Angst vor Schmutz zeigt sich nicht nur in übertriebener Hygiene, sondern auch in der Tendenz, mit ihrer Arbeit nie fertig zu werden – aus Sorge, es könnte „Mist“ sein. Sie verzetteln sich in Einzelheiten, verlieren leicht den Überblick über das Ganze. Harmloseste Dinge bekommen Ewigkeitswert und belasten übermäßig. Gefühlsbetonte Situationen verunsichern zutiefst, da man Gefühle bekanntlich nicht messen und nach Belieben an- und abstellen kann. Weiterhin wird alles Triebhafte und Animalische gefürchtet. Die Folge davon sind übertriebene Hygiene, Infektionsangst, häufiges Händewaschen nach Handgeben. Am liebsten würde der Zwanghafte die ganze Welt sterilisieren. So kann im Extremfall ein Kuß in erster Linie zu einer Infektionsquelle werden, weshalb er vermieden werden muß.

Da zwanghafte Menschen Angst vor der eigenen Aggression haben, tritt an deren Stelle trotziges Rechthabenwollen, eine Haltung von Sarkasmus, Ironie oder gefügiges Nachgeben. Andererseits finden wir bei ihnen Jähzornattacken als Folge ihrer gestauten Aggressivität, die dann zu einem vorher nicht bekannten Zeitraum und aus einem oft banalen Anlaß zum Ausbruch kommen. Häufig finden wir ein sadistisches Bestehen auf Formalitäten. Aus durchaus sinnvollen Regeln werden bei ihnen eherne Gesetze, die keine Ausnahme gestatten. Ständig sind sie auf der Suche nach einer allgemeingültigen Ordnung, die sie anderen aufzuzwingen versuchen, um ihre Angst vor Vergänglichkeit zu bekämpfen.

Die Zwanghaften verabscheuen alles Gefühlsmäßige und betonen das Rationale über. Das Irrationale kommt allerdings bei ihnen durch die Hintertür herein, denn sie sind sehr anfällig für Aberglaube und Magie.

Positive Aspekte der zwanghaften Persönlichkeitsstruktur

Zwanghafte sind verläßlich, pflichttreu und gewissenhaft, halten Gesetze ein, sind fleißig, achten Recht und Ordnung, kämpfen, wenn es um Unterdrückung geht. Sie haben die intellektuelle Seite ihrer Persönlichkeit gut entwickelt und lassen sich nicht von momentanen Gefühlen zu unkontrollierbaren Reaktionen hinreißen. Sie sind verläßliche Partner. Pünktlichkeit und Sparsamkeit sind weitere Eigenschaften. Sie verfügen häufig über großes Detailwissen, sind manchmal wandelnde Lexika, oft mathematisch interessiert und im kaufmännischen Denken bewandert.

Arnoldt

Arnoldt kommt mit dem Leben zunehmend schlechter zurecht. Er hat sich in seinem Beruf hoch gearbeitet: Als Betriebswirt hat er ganz bescheiden angefangen, war in einem großen Konzern tätig und wurde wegen seines Fleißes sehr geschätzt. Nach und nach erklomm er die Leiter des Erfolges, bis er schließlich stellvetretender Leiter der Personalabteilung war. Dieser Aufgabe ging er mit Freude und Einsatz nach, wurde wegen seiner Gewissenhaftigkeit und Genauigkeit von seinem Chef sehr geschätzt. Ehrgeizig wie er war, bewarb er sich bei einer anderen großen Firma um die Position des Personalchefs. Zum Vorstellungsgespräch reiste er mit dem Flugzeug an. „Im Flugzeug bekam ich einen Schwächeanfall, mein Herz raste, mir wurde ganz schwindelig und ich bekam deshalb Angst". Am Zielort angekommen, war sein

Schwächeanfall vorbei. Arnoldt machte einen sehr guten Eindruck und bekam den Posten. Sein Noch-Chef warnte ihn und meinte, er sei zwar ein hervorragender Zweiter, aber ob er als Chef geeignet wäre,bezweifelte er. Er fände seine Entscheidung sehr mutig. Arnoldt bewertete diese Reaktion als Enttäuschung, daß er gehen werde, Zweifel beschlichen ihn nicht. Er trat seine neue Position voller Elan und Freude an, merkte jedoch bald, daß sich nicht der gewohnte Erfolg einstellte. Es dauerte nicht lange, bis erste Kritik an ihm geübt wurde. Zwar schätze man seine Gewissenhaftigkeit und Genauigkeit, aber alles dauere viel zu lange. Auch vermisse man bei ihm sehr stark in die Zukunft weisende, gewisse Kreativität beinhaltende Impulse. Verunsichert versuchte er, sein Verhalten zu ändern, ohne jedoch den Vorstellungen gerecht werden zu können. Er merkte immer deutlicher, daß er an die Grenzen seiner Möglichkeiten gestoßen war. Immer wieder verlor er sich in Einzelheiten, Neues brachte er nicht zuwege. Dies führte ihn schließlich zu mir. Arnoldt ist nicht nur sehr ehrgeizig, genau und gewissenhaft, er ist auch stark von seinem Verstand geprägt. Gefühle werden als unangenehm empfunden und weitgehend weggeschoben. Phantasien, die notwendig wären, um kreativ sein zu können, werden als etwas „Anstößiges" und „Unvernünftiges" vehement abgelehnt. Alles muß kontrollierbar sein, muß auch mehrfach kontrolliert werden, für alles gibt es Regeln, gegen die niemand verstoßen darf. Bei der Beurteilung einer Situation oder eines Problems verliert er sich stets in Einzelheiten, er „sieht den Wald vor lauter Bäumen nicht", oder anders ausgedrückt, er betrachtet alles aus der Froschperspektive, aus der er nur einzelne Bäume sieht, und nicht aus der Vogelperspektive. So übersieht er nicht nur, daß es viele Bäume sind, sondern auch, daß es sich um ein Waldstück innerhalb einer bestimmten Landschaftsstruktur handelt.

Aufgewachsen ist Arnoldt in einem kleinen Geschäftshaushalt. Beide Eltern waren sehr fleißig und streng. Wenn etwas nicht klappte, wurde er geschlagen. Aus Kostengründen war er das einzige Kind, er war nie richtig trotzig, fügte sich scheinbar immer und war im wesentlichen still. Auf diese Weise erhielt er die meiste Zuwendung. Diese Zuwendung war für ihn ein Ersatz für elterliche Liebe, die er anders nie richtig erfahren hat. Früh folgte sein Leben „vernünftigen Regeln". Er machte Abitur, studierte, bestand das Examen, heiratete, wurde Vater eines

Kindes und widmete sich hauptsächlich seinem Beruf. Immer kam er erst spätabends nach Hause, wenn das Kind schon längst im Bett war. Gemeinsame Unternehmungen mußten von seiner Frau mit sehr viel Aufwand erkämpft werden.

Arnoldt hat Angst vor Unordnung, Auseinandersetzungen, Kreativität, Beweglichkeit, Gefühlen und davor, Entscheidungen zu treffen.

Hysterische Neurose

Hysterische Neurotiker zeigen auffallend viele Gegensätze zu Zwangsneurotikern. So fehlt beim zwanghaften Menschen die Spontaneität, die beim hysterischen in einem Übermaß entwickelt ist. Während Zwanghafte in Einzelwissen ertrinken, ohne daraus sinnfällige Schlußfolgerungen ziehen zu können, neigen Hysteriker dazu, auf Grund weniger Hinweise Erstaunliches zu schlußfolgern. Hysteriker sind eher planlos und unstet, Zwanghafte dagegen mehr oder weniger berechenbar. Hysterische Menschen sind schillernd in ihrem Wesen und wechselhaft, während Zwanghafte eher langweilig, konstant und unbeweglich wirken. Hysteriker sind nicht verläßlich, sie werden von momentanen Gefühlen geleitet, nach Zwanghaften hingegen kann man die Uhr stellen, sie verhalten sich konsequent und prinzipientreu. Während hysterische Menschen recht subjektiv sind, leben Zwanghafte nach rationalen Regeln. Zwanghafte schließen sich prinzipiell sie leicht aus oder ecken an. Hysterische Menschen sind dagegen extrem umweltbezogen, das heißt auf die Umwelt förmlich angewiesen. Ein starkes Geltungsstreben wird hier erkennbar.

Alles muß sich um den hysterischen Menschen drehen. Er neigt zu exhibitionistischer Schau oder zieht sich beleidigt zurück. Er möchte immer im Mittelpunkt stehen, ist narzißtisch, voller Eitelkeit, bis hin zur Erpressung.

Narzißtische Frauen und Männer sind stark umweltbezogen, wollen sich die Umwelt dienstbar machen. Treten Gefahren auf, neigen sie entweder zur Flucht (Fluchtreflex) oder zur tollkühnen Flucht nach vorn, im Gegensatz zu den Zwanghaften, die in solchen Situationen den Totstellreflex bevorzugen.

Hysterische Menschen nehmen im Gegensatz zu zwanghaften die Prinzipien von Ordnung und Zeit nicht an, sie sind unpünktlich und unorientiert. Das geht bis zur hysterischen Amnesie, was bedeutet, daß bestimmte Dinge „einfach vergessen" werden. Die Situationen werden umgedeutet, bis der eigene Anteil an Konflikten nicht mehr wahrgenommen wird, da er verdrängt wurde und so die „Schuld" anderen zugewiesen werden kann. Während Zwanghafte Logik und Vernunft überbetonen, betreiben Hysteriker mit Logik und Vernunft Schindluder. Bestehende Kausalitäten werden verdrängt. Sie spielen mit der Doppeldeutigkeit der Sprache, um sich ja nicht festlegen zu müssen. Hysteriker bleiben oft in bestimmten Bereichen „infantil" (kindlich unreif). Sie können sich nicht festlegen, meinen, das Leben mehrfach von vorn beginnen zu können, erscheinen wie ewige Kinder, die in der Pubertät steckengeblieben sind. Ihre Gefühle wirken oft sentimental und unecht, wobei man hier mit der Interpretation sehr vorsichtig sein muß. Beim Hysteriker finden wir Konversionssymptome, das heißt bestimmte Konflikte werden körperlich in Form von Symptomen dargestellt. Dies ist jedoch nur eine Ausprägungsform des Hysterischen. Wir finden in dieser Gruppe von Menschen auch frei flottierende Angst, die drängend nach Soforthilfe verlangt und nicht verkappt ist wie beim Zwanghaften. Hierher gehören auch die speziellen Erkrankungen wie Angstneurosen und Phobien.

Nicht alle hysterischen Menschen weisen die oben beschriebenen Merkmale auf. Oft sind sie still, schüchtern, ängstlich, neigen zum Erröten, haben Ängste, sich auf Menschen des anderen Geschlechts einzulassen, empfinden Minderwertigkeitsgefühle, zweifeln an ihrem Aussehen, ihrer Bedeutung und haben manchmal Lebensüberdrußgedanken, die bis zum Suizid führen können. So gibt es zum Beispiel den Typ des alternden Hysterikers, der große Angst vor dem Altern und dem Tod hat, denn Hysteriker können die Begrenztheit des Menschenlebens nicht anerkennen. Sie leben in ständiger Angst vor dem unweigerlichen Ende, die sie jedoch verdrängen und sich in allerlei Aktivitäten und Pläne stürzen, die ihrer Lebenssituation nicht mehr entsprechen.

Hysteriker leben nach dem Motto: „Was ich nicht sehe und anerkenne, ist auch nicht da." Sie betreiben eine typische Vogel-Strauß-Politik. Hysteriker haben viele Wünsche, die alle nach sofortiger Befriedigung verlangen. Sie können nicht warten, denn sie haben nur einen kurzen Spannungsbogen; in ihren Reaktionen sind sie geprägt durch das Lust-Unlustprinzip.

Da Hysteriker nicht immer zwischen Realität und Wunschwelt unterscheiden können, erscheint ihr Verhalten oft als Märchenerzählerei oder Schwindelei, wobei tendenziell die eigene Position eher geschönt wird. Sie neigen dazu, Aufgaben zu übernehmen, deren Verpflichtungen und Konsequenzen sie nicht übersehen können. Bei einigen hysterischen Menschen gibt es auch die Tendenz, sich aus der Begeisterung der augenblicklichen Situation heraus in Abenteuer zu stürzen oder Versprechungen zu machen, die sie dann später nicht einhalten können.

Typische Angstinhalte der hysterischen Neurose

Hysteriker haben Angst vor der Endgültigkeit des Lebens, können sich nicht festlegen, möchten ewig jung bleiben, immer wieder von vorne anfangen können. Sie sind ständig auf der Suche nach irgendeiner Freiheit. Sie suchen das Neue, Überraschende, Unbekannte, Sensationelle. Für sie ist die Freiheit von allen Regeln wichtiger als die Freiheit, sich für etwas Bestimmtes zu entscheiden und Verantwortung zu übernehmen. Sexualität kann zum großen Problem werden. Sie ist im Leben der Hysteriker überwertig bedeutsam, ihr Selbstwertgefühl scheint daran gekoppelt zu sein, so daß bei Auftreten von Problemen in diesem Bereich Minderwertigkeitsideen, Ängste und Depressionen die Folge sein können.

Positive Aspekte der hysterischen Persönlichkeitsstruktur

Hysterisch strukturierte Menschen zeigen Risikofreude, ahnen oft die großen Zusammenhänge, wo andere den Wald vor lauter Bäumen nicht sehen. Manchen gelingt der große geniale Wurf. Sie zeigen eine ständige Bereitschaft, sich Neuem zuzuwenden. Sie sind elastisch, plastisch, lebendig, impulsiv und spontan. Sie verbreiten Optimismus, sind selbst von optimistischer Grundeinstellung, beschwingt und suggestiv. Nichts nehmen sie zu ernst. Ihre Stärke besteht im Setzen von neuen Impulsen. An der Ausdauer und Geduld, diese Impulse Realität werden zu lassen, mangelt es jedoch häufig. Sie haben die Neigung und oft auch die Fähigkeit, etwas in Gang zu bringen und Anstöße zu Neuem zu geben.

Jutta

Jutta, Mitte 40, kommt zu mir, „weil ich eine Depression habe“. Ihr bisheriger Lebensgefährte habe sie verlassen, damit käme sie nicht zurecht. Sie sehe keinen Sinn mehr im Leben, habe schon an Selbstmord gedacht, aber zuviel Angst davor. Sie sei zutiefst verletzt, daß er ihr das angetan habe und wisse nicht, wie sie damit umgehen solle. Sie habe zwar schon viele Freunde gehabt, bisher aber immer die Beziehungen beendet, weil sie das Interesse an dem jeweiligen Mann verloren habe. Die Männer seien ihr nach einer gewissen Zeit stets langweilig geworden. Es sei in ihrem Leben bisher immer wieder so gewesen, daß sie sich in einen Mann unsterblich verliebt und ihn erobert habe; oft genug seien es verheiratete Männer gewesen, die von ihr so fasziniert waren, daß sie sich sogar scheiden lassen wollten. Sie habe dies aber nie gewollt. Als ein Mann dies einmal doch tat, habe sie die Beziehung sofort beendet. Sie habe für diesen Mann nur noch Verachtung empfunden. Beruflich ist Jutta Repräsentantin einer großen Firma, hat viele Kontakte, reist viel, kann lebhaft, anschaulich und interessant erzählen. Sie schafft es, in Gruppen immer wieder im Mittelpunkt zu stehen. Wenn das nicht klappt, beendet sie den Kontakt sofort und bewertet diese Menschen als Spießer. Der letzte Freund war übrigens der erste, der deutlich jünger war als sie, bisher waren es zumindest gleichaltrige, meist aber wesentlich ältere, beruflich erfolgreiche Männer gewesen. „Meinen letzten Freund habe ich eigentlich ausgehalten, er ist zwar ein kluger und interessanter Mann, hat aber immer Pech gehabt und war deshalb zu dieser Zeit ohne Beruf. Bei mir hatte er es so gut, er konnte alles haben und hat trotzdem mit einer Freundin von mir ein Verhältnis begonnen, bloß, weil die jünger ist.“ Wenn sie eins nicht ausstehen könne, so seien das Männer, die sich nach anderen Frauen umsehen. Da würde sie kurzen Prozeß machen und sich trennen.

Jutta ist die Tochter alter Eltern, die nach vielen Jahren endlich ein Kind bekamen. Als Einzelkind, von der Mutter verwöhnt, vom Vater geradezu vergöttert, wuchs sie wie eine kleine Prinzessin auf, die alles durfte, der alles verziehen wurde. Eindeutig fühlte sie sich als Vaters Liebling. Über die Mutter sagt sie: „Na ja, so toll war die gar nicht, wie Mütter halt so sind.“ Spricht sie über den Vater, kommt sie ins Schwärmen, und man erfährt, daß sie zeitlebens nach einem Mann vom Format des Vaters gesucht habe, aber leider vergeblich, wie sie betont. Immer wenn sie diese Männner näher kennengelernt hätte, wäre in ihr ein schales Gefühl entstanden, und sie habe sich wieder von ihnen trennen müssen. An Ängsten finden wir Eifersucht, ihre Befürchtung, nicht mehr attraktiv zu sein, nicht begehrt zu werden, nicht im Mittelpunkt zu stehen, nicht verehrt und vergöttert zu werden.

Die hier beschriebenen Neurosenformen treten fast nie in Reinform auf, sondern es handelt sich oft um Mischformen. Auch müssen nicht alle Symptome bei einer Erkrankung vorliegen. Vielleicht werden Sie während des Lesens dieser Zeilen über die neurotischen Erkrankungen auch das eine oder andere Verhalten bei sich entdeckt haben und nun fürchten, möglicherweise selbst krank zu sein. Ziehen Sie keine voreiligen Schlüsse, denn zunächst einmal kommt es immer auf die Ausprägung eines Verhaltens, Gefühls oder Gedankens an. Erst wenn eine bestimmte Grenze überschritten ist, wird aus einem normalpsychologisch verständlichen Verhalten, Gedanken oder Gefühl ein Symptom. Zum Beispiel: Wenn ich mich über jemanden extrem geärgert habe und den Wunsch verspüre, diesem die Kehle durchzuschneiden, ich aber weiß, daß ich so etwas nie tun würde, so ist dies kein Krankheitssymptom (Mordimpuls), sondern etwas, das jeder von uns schon einmal erlebt und das nichts mit Krankheit, sondern manchmal mit erfrischender Gesundheit zu tun hat. So wie es das Sprichwort „Eine Schwalbe macht noch keinen Sommer" gibt, so macht ein Symptom noch keine Neurose!

Entscheidend ist doch, daß jeder von uns eine Persönlichkeitsstruktur besitzt, die mit einigen Akzenten an die eine oder andere Neurosenform erinnert, ohne daß es sich dabei gleich um Krankheit handelt.

Psychosomatik

Die Psychosomatik (aus dem Griechischen: *psyche*, die Seele, und *soma*, der Körper) beschäftigt sich mit den Zusammenhängen zwischen seelischer Befindlichkeit und körperlicher Krankheit und richtet ihr Augenmerk auch auf die seelischen Folgen rein körperlicher Erkrankungen. Aus diesem Grund werden sowohl psychische Besonderheiten als auch körperliche Befunde in einem psychosomatischen Zusammenhang gesehen. Die Einstellung dem Kranken gegenüber ist anders als in der körperlichen Medizin, aber auch als in der Psychotherapie: Die Therapie umfaßt in der Psychosomatik sowohl die körperliche Behandlung als auch psychotherapeutische Maßnahmen. Psychosomatisch Kranke empfinden sich als körperlich krank. Psychosoziale Ursachen werden von ihnen nicht gesehen, können gar nicht wahrgenommen werden. Dies liegt an der Besonderheit der „Alexithymie" (*a* steht für Mangel, *lexis* für Wort und *thymos* fürs Gefühl). Deshalb wird vom Kranken eine Behandlung der vermeintlich rein körperlichen Erkrankung gefordert, die ganzheitlichen Zusammenhänge müssen in einem therapeutischen Prozeß, der zunächst über die körperliche Betreuung geht, erst erschlossen werden.

Folgende Krankheitsbilder sind hier häufig zu finden: Ekzeme, bestimmte Formen von erhöhtem oder zu niedrigem Blutdruck, Asthma, Schilddrüsenerkrankungen, rheumatoide Arthritis (rheumatische Gelenkentzündungen), Fettsucht, Magersucht, bestimmte Formen der Zuckerkrankheit, funktionelle Herzbeschwerden (Herzbeschwerden ohne körperliche Ursache), nervöses Atemsyndrom, Hyperventilationstetanie, (schnelle angstbedingte Atmung, Kreislaufbeschwerden) Schluckstörungen mit Erbrechen, Magengeschwüre, Verstopfung, emotionaler Durchfall, Colitis (Dickdarmentzündung), Reizdarm.

Im weiteren Sinne gehören hierher auch körperliche Beschwerdebilder ohne organische Ursache, die dann als psychogene, konversionsbedingte, vegetative oder funktionelle Störungen bezeichnet werde. Hierzu gehören beispielsweise psychogene Lähmungen, Herzbeschwerden und Schwindelanfälle.

Die Psychosomatik befaßt sich weiterhin mit den psychischen und sozialen Folgen körperlicher Symptome. Ich möchte dies am Beispiel funktioneller Herzbeschwerden verdeutlichen. Auf Grund bestimmter psychischer Ursachen kann es zur Entwicklung dieser Beschwerden kommen, die von Herzrasen, Herzklopfen, Schmerzen in der Brust und Angst begleitet sind. Dies hat dann natürlich auch Folgen für die seelische Befindlichkeit. Menschen mit solchen Störungen werden ängstlich, beobachten ihren Körper, nehmen vielleicht auch eine Schonhaltung ein, geben möglicherweise aus Angst ihre Arbeit auf, wenn sie nicht unbedingt arbeiten müssen.

Auch wenn es eine Vielzahl von psychosomatischen Krankheitsbildern gibt, sollte man nicht den Fehler machen, bei einem entsprechenden Krankheitsbild sofort von einer psychosomatischen Krankheit zu sprechen. Das ist gefährlich, da sich auch ein rein körperliches Krankheitsbild hinter diesen Symptomen verbergen kann. Wichtig ist stets eine sorgfältige Diagnostik, bei der einerseits eine gründliche körperliche Untersuchung, andererseits auch eine sorgfältige Psychodiagnostik vorgenommen wird. Die Diagnose einer psychosomatischen Krankheit darf erst dann gestellt werden, wenn beide Untersuchungen sie bestätigen. Das Fehlen körperlicher Befunde allein rechtfertigt noch nicht die Diagnose einer psychosomatischen Erkrankung. Also Vorsicht!

Bei psychosomatischen Erkrankungen läßt sich durch die Psychodiagnostik auch die seelische Verursachung nachweisen. In einem psychotherapeutischen Gespräch kann der Patient sich als Individuum mit seinen persönlichen Bedürfnissen, seiner Seele und seinem Körper zur Sprache bringen. Dieses Gespräch, in dem der Kranke mit seinen Beschwerden und seiner Lebensgeschichte die wesentliche Rolle spielt, sollte emanzipatorischen Charakter haben: Es sollte den Patienten nicht einengen, ihm viel Gestaltungsraum lassen. Beim Patienten sollte eine Selbstreflexion in Gang gebracht werden. Diese ermöglicht ein neues, umfassenderes Selbstverständnis der eigenen Person, der Lebenssituation, der Lebensgeschichte und der eigenen Konflikte.

Ernst

Polternd und eigentlich eher unfreiwillig kommt er zu mir. Sein Hausarzt habe ihm dazu geraten, deshalb sei er nun hier. Er wisse zwar nicht, was er bei einem „Deppenarzt" solle, aber man versucht ja eben alles, wenn man krank ist. Er berichtet, daß er schon immer einen empfindlichen Magen gehabt habe, in den letzten zwei Jahren sei es aber besonders schlimm geworden. Er sei zunächst untersucht worden, man habe aber nicht viel gefunden. Man habe ihm Medikamente verordnet, die aber alle nicht geholfen hätten. Dann habe man wieder eine Gastroskopie gemacht und eine Magenschleimhautentzündung festgestellt, aber kein Geschwür. Als nun die medikamentöse Behandlung gar keinen Erfolg brachte, habe sich sein Hausarzt lange mit ihm unterhalten und dann die Frage aufgeworfen, ob er denn nicht vielleicht ein Problem habe, mit dem er nicht fertig werde. Das sei aber natürlich Unsinn. Na klar, Streß gebe es immer wieder in seinem Beruf, das bleibe nicht aus, aber Probleme, nein, die habe er nicht! Im Gespräch stellt sich dann heraus, daß er ein sehr ordentlicher und gewissenhafter Mensch ist, der alles richtig machen muß, der sich Fehler nicht verzeihen kann – anderen eigentlich auch nicht – „aber da könne man ja leider heute nichts mehr sagen, die Menschen wären ja alle so oberflächlich und schlampig geworden". Er habe in seinem Betrieb eine verantwortungsvolle Position und müsse dafür Sorge tragen, daß alles reibungslos ablaufe. Es gebe immer wieder Pannen; dann rege er sich auf, sage aber „um des lieben Friedens willen" nichts, nur manchmal, da explodiere er förmlich, und wehe demjenigen, der dann in seiner Nähe sei. Wegen seiner Zornesausbrüche sei er bekannt, man meide ihn dann eben. Zu Hause passiere ihm das leider auch immer wieder. Früher sei seine Frau sehr betroffen gewesen, inzwischen habe sie sich aber ein dickes Fell zugelegt und beachte ihn überhaupt nicht, wenn er derart wütend werde. Dies habe zu einer gewissen Entfremdung geführt, aber das sei ja wohl normal in einer Ehe. Er komme so auch ganz gut zurecht. Es hat eine ganze Weile gedauert, bis ihm in der Therapie klarwurde, daß es da vielleicht doch einige Probleme in seinem Leben gibt. Nach Bearbeitung dieser Probleme konnte er die Erfahrung machen, sich selbst zu verändern, lockerer und freier zu werden. Er lernte, seine Wünsche nach Liebe und Zärtlichkeit zu spüren und auch mitzuteilen. Seine Magenbeschwerden klangen im Laufe der Zeit unter der kombinierten körperlichen und psychotherapeutischen Behandlung ab.

An dieser Stelle möchte ich die psychosomatischen Störungen im Zusammenhang mit den zuvor beschriebenen Neuroseformen zusammenfassen:

Bei der **schizoiden Neurose** finden wir bevorzugt chronisches Asthma, chronische Ekzeme, Hautaffektionen aller Art und Störungen der Sinnesorgane, die sich beispielsweise in Gleichgewichtsstörungen äußern.

Bei der **depressiven Neurose** sind hingegen folgende Störungen zu erwarten: Erkrankungen im oralen Bereich, Anginen, Schluckstörungen, chronische Gastritis, Magenschleimhautentzündungen, Magengeschwüre, Fettsucht oder Magersucht. Hierbei ist also der erste Teil des Verdauungstraktes betroffen.

Bei der **Zwangsneurose** gruppieren sich die Symptome um den Verdauungstrakt vom Magen an abwärts. Wir finden Obstipation (Verstopfung), Diarrhöe (Durchfall) und Colitis ulcerosa. Des weiteren treten Krankheiten des Bewegungsapparates auf, aber auch Störungen im vasomotorischen System (Blutgefäßsystem), wie Migräne, Kopfschmerzen, Hypertonie. Hierher gehören auch die zwanghafte Potenzstörung sowie bestimmte Formen des Vaginismus (Scheidenkrampf).

Bei der **hysterischen Neurose** finden wir Symptome nach dem Konversionsmodell wie beispielsweise Lähmungen, Störungen der Sinnesorgane, Schwitzen, Erröten, Schwindelanfälle oder Tachycardie, Atem- und Erstickungsnot. Bei Herzattacken ist die Redseligkeit des hysterischen Patienten charakteristisch und steht so im Gegensatz zum ernsthaften, kardialen Herzanfall, der einen eher zum Verstummen bringt.

Am Ende des Buches finden Sie vier Tests, mit denen Sie Ihre Persönlichkeitsstruktur bestimmen können. Bitte beachten Sie, daß es sich hierbei um Tests handelt, die Ihnen zwar Hinweise liefern, jedoch keine endgültigen Antworten geben können.

Organo-dynamisches Schichtenmodell

Wir Menschen bilden eine „Leib-Seele-Einheit"; alle Vorgänge, auch unser Denken und Fühlen, sind Teil des körperlichen Gesamtgeschehens, ebenso wie körperliche Vorgänge zu seelischen und oft auch gedanklichen Reaktionen führen. Wenn wir beispielsweise lernen, passiert auch biologisch etwas in unserem Gehirn, wenn biologische Veränderungen an unserem Gehirn vor sich gehen, verändert sich gegebenenfalls auch unser Denken, Fühlen und Handeln. Das eine ist ohne das andere nicht denkbar. Gedanken und Gefühle sind mit chemischen und elektrischen Vorgängen untrennbar verbunden. Das ganze Geschehen ist in unserem Gehirn eingebettet. Dieses Organ ist kompliziert aufgebaut. Wir verstehen immer noch nicht so ganz, was sich hier alles abspielt. Einiges konnte entschlüsselt werden, vieles bleibt aber noch unklar. Ein Blick auf die biologische Seite des Themas wird uns helfen, Verständnis für diese Vorgänge zu entwickeln. Daher wenden wir uns nun dem Aufbau des menschlichen Gehirns und seinen Funktionen zu.

Es gibt drei wesentliche Schichten des Gehirns: das Stammhirn, das Zwischenhirn und das Großhirn. Das Stammhirn ist etwa eineinhalb Milliarden Jahre alt. Zu seinen Aufgaben gehören die lebensnotwendigen Erhaltungsprogramme der „bewußtlosen Lebenssicherung". Das bedeutet, daß dieser Teil des Gehirns zuständig ist für alle Vorgänge, die notwendig sind, um die „Maschine Körper" am Funktionieren zu halten. Sie haben sicher schon von Menschen gehört, die durch einen schweren Kopfunfall alle Hirnfunktionen verloren haben, bis auf die des Stammhirns. Die so Verletzten sind an lebenserhaltende Systeme angeschlossen, werden ernährt, künstlich beatmet und gepflegt. In einigen Fällen führt das Abschalten der künstlichen Beatmung wieder zu Spontanatmung, und die Menschen leben weiter, ohne jedoch einen erkennbaren Kontakt zur Außenwelt herzustellen. Die Programme der „bewußtlosen Lebenssicherung" funktionieren auch noch in einer solchen Lebenssituation weiter, die als appallisches Syndrom bezeichnet wird.

Das Zwischenhirn ist ungefähr eine Milliarde Jahre alt und zeigt den Fortschritt in der Weiterentwicklung an. Es versetzt uns in die Lage, uns aus der „inneren Isolierung" in die „gefährliche Welt" hinauszutrauen. Mit seiner Hilfe lassen sich bestimmte, vorprogrammierte Umweltsituationen meistern. Triebe, Instinkte und Gefühle sind im Zwischenhirn angesiedelt.

Zu den Trieben zählt der Aggressionstrieb, der Nahrungstrieb, der Sexualtrieb und eventuell auch der Machttrieb. Der Begriff Trieb hat sich aus dem Wort „treiben“ entwickelt. Er drückt aus, daß es sich um Vorgänge handelt, die einen extrem drängenden Charakter besitzen. Wir können uns ihnen nicht entziehen. Triebe können durch die weitere Entwicklung zwar modifiziert oder auch gezähmt werden, abschaffen kann man sie jedoch nicht. Dies ergäbe auch gar keinen Sinn.

Instinkte sind einfache Programme, die automatisch bei bestimmten Situationen abgerufen werden und unveränderlich immer die gleichen Reaktionen hervorrufen.

Was Gefühle sind, darüber müssen wir eigentlich kein Wort verlieren. Wichtig ist, daß Gefühle zwar sowohl an Triebe als auch an Instinkte eng gebunden sind, dennoch in bestimmten Bereichen unseres Gehirns selbst morphologisch und biochemisch ihre Wurzeln haben.

Unser Großhirn ist etwa 500 Millionen Jahre jung, und es hat die Welt der vegetativen Prozesse mit dem bewußten Bereich des ICH und ÜBER-ICH erweitert.

Auf die Begriffe ICH und ÜBER-ICH werden wir später noch eingehen. Im Moment soll es genügen, diese Begriffe kurz zu erklären. Sie gehören zu den Teilen unserer Psyche, die für uns zumindest in ihren Wirkungen erkennbar sind. So repräsentiert „ICH“ den Teil unserer Persönlichkeit, der immer dann angesprochen ist, wenn wir von „ich“ reden. Hierher gehören das Wahrnehmen, das Denken, das Handeln und auch das Fühlen. Das ÜBER-ICH ist unsere Gewissensinstanz. Sie veranlaßt uns, nach bestimmten, von uns selbst und der Gesellschaft akzeptierten Regeln zu leben.

Dies bedeutet einen erheblichen Freiheitsgewinn: Es gibt uns inzwischen bekannte Beziehungen zwischen Hirnstrukturen und bestimmten menschlichen Verhaltensmustern und Erlebensweisen, die einen hierarchischen Aufbau erkennen lassen. Je mehr höhere, das heißt jüngere Hirnbereiche beteiligt sind, um so mehr werden die einfachen und formstarren Funktionsweisen niedrigerer, also älterer Gehirnbereiche koordinierbar und willentlich integrierungsfähig. Es entsteht so ein höherer Freiheitsgrad. Man kann es sich so erkären, daß die höheren Hirnstrukturen einen bestimmten Mechanismus wie zum Beispiel den Befehl „Der Gegner wird getötet“ durch die Möglichkeit erweitern, herauszufinden, welchen Stellenwert, welche Macht der Gegner hat, ob er ein Todfeind oder ob eine Verständigung mit ihm möglich ist. Das macht eine differenziertere Einschätzung möglich und vergrößert die Handlungsmöglichkeit. Natürlich ist das nur ein theoretisches Beispiel.

Die Macht in diesem komplexen Organ geht von oben nach unten, vom Großhirn zu den älteren Teilen. Belegt werden kann das durch die Verschaltung des Gehirns, die durch moderne biologische Verfahren nachweisbar ist. Indirekt kann man sie beim Verlust höherer Gehirnstrukturen durch Verletzungen oder Alterserscheinungen beobachten.

Entwicklungsgeschichtlich betrachtet haben wir Menschen einen weiten Weg zurückgelegt, denn wir haben mit den noch heute lebenden Tieren gemeinsame Vorfahren. Überspitzt könnten wir sagen, daß wir unser Leben mit drei verschiedenen Gehirnen bewältigen: dem Stammhirn (das der Vorfahren der Fische und Amphibien), dem Zwischenhirn (das der Vorfahren der Reptilien) und mit dem Großhirn (das der Vorfahren der Affen). Mit der Harmonie in der Zusammenarbeit der einzelnen Hirnteile ist es noch nicht so weit her, zumal unser Denkapparat relativ „jung“ ist: Er wurde erst im Laufe der letzten Million Jahre einigermaßen leistungsfähig! Dieses Schichtenmodell nach Henri Eys ist nicht in allen Punkten richtig, die wesentlichen Aussagen jedoch stimmen.

Schauen wir uns nun die Differenzierung menschlicher Anlagen einmal genauer an. Die Genetik unterscheidet drei Typen von Anlagen, nämlich unveränderbare, schwer wandelbare und leicht wandelbare. Bei einer Zuordnung von Anlagen zu Gehirnteilen nach dem Schichtenmodell finden wir die ältesten Programme im Stamm- und Zwischenhirn. Es handelt sich um nicht änderbare, psychische und physiologische Anlagen, die willentlich nicht beeinflußbar sind. Wir sind nicht in der Lage, Gefühle und Triebe einfach auszuschalten. Wir können durch unsere höheren Hirnregionen nur regulierend auf sie einwirken. Existenz und Aufgaben der Triebe können wir aber nicht willkürlich verändern. Die wandelbaren Anlagen liegen im Großhirn, und der Grad ihrer Veränderbarkeit korrelliert in etwa mit ihrer Lage dort. Relativ leicht wandelbar sind beispielsweise Gesinnungen, Interessen, Meinungen, Verhaltensweisen, Wertschätzungen wie beispielsweise Mitläufertum, Schüchternheit, Unterwürfigkeit. Die Möglichkeit zur Wandlung und Anpassung mußte stammesgeschichtlich eingebaut werden, da sich der Mensch aufgrund seiner enormen Komplexität sonst nicht hätte behaupten können. Durch die Fähigkeit zur Wandlung und Anpassung können wir zum Herren im eigenen Hause werden. Weniger leicht wandelbar sind etwa Begabungen, Talente, Intelligenz und Persönlichkeitsmerkmale wie Extraversion, Introversion, Draufgängertum oder nervöse Belastbarkeit. Diese Aufzählung der Eigenschaften kann natürlich nicht den Anspruch auf Vollständigkeit erheben; sie ist nur exemplarisch zu verstehen. Zu erwähnen sind noch sogenannte bewußtlose Programme, die im Stamm- und Zwischenhirn verankert sind. Das sind einfach ablaufende Programme, von denen ich nachfolgend einige als Beispiel anführen möchte.

Fahrstuhl

Sie besteigen einen leeren Aufzug. Sie fühlen sich wohl. Etwas später steigt ein Fremder ein. Was tun Sie? Die meisten Menschen gehen auf Abstand, eventuell grüßen sie, vermeiden den direkten Blickkontakt, sehen aber immer wieder verstohlen hin. Wenn der andere es merkt, schauen sie sofort weg. Hier geht es um die Bewahrung des persönlichen Freiraums. Handelt es sich allerdings um einen Bekannten, kommt es zu einem offenen, ungezwungenen Gespräch.

Eisenbahnabteil

Das Abteil ist leer. Der erste Reisende betritt das Abteil, setzt sich in Fahrtrichtung ans Fenster. Nach einiger Zeit kommt der nächste. Dieser setzt sich (entgegen der Fahrtrichtung) an die Gangseite. Der nächste Fahrgast wählt den Mittelplatz in Fahrtrichtung. Auch in diesem Beispiel dient die Wahl des Sitzplatzes der Sicherung des persönlichen Freiraums.

Restaurant

Sie kommen in ein Restaurant. Wo setzen Sie sich hin? Die meisten Menschen suchen sich nach Möglichkeit einen Tisch am Rande, so daß sie mit dem Rücken zur Wand sitzen können und den freien Blick in den Raum und zur Tür haben (Platz 3 und 4).

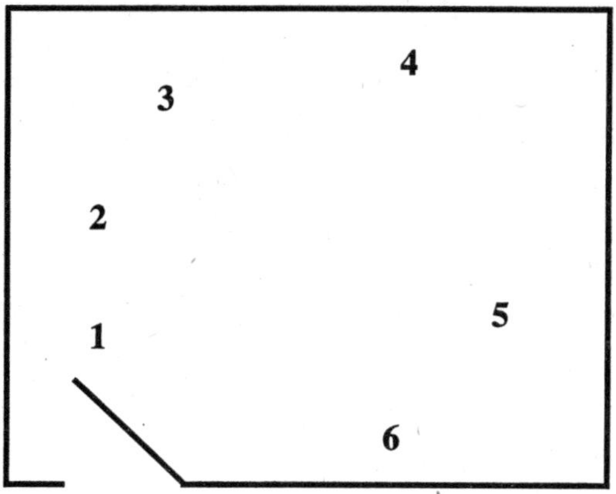

Abb. 1

Platz 6 ist ebenfalls noch ganz angenehm. Wie wir daraus ersehen können, steht die Sitzplatzwahl in Beziehung zur möglichen Ereignisquelle.

Ohne Probleme ließen sich weitere Beispiele für Angriffs-, Abschreckungs-, Ausweich-, Täuschungs-, Blockierungs-, Rückzugs-, Unterwerfungs-, Rechtfertigungs- oder Verführungsreaktionen finden.

Bewußtlose Programme treten auch heute noch bei Menschen in Alarm-, Gefahren- und sonstigen Panik verursachenden Situationen auf. Hier werden alte, in der Evolution gewachsene Programme aktiviert. Der Mensch reagiert dann mehr oder weniger blind und unbewußt, also unüberlegt. Die uralten Programme aus dem Stammhirn und Zwischenhirn übernehmen die Herrschaft über den Menschen. Eine Alarmsituation aktiviert einen uralten Schlüsselreiz, der dann seinerseits zu einer Mobilisierung dieser Programme führt. Sie rufen kopflose Reaktionen hervor, das heißt, das Denken, Kontrollieren und Überprüfen ist ausgeschaltet. Einer dieser Schlüsselreize könnte das Ausbrechen von Feuer sein. Früher war der Sprung aus dem Baum bei Blitzeinschlag durchaus sinnvoll, heute hingegen ist der Sprung aus dem Hochhausfenster tödlich. Der vorliegende Mechanismus ist uns allen mehr oder weniger bekannt: Feuer löst Panik aus. Diese wiederum verursacht einen Fluchtreflex, der die davon Betroffenen ohne rationale Kontrollmöglichkeit die Flucht antreten läßt. Bei anderer Gelegenheit kann der Totstellreflex eintreten. Früher war es möglicherweise sinnvoll, sich bei nahenden, gefährlichen Tieren totzustellen in der Hoffnung, von ihnen nicht bemerkt zu werden. Wenn aber heutzutage jemand beim Autofahren die Augen schließt und sich absolut passiv verhält, ist dies ebenso sinnlos, wie in kritischen Situationen ohnmächtig zu werden. Im Prinzip ist dieses Umschalten auf Lebensrettungsprogramme in Stammhirn und Zwischenhirn richtig, denn zuviel Überlegen kostet zuviel Zeit. Diese Überlebensprogramme sind im heutigen Alltag unsinnig. In Panikzuständen werden diese alten Programme jedoch wieder aktiv. Doch sie treten nicht nur dort auf, sondern auch bei wenig bewußter Lebensweise, also einer Lebensweise, bei der wenig intellektuelle Kontrolle und wenig Planung vorherrschend sind. Meistens werden uns diese Vorgänge gar nicht richtig bewußt, da die Verhaltensmuster zwar älter, aber nicht zwangsläufig primitiver sind und uns ohne große Überlegung zur Verfügung stehen.

Angst und Panik

Beschäftigen wir uns zunächst einmal mit den verschiedenen Formen von Angst, ihren Einteilungsmöglichkeiten und ihrem Auftreten. So werden wir in kleinen Schritten das Phänomen Angst näher kennenlernen. Angst ist, wie Sie aus dem vorher Gesagten entnehmen können, kein einheitliches Ereignis mit einheitlicher Ursache, sondern es bedarf einer genaueren Betrachtung dieses Gefühls.

Realangst

Wie der Name schon andeutet, handelt es sich hierbei um das Auftreten von Angst im Falle von realer Gefahr. Nehmen wir ein beliebiges Beispiel: Ein Auto nähert sich Ihnen mit hohem Tempo, ein Unwetter gefährdet Ihre Sicherheit, oder jemand bedroht Sie mit einer Waffe. Hier ist der Zusammenhang klar: Ein gefährdendes Ereignis ruft bei Ihnen das Signal Angst hervor, damit Sie sich rechtzeitig in Sicherheit bringen können.

Gewissensangst

Gewissensangst tritt immer dann auf, wenn ein Mensch eine Handlung begeht, die den Regeln seines Gewissens widerspricht. So kann kein Zweifel daran bestehen, daß uns unser Gewissen selbst in der größten Wut daran hindert, unseren Kontrahenten zu töten – es sei denn, zusätzliche Mechanismen würden das normale Gefüge unserer psychischen Abläufe völlig durcheinanderbringen. Um unsere Gewissensinstanz in Aktion treten zu lassen, bedarf es jedoch nicht allzu gravierender Impulse. Ob es sich um Naschen, Petzen, Stehlen, Ehebruch handelt oder um etwas anderes, das unseren gelernten Regeln widerspricht, spielt keine Rolle. Nach Freud entsteht der Impuls in unserem ES, dem Reservoir der Triebe. Er ist an das ICH, den bewußten Teil unserer Persönlichkeit, gerichtet. Durch das ÜBER-ICH, unsere Gewissensinstanz, erfährt er eine Abfuhr, so daß wir diese im Ansatz vorhandene Handlung aus verpönten beziehungsweise verbotenen Impulsen nicht begehen, sondern aus moralisch-ethischen Gesichtspunkten verwerfen. Diese Gewissensangst ist bei allen Menschen vorhanden. Sie kann in ihrer Stärke und auch in ihrer Zusammensetzung ganz unterschiedlich sein: Ein Kannibale hat ganz andere moralisch-ethische Vorstellungen als ein durchschnittlicher Mitteleuropäer, und ein strenggläubiger Christ andere als ein strenggläubiger Buddhist oder Moslem.

Vitalangst

Im Begriff Vitalangst steckt das lateinische Wort *vita*, das Leben. So bedeutet Vitalangst zunächst eine das Leben bedrohende Angst, eine Angst, die mit unserem Körper zusammenhängt. Sie geht von körperlichen Befindlichkeiten aus und hat einen bedrohlichen Charakter. Sie tritt bei verschiedenen Krankheiten auf, etwa beim Asthma bronchiale, das eine massive Atemnot hervorruft, bei der Angina pectoris, einer Herzkrankheit durch verengte Herzkranzgefäße, bei der neben ganz starken Schmerzen auch lebensbedrohliche Angst auftritt, bei Schilddrüsenerkrankungen und anderen körperlichen Erkrankungen.

Neurotische Angst

Ängste dieser Art treten, wie der Name schon sagt, beim Vorliegen neurotischer Störungen auf. Wir hatten schon von den unterschiedlichen Neuroseformen und den bei ihnen vorkommenden spezifischen Angstsymptomen gehört (S. 19ff.). Typische Vertreter dieser Form sind die Angst vor dem Alleinsein, vor dem Verlassenwerden, vor zu großer Nähe; weiter die Angst vor bestimmten Situationen oder Objekten sowie vor Streit und Auseinandersetzung, um nur einige der beschriebenen Symptome zu wiederholen.

Existentielle Angst

Sie ist, wie wir aus dem Namen erkennen, eine Angst, die eine die eigene Existenz bedrohende Gefahr signalisiert. So kann der Wunsch, das Gefühl der Freiheit mit all seinen verführerischen Möglichkeiten erleben zu wollen, uns dazu verleiten, den Rahmen der instinktiven Sicherheiten zu verlassen, wie dies beispielsweise beim Fliegen oder im Kampf geschehen kann. Doch auch in Situationen äußerster körperlicher oder psychischer Gefahr kann diese Angstform auftreten.

Psychotische Angst

Psychosen sind schwere psychische Krankheitsbilder, die neben anderen Behandlungsmethoden vor allem einer konsequenten medikamentösen Behandlung bedürfen. Deshalb werden diese Krankheitsbilder in diesem Buch nicht näher besprochen. Nur so viel sei angemerkt, daß es dabei zu einer massiven Beeinträchtigung der Persönlichkeit kommt, die in schweren Fällen zu einer Desintegration der Persönlichkeit führt. Die auftretenden Ängste sind sowohl quantitativ als auch qualitativ anders als bei den übrigen Erkrankungen. So gibt es die Angst, innerlich zu verfaulen, sich aufzulösen, oder durch Auflösung der eigenen Persönlichkeit Teil eines anderen Menschen zu werden, ebenso wie die Gewißheit, Gott zu sein oder das Opfer massiver Bestrahlungen aus dem Weltraum zu werden. Wir finden diese und ähnliche Ängste bei depressiven Psychosen, aber auch bei Schizophrenien.

Ängste müssen unterschieden werden in normale und krankhafte Ängste. Dies ist gar nicht immer einfach. Oft kann die gleiche Form der Angst sowohl bei gesunden als auch bei kranken Menschen zu finden sein. An einem Beispiel möchte ich dies verdeutlichen. Es kann kein Zweifel daran bestehen, daß jeder Mensch Angst hat zu zugrunde gehen. Ich meine nicht das Totsein, sondern das Sterben. Niemand möchte an einer langen und qualvollen Erkrankung langsam sterben. Die meisten Menschen jedoch denken nicht täglich daran, reagieren entsetzt, wenn es einen nahen Angehörigen betrifft oder wenn sie von einer solchen Lebenssituation in ihrer näheren Umgebung erfahren. Nun gibt es aber Menschen, die trotz strahlender Gesundheit in ständiger Angst leben, demnächst möglicherweise an einer schlimmen Krankheit zu leiden und qualvoll sterben zu müssen. Das Phänomen ist in beiden Fällen das gleiche, aber die Situation und die seelische Befindlichkeit sind verschieden. Die nachfolgenden Beispiele normaler und krankhafter Angst zeigen, daß diese Ängste sowohl in die eine wie auch die andere Kategorie gehören können, je nachdem wie intensiv die Ängste sind und welche Realisierungswahrscheinlichkeit für das befürchtete Ereignis besteht.

- ***Normale Angst:*** Hierher gehören alle Ängste, die uns vor bestehenden Gefahren warnen wollen, uns zum Schutz dienen, wie beispielsweise die Angst vor Arbeitsplatzverlust, Prüfungsangst sowie Angst vor Krankheit oder Tod.
- ***Krankhafte Angst:*** Jede normale Angst kann auch zu einer krankhaften werden, wenn sie nicht begründet ist, zu häufig auftritt, an bestimmte Ereignisse gekoppelt ist, als Zeichen bestimmter Erkrankungen oder Konflikte auftritt. In diesen Bereich gehören Phobien, Ängste bei neurotischen Entwicklungen, Aktualneurosen, Psychosen, Epilepsie, Verwirrung. Auch ist eine Einteilung in direkte Angst und indirekte Angst möglich.
- ***Direkte Angst*** ist die Reaktion auf ein äußeres Ereignis: Eine Gefahr von außen ruft als Schutzmaßnahme Angst hervor, damit wir uns vor dieser Gefahr in Sicherheit bringen.
- ***Indirekte Angst*** entsteht als Folge von unverarbeiteten Konflikten. Diese Angst kommt entweder von innen aus unserem Unbewußten, oder sie wird als Angst vor einer bestimmten Situation, einem bestimmten Gegenstand oder Lebewesen erlebt und signalisiert, daß unser seelisches Gleichgewicht nachhaltig durch einen unverarbeiteten Konflikt gestört ist.

Auch eine Unterteilung in sinnvolle und sinnlose Ängste ist möglich. Die Bewertung bezieht sich in diesem Fall auf die Realitätsangepaßtheit der Angst im Sinne eines Schutzsignals. Sinnvolle Ängste erfüllen eine hilfreiche Aufgabe, sinnlose hingegen – zumindest im Moment des Auftretens – nicht. Bei den sinnlosen Ängsten handelt es sich sowohl um neurotische Ängste als auch um solche, die früher, in grauer

Vorzeit, einmal eine Aufgabe erfüllten, heute jedoch ihre Bedeutung verloren haben.

- ***Sinnvolle Angst*** ist beispielsweise die Angst vor Krieg, Hunger oder Seuchen.
- Als ***Sinnlose Angst*** bezeichnen wir etwa die Angst vor Mäusen oder Spinnen.

Bei alledem wird deutlich: Es gibt Bereiche, wo die Entscheidung, ob es sich um eine normale oder krankhafte Angst handelt, einfach ist. In manchen Fällen ist es jedoch schwieriger, eine Festlegung zu wagen. Dann kann es hilfreich sein, den Rat eines kompetenten Menschen aus den Fachrichtungen Psychiatrie, Psychotherapie oder Psychologie einzuholen.

Carl Gustav Jung, ein Schüler Sigmund Freuds, der sich ebenso wie Alfred Adler später von Freud trennte und eigene wissenschaftliche Wege ging, entwickelte die Theorie vom kollektiven Unbewußten. Darin sind nach Jung die latent vererbten Erinnerungen aus der Vergangenheit der menschlichen und tierischen Entwicklung enthalten. Er erkannte in der Mythologie, Mystik, Astrologie und in den Träumen aller Völker und Kulturen immer wiederkehrende, scheinbar universelle Symbole. Diese nannte er Archetypen. Zu ihnen gehören zum Beispiel die gute Fee, die böse Hexe, ein böser Geist, ein gefährlicher Drache, eine giftige Schlange oder Mandalas (religiöse Symbole). Die Archetypen repräsentieren stammesgeschichtlich alte Ängste, die jedoch bis heute ihre Wirkung nicht völlig verloren haben. Sie kehren nicht nur in Träumen oder Kinderphantasien wieder, sondern können auch bei erwachsenen Menschen Ängste gestalten – denken Sie nur an solche Dinge wie Angst vor Freitag dem Dreizehnten, oder die böse Sieben und die böse Dreizehn. Nicht von ungefähr gibt es noch heute viele Hotels, in denen es kein Zimmer mit der Nummer dreizehn gibt.

Angst

Wir kennen verschiedene Ausdrucksweisen von Angst. Ist sie auf einen Gegenstand bezogen, nennen wir sie üblicherweise Furcht. Tritt sie stark und plötzlich auf, nennen wir sie Schreck. Wenn sie so extrem ist, daß sie zu einer Desorganisation des Verhaltens führt, nennen wir sie Panik. Angst kann bewußt, vorbewußt oder unbewußt sein. Neben dem emotionalen Erleben der Angst gibt es Äquivalente, die sich ausschließlich oder in Verbindung mit der Angst in körperlichen Reaktionen zeigen. Hierher gehören Appetitlosigkeit, Verstopfung, Durchfall, schneller Puls, Erschlaffung der Blase, beschleunigte Atmung, Gefäßverengung, Schwitzen, Erhöhung des Blutdrucks, Atemnot, Kloßgefühl im Hals, Zittern der Finger, Schwindel, Schlafstörungen, Herzdruck und Herzklopfen, Kopfschmerz, Blutdruckanstieg oder Erweiterung der Pupillen. Es gibt zwei grundsätzlich unterschiedliche Ausprägungsreaktionen von Angst. Entsprechend können wir bei Auftreten von Angst auch diese zwei Typen von Reaktionen beobachten. Franz Gabriel Alexander, berühmter amerikanischer Psychosomatiker, der dieses Fach grundlegend veränderte, beschrieb im Zusammenhang mit den Reaktionen der Angst die Bereitstellungsreaktionen Kampf oder Flucht. Wird die Kampfsituation eingestellt, treten eher folgende Reaktionen auf: Agitiertheit, Überaktivität, Gespanntheit, Zittrigkeit sowie die ganze Palette der dazugehörigen körperlichen Reaktionen. Wird die Situation auf Flucht eingestellt, überwiegen folgende Symptome: Teilnahmslosigkeit, Unbeweglichkeit, oft wie erstarrt wirkend sowie auch hier die dazugehörigen körperlichen Symptome.

Panik

Der Begriff stammt von Pan, dem Hirtengott mit seiner Panflöte, der die Eigenschaft hatte, andere zu erschrecken. Die Panik ist eine angstvolle, kopflose Erregung, die etwa bei unerwartet hereinbrechender Gefahr auf der Grundlage der instinktiven Fluchtreaktionen auftritt. Wir lesen immer wieder in der Zeitung von dem Phänomen, daß diese Reaktion erfolgt, sobald ein unerwartetes angstauslösendes Ereignis eintritt, besonders wenn viele Menschen versammelt sind. In Menschenansammlungen kommt oft noch ein Verstärkungsfaktor hinzu, so daß diese besonders gefährlich sind: Wir lesen von kopflosen Fluchten, bei denen die Menschen sich gegenseitig tottreten.

Es gibt aber auch Panikreaktionen einzelner, die in Panik völlig sinnlose Handlungen begehen, wie ins Feuer zu laufen, sich aus dem Fenster zu stürzen, oder einfach wild um sich zu schlagen, die Augen zu schließen und mit dem Auto, ohne auf die Situation zu achten, drauflosfahren.

Eine gewisse Panikbereitschaft ist allen Menschen eigen. Nicht ohne Grund wird immer wieder das Verhalten in Gefahrensituationen geübt, sei es das Verhalten bei Bränden in Gebäuden, bei Flugzeugunglücken oder bei Schiffshavarien. Diese Übungen helfen, das Auftreten von Panik zu vermindern. Neben der natürlich vorhandenen Bereitschaft zur Panik gibt es bei einigen neurotischen Erkrankungen verdrängte Konflikte, die selbst als Panikquelle in der eigenen Psyche wirksam werden, oder alte, präformierte Reflexe aktivieren. Das die Panik auslösende Ereignis stammt aus der Umgebung und ist oft recht klar zu beschreiben; bei bestimmten krankhaften Zustandsbildern jedoch ist dies nur sehr schwierig herauszufinden. Schauen wir uns nun einmal die Vorgänge im Menschen bei Panik etwas genauer an.

Es entsteht das Gefühl einer drohenden, nicht zu bewältigenden Katastrophe als Zeichen einer generalisierten anhaltenden Ängstlichkeit. Es ist inhaltlich geprägt etwa durch die Angst, verrückt zu werden, plötzlich zu sterben oder die Gewalt und Kontrolle über die eigene Person vollständig zu verlieren und etwas Schreckliches zu tun. Ergänzt wird das Bild durch folgende Symptome, die mehr oder weniger regelmäßig auftreten.

- ***Störungen im motorischen Bereich:*** Motorischer Bereich bedeutet all das, was unser Körper mit Hilfe seiner Muskulatur vollbringt. So finden wir allgemeine Anspannung, Zittern der Hände, des ganzen Körpers, unruhiges Herumzappeln, Muskelschmerzen durch Verkrampfungen der Muskulatur, Zucken der Augenlider, innerliche Unruhe und ein Beben des Körpers. Hinzu kommen können Aufgeregtheit, Sprunghaftigkeit, auch Schreckhaftigkeit. Der Gesichtsausdruck ist angespannt-ängstlich, der gesamte Mensch befindet sich in einer angespannten Haltung; Entspannung ist nicht möglich.
- ***Vegetative Störungen*** sind Störungen des vegetativen Nervensystems, das alle Nerven betrifft, die dem direkten Einfluß des Willens

entzogen sind und die zur Regelung der allgemeinen Lebensfunktionen notwendig sind, medizinisch ausgedrückt das Sympathikus-Parasympathikus-System. Dieses Nervensystem ist zum Beispiel zuständig für die Weitstellung oder Engstellung von Gefäßen, für die Häufigkeit der Herzschläge, für die Menge, die von bestimmten innersekretorischen Drüsen zu produzieren ist, für die Art der Aktivität von Magen und Darm usw.

Dies sind also Auffälligkeiten, die mit den inneren Körperfunktionen in Zusammenhang stehen: Der Körper ist durch die Anspannungssituation über das vegetative Nervensystem in einen überaktiven Zustand versetzt worden. Die Folge sind erhöhte Pulsfrequenz, Herzklopfen, Herzrasen oder -stolpern, vertiefte und beschleunigte Atmung, trockener Mund, kalte und feuchte Hände, Hitze- oder Kältewellen, häufiger Harndrang, Durchfall, Magenbeschwerden, Übelkeit, Kloß im Hals, Rotwerden, Blaßwerden, Paraesthesien, (Kribbeln in Händen und/oder Füßen), Benommenheit, das Gefühl, demnächst ohnmächtig zu werden, sowie eine innere Leere im Kopf.

- ***Bezug zur Umwelt:*** Trotz innerer Leere im Kopf und Benommenheit besteht eine übermäßige Aufmerksamkeit. Es zeigt sich eine starke Ablenkbarkeit sowie Konzentrationsschwierigkeiten. Entspannung und Schlaf sind nicht möglich. Vorherrschend ist das Gefühl, ständig auf der Lauer zu liegen, auf dem Sprung zu sein. Wir finden sowohl Hilflosigkeit als auch verzweifeltes Bitten um Hilfe.

Ursachen der Panik

Grundsätzlich kann man sagen, daß die eine Panik hervorrufende Situation zur völligen Hilflosigkeit führt. Diese Hilflosigkeit hat eine desintegrierende Wirkung auf das ICH. Dadurch geht die Kontrolle durch die vernünftigen Teile unserer Psyche verloren, so daß eine vernünftige Einschätzung der Situation nicht mehr möglich ist. Es kommt zu einem regressiven Zustand mit unkontrolliertem Auftreten von Angst, der zu nicht mehr kalkulierbaren Reaktionen führt. Entweder erfolgt ein Fluchtverhalten (Fortlaufen) oder das Auftreten von Lähmung und Passivität bis hin zur Ohnmacht.

Endogene Panik

Hier liegen die Ursachen in der Persönlichkeit begründet, beispielsweise durch einen ungelösten neurotischen Konflikt. Lassen Sie uns diesen Vorgang am Beispiel von Toni genauer veranschaulichen:

Ein junger, gepflegt wirkender, dezent gekleideter Mann sucht mich auf, um von mir Hilfe zu erhalten, nachdem er in eine für ihn völlig unerklärliche Situation geraten ist. Er ist in einem großen Unternehmen tätig, hat eine gehobene Position, kümmert sich um die Gestaltung von Fortbildungsveranstaltungen, muß entsprechende Verhandlungen führen, die Veranstaltungen leiten und durch eigene Beiträge begleiten. Seit fast fünf Jahren übt er diese Tätigkeit aus und ist ihr immer mit Freude nachgegangen. Vor einer Woche war wieder eine entsprechende Veranstaltung. Er hat die Referenten begrüßt, die letzten organisatorischen Maßnahmen veranlaßt und wartete eigentlich nur noch einen Moment, um den letzten Teilnehmern die Möglichkeit zu geben, im Saal Platz zu nehmen, als er plötzlich wildes Herzklopfen bekam, der kalte Schweiß ihm auf die Stirn trat, ihm schwindelig wurde und er den unwiderstehlichen Drang verspürte, davonzulaufen. „Nur hier raus", dachte er, konnte diesem Gedanken nicht widerstehen, verließ fluchtartig den Vorraum und lief in sein Zimmer. Dort angekommen, ließ er sich in seinem Sessel nieder und brachte es gerade noch fertig, seine Sekretärin zu veranlassen, einen anderen Mitarbeiter zu bitten, seine Aufgabe zu übernehmen. Erst langsam beruhigte er sich wieder …

In der frühen Kindheit gibt es sehr intensive und diffuse Ängste, die unbewußt und damit nicht verbalisierbar sind. Freud nannte diese früheste Form der Angst automatische oder primäre Angst, die er aus der objektiven Hilflosigkeit des Säuglings erklärte. Dabei handele es sich um ein Gefühl totaler unlustvoller Spannung. Dieses Gefühl entstehe immer dann, wenn es zu einer Überflutung mit Reizen von innen (Seele) oder außen (Außenwelt) komme, die passiv erlebt würde. Das Kind sei nicht in der Lage, derart intensive Bedürfnisse zu befriedigen oder auf andere Weise zu bewältigen. Dadurch komme es zu einer übermäßigen Erregung und zur Überflutung der Reizschwelle. Dieser Zustand werde als hilflos erlebt; es fehle die Möglichkeit, ihn aus eigener Kraft zu beenden. Inhalt dieser Angst sei, völlig überwältigt zu werden, entweder von innen her durch gefährliche Triebimpulse oder von außen durch massive Reizüberflutung. Diese primäre Angst wird nicht vom ICH produziert. Im weiteren Verlauf der Entwicklung entsteht die Fähigkeit des ICH, Gefahren zu erkennen und Handlungen vorausschauend zu planen. Wenn ein Ereignis traumatisch (gefährlich) wird, erkennt das ICH die Gefahr und aktiviert Abwehrmaßnahmen. Lediglich wenn diese Abwehr versagt, das ICH sozusagen überrannt wird, kommt es zu dieser frühen Form des panischen Angsterlebens. Panik zeigt uns einerseits, daß die Person unter extremer Spannung steht, und andererseits, daß sie befürchtet, durch Desintegration der Persönlichkeit die Kontrolle über sich selbst zu verlieren.

Die Abwehrmaßnahmen versagen immer dann, wenn ein Ereignis, sei es scheinbar noch so unbedeutend, in unserem Inneren auf einen verdrängten neurotischen Konflikt trifft, der durch eben dieses Ereignis aktualisiert wird. Dadurch kommt es zu einer vermehrten Produktion von Angst, und diese Angst, die eine Trieb- oder Gewissensangst sein kann, überflutet das ICH. Dieses kann keine sinnvollen Schutzmaßnahmen veranlassen, statt dessen kommt es zu völliger Handlungsunfähigkeit oder auch planlosen Aktionen unter dem Einfluß primitiver Abwehrmechanismen, wie beispielsweise der Regression mit Aktualisierung der primären Angst.

Exogene Panik

Dies ist der Bereich der sogenannten traumatischen Neurosen. Die Ursache liegt in äußeren Umständen begründet. Katastrophen wie Schiffuntergang, Flugzeugabsturz, Verkehrsunfall, schwere Erkrankung oder Tod nahestehender Personen, Vergewaltigung, Überfall, körperlicher Angriff, Folter, Gefängnis, Konzentrationslager und anderes mehr können exogene Panik auslösen. Ein Beispiel soll auch diesen Vorgang beleuchten.

Britta ist ein Mädchen von 9 Jahren. Sie lebt mit ihren Eltern in einem Dorf. Die Eltern haben dort einen Bauernhof. Britta ist ein freundliches und unauffälliges Mädchen, hat Freundinnen und verhält sich durchaus altersgemäß. Eines Nachts wacht Britta auf, bemerkt einen Feuerschein, hört Schreie und aufgeregtes Herumlaufen. Sie steht verängstigt auf und geht auf den Hof. Sie sieht, daß die Scheune brennt, sie hört ihre Mutter jammern, sieht den Vater hin- und herlaufen und Feuerwehrleute, wie sie das Feuer bekämpfen. An all das erinnert sie sich später noch. Dann weiß sie nichts mehr. Als sie wieder zu sich kommt, befindet sie sich im Wald. Es ist Tag, sie ist nur mit ihrem Nachthemd und einem Hausschuh bekleidet. Wie sie in den Wald gekommen ist, weiß sie nicht. Völlig verstört macht sie sich auf den Weg nach Hause, wo man wegen ihres Verschwindens in heller Aufregung ist ...

Das äußere Ereignis ist so massiv, daß das ICH zwar das Angstsignal produziert, um Schutz zu erreichen; die möglichen Abwehrmaßnahmen des ICH greifen jedoch nicht. Das ICH verfällt der Desintegration und geht zunächst in der Überflutung primärer Angst unter. Hier ist kein neurotischer Konflikt aktiviert worden, statt dessen übersteigt das äußere Ereignis in seiner Gewalt die Schutzmöglichkeiten des ICH. Je nach Situation, persönlicher Entwicklung und Stabilität kehrt der davon betroffene Mensch nach einer unterschiedlich langen Zeit wieder in den stabilen Zustand zurück. Gelegentlich kann es jedoch auch zu bleibenden Veränderungen führen, die einer psychotherapeutischen Behandlung bedürfen, wie die Erfahrungen mit Opfern von Geiselnahmen oder Flugzeugentführungen zeigen.

Klärung des Begriffes Phobie

Phobie heißt wörtlich übersetzt Angst. Es ist jedoch nicht einfach irgendeine Angst; Phobien stellen eine Sonderform der Ängste dar. Es sind Ängste, die zu einer Situation, einer Person, einem Tier oder einem Objekt allgemeiner Art in Beziehung stehen. Im Gegensatz zur sogenannten frei flottierenden Angst, die ganz ungerichtet einen allgemeinen Angstzustand hervorruft, sind die phobischen Ängste an ein Objekt im weitesten Sinne geknüpft. Dieses angstauslösende Objekt kann gemieden werden; dadurch wird es für den Betroffenen möglich, das Angsterleben zu vermeiden. Was zunächst als ein Vorteil gegenüber der frei flottierenden Angst zu sein scheint, stellt sich bei näherem Betrachten als nur scheinbarer Vorteil heraus. Phobien haben nämlich leider die Tendenz, sich auszuweiten. Um keinen Angstanfall zu bekommen, muß der betroffene Mensch immer mehr Situationen ausweichen. Auf diese Weise verringert sich der Lebensraum des phobischen Menschen zunehmend, bis, um Angst zu vermeiden, ein lebenswertes Leben fast nicht mehr möglich ist. Allerdings gibt es auch Phobien, die sich nur auf ein Objekt beziehen, beispielsweise auf Katzen oder Hunde. Die Häufigkeit dieser Formen von Phobie ist sicher nicht bekannt, weil Menschen mit derartigen Phobien nur dann therapeutische Hilfe suchen, wenn die Angst so gravierend ist, daß sie eine Behandlung unbedingt erforderlich macht.

In anderen Fällen tritt ein phobisches Symptom auf, das dann jedoch verschwindet und durch ein anderes ersetzt wird. Ein Beispiel dieser Form werden Sie später am Beispiel von Alfons kennenlernen. (S. 70)

Eine weitere Möglichkeit besteht darin, daß das Angstsymptom durch einen Zwang ersetzt wird; hierbei wird die dahinterstehende Angst sofort wieder sichtbar, wenn der Zwangsimpuls gewaltsam unterbunden wird.

Formen der Phobie

Allgemein

Die einzelnen Formen der Phobie können unterteilt werden:

- nach Objekten,
- nach Auftreten und Dauer (Symptom einer Aktualneurose oder einer neurotischen Entwicklung),
- passagere Formen (vorübergehende, von selbst abklingende Formen)
- Ängste, die in spezifischen Situationen auftreten,
- Phobien mit Erwartungsangst (zu erröten, ohnmächtig zu werden, schlechten Eindruck zu machen, zu versagen ...),

Wir kennen Phobien, die gebunden sind an:

- Gegenstände,
- Flüssigkeiten,
- symbolbehaftete Dinge, die Erregung von Triebimpulsen bedingen, wie beispielsweise: die Angst vor Blut, vor einem Messer, vor Dreck oder vor Tieren.

Weiterhin kennen wir Phobien, die durch Gewalt, KZ, Folter, Unfälle und andere schreckliche Erlebnisse entstehen. In die letzte Rubrik gehören die traumatischen Neurosen.

Traumatische Neurose

Neben den neurotischen Entwicklungen, bei denen das Symptom Angst beziehungsweise Phobie auftritt, gibt es die traumatischen Neurosen. Typische Vertreter dieser Angstform sind Kriegsneurosen, Neurosen nach Gefängnis, Folter oder KZ. Es geht hierbei nicht um eine fehlgeleitete psychische Entwicklung aus der Kindheit, sondern um ein Ereignis in der Beziehungsgeschichte zur Außenwelt. Es handelt sich um ein massives Ereignis, das den Menschen mit einer starken Veränderung in der Außenwelt konfrontiert. Diese Veränderung übersteigt die psychische Anpassungsfähigkeit des Menschen an diese Situation. Die Neurose ist hier das Ergebnis einer Kontraktion, einer Schrumpfung des Egos, die man mit Mattigkeit oder Schläfrigkeit umschreiben kann. Die adaptiven Funktionen sind an einem Punkt gelähmt, wo nur noch die elementaren vegetativen Funktionen erhalten bleiben, das bewußte System jedoch blockiert und desorganisiert ist. Sehr eindrucksvoll wird in dem Film Marnie von Alfred Hitchcock das Entstehen einer traumatischen Neurose mit den sich daraus ergebenden Folgen nachgezeichnet.

Bewältigungsängste

Eine Sonderform der Phobie sind die Bewältigungsängste. Hierher gehören z.B. Angst vor Examen, Lampenfieber, Potenzangst, Errötungsangst, Angst vor Schlaflosigkeit, Angst vor dem Versagen körperlicher Funktionen, Angst vor Ermüdung oder Zukunftsängste.

Die Grundtendenz dieser Beschwerden ist die als sicher angenommene Vermutung eines ungenügenden Handlungsvermögens sowie Mißtrauen in die eigene Person. In diesen Bereich gehört auch die Angst vor der Angst (Phobophobie), denn sie drückt Zweifel an der Fähigkeit zur Steuerung der eigenen Gefühle aus.

Phobische Reaktionen

Zu den phobischen Reaktionen gehören: Dunkelangst, Angst vor Alleinsein, Gewitter, Krankheitsfurcht, Höhenangst, Straßenangst, Angst vor Prüfung, vor dem Tod oder vor anderen Menschen.

Ich stelle Ihnen jetzt einige Phobieformen in alphabetischer Reihenfolge vor.

Phobien

Agoraphobie

Dies ist die Angst vor großen, weiten Plätzen. Die Angstinhalte sind verschieden. Gemeinsamkeiten sind: Gefühl der akuten Gefahr, sein plötzliches Auftreten, das Gefühl, die Beine versagten ihren Dienst, ein unbezwingbarer Wunsch zu flüchten, klein und unauffällig zu erscheinen. Ergänzt wird die Symptomatik durch weitere körperliche Symptome.

Altophobie

Dies ist die Höhenangst. Sie befällt betroffene Menschen immer dann, wenn sie auf einem erhöhten Platz stehen, mit einer panischen Angst, zu fallen oder abzustürzen. Hier zeigt sich die Aktualisierung einer kindlichen Vernichtungsangst sowie auch die Verschiebung gefürchteter masochistischer Wünsche und Impulse, alles mit sich geschehen zu lassen.

Angst zu töten

Sich aufdrängende Angst, beispielsweise durch einen Verkehrsunfall einen Menschen zu töten oder durch unachtsames Umgehen mit Chemikalien einen Unfall herbeizuführen, oder die Angst, den Gashahn nicht zuzudrehen und somit Haus oder Wohnwagen in die Luft zu sprengen.

Angst vor Schmutz oder Kot

Schmutz, Kot und ähnliche Substanzen erhalten für den kranken Menschen eine bedrohliche Bedeutung. Kontakt mit diesen Substanzen ruft panische Angst hervor, die von Symptomen der Lähmung oder aber der Überaktivität verbunden ist.

Arachnophobie

Angst vor Spinnen. Sobald Spinnen gesehen werden – oft reichen auch die Spinnweben – tritt ein massiver Angstzustand auf, der vom Betreffenden nicht zu beherrschen ist. Heftige Fluchtreaktionen, gelegentlich auch wilde Kämpfe gegen das Tier sind die Folge.

Aerophobie

Das ist die Angst vor dem Fliegen. Sie führt zu oft erstmals während eines Fluges auftretender panikartiger Angst mit Herz- und Kreislaufbeschwerden, innerer Unruhe, gelegentlich auch dem Gefühl, ohnmächtig zu werden. Manchmal tritt diese Angst auch schon im Vorfeld einer anstehenden Flugreise auf, ohne daß die Person bisher jemals geflogen ist.

Akanthophobie

Dabei handelt es sich um die Angst vor spitzen Gegenständen. Plötzlich, beim Anblick eines spitzen Gegenstandes, der irgendwo liegt, tritt Angst auf. Es entsteht der sich immer wieder aufdrängende Gedanke, mit diesem Gegenstand jemanden zu verletzen, anderen oder sich selbst etwa die Augen auszustechen.

Autobahnphobie
Meistens während einer Fahrt auf der Autobahn plötzlich, manchmal auch schleichend auftretender Angstzustand, der bedrohliche Ausmaße annehmen kann. Entweder entsteht ein unwiderstehlicher Fluchtimpuls oder aber ein Gefühl der lähmenden Hilflosigkeit mit Herzrasen, Herzschmerzen und der Angst, einen Herzinfarkt erlitten zu haben.

Bakteriophobie
Wie der Name schon ausdrückt, ist dies die Angst, sich durch Bakterien oder Viren anzustecken und unheilbar zu erkranken. Gelegentlich äußert sie sich auch in der Angst, andere durch eigene Bakterien anzustecken, wie wir später am Fallbeispiel von Amalie sehen werden (S. 75).

Cardiophobie
Das ist die Angst, eine Herzkrankheit zu haben. Von einem Arzt zum anderen führt der Weg, jedesmal wieder wird zumindest ein EKG gemacht, niemals wird etwas gefunden, manchmal werden auch umfassendere diagnostische Maßnahmen durchgeführt. Kein noch so normaler Befund kann den Kranken überzeugen. Zwei Typen des Umgehens mit dieser Phobie existieren. In den meisten Fällen setzt ein Sog in die Passivität ein; immer mehr wird vermieden, bis schließlich kaum noch Aktivitäten möglich sind. Dieser Typ wird am Beispiel von Eva beschrieben. (S. 72f.) In einigen Fällen tritt genau der gegenteilige Effekt ein. Massiv werden körperliche Belastungen trainiert, um so dem vermeintlich drohenden Herztod zu entgehen.

Carcinophobie
Hier taucht die Angst auf, unheilbar erkrankt zu sein, an Krebs zu leiden, an dieser heimtückischen, vom Kranken erst zu spät bemerkten Bedrohung des eigenen Lebens. Ähnliche Anamnese wie bei der Cardiophobie, kein Arzt kann vom Gegenteil überzeugen. Ernährungs- und Lebenspraktiken werden umgestellt und massive Vermeidungsstrategien entwickelt, um so dem irrtümlich drohenden Unheil zu entkommen.

Claustrophobie

Die Angst vor engen Räumen. Sie tritt nicht nur in Wohnräumen oder Arbeitsräumen auf, sondern auch in Fahrzeugen, insbesondere im Fahrstuhl. Hier entsteht panische Angst, eingesperrt zu sein oder der Fahrstuhl könne steckenbleiben oder gar abstürzen, man könne vergessen werden, verhungern und verdursten. Es entsteht der Eindruck, als werde der Raum immer enger; die Wände rücken immer weiter aufeinander zu, die Luft wird knapp, das Herz rast, die Beine werden schwach, Schwitzen und andere körperliche Begleitsymptome können sich hinzugesellen. Hinter dieser Form der Phobie verbirgt sich oft die kindliche Angst, verlassen zu werden.

Dysmorphophobie

Bei diesem Symptom handelt es sich um die Angst, mißgestaltet zu sein. Oft besteht die Angst, ein bestimmter Körperteil sei häßlich. Jeder Teil des Körpers kann betroffen sein, häufig geht es dabei um Nase, Ohren, Busen. Auch wenn die Schönheitschirurgen finanziell profitieren, so recht froh werden sie bei diesen Menschen nicht, da die Operation nicht das erwartete Ergebnis erzielt, meist keine dauerhafte Besserung bringt, oder wenn doch, bald der Wunsch nach einer Operation eines anderen Körperteils auftaucht, da es zu einer Symptomverschiebung gekommen ist. Im günstigsten Fall wird dem Kranken bewußt, daß eine psychotherapeutische Behandlung notwendig ist, da es zu einer Verschiebung der Symptomatik in den emotionalen Bereich gekommen ist, was sich anhand einer Depression äußern kann.

Erythrophobie

Dies ist die Angst vor dem Erröten. Allein der Gedanke ans Rotwerden läßt die Röte ins Gesicht schießen. Auslöser kann oft schon das Angesprochenwerden sein oder auch bestimmte Gedanken, die den betroffenem Menschen einfallen. Diese Angst kann so stark werden, daß Kontakte immer weiter eingeschränkt werden, weil das Rotwerden als etwas furchtbar Ängstigendes und Peinliches erlebt wird. Die Ursache liegt hier in einer Verunsicherung der eigenen Person, das heißt, einer allgemeinen Selbstwertproblematik. Hier kann ein ödipales Thema vorliegen, eine Verschiebung von unten nach oben, aber auch etwas viel Umfassenderes, denn diese Verunsicherung kann die ganze Person betreffen.

Federphobie

Wie der Name schon sagt, ist dies die Angst vor Federn jeder Art. Eine Patientin konnte aus diesem Grunde nicht mehr in einem normalen Bett schlafen. Wenn sie verreiste, trug sie dafür Sorge, daß sie nicht mit Federbetten in Berührung kam. Sicherheitshalber reiste sie deshalb mit einem eigenen Deckbett und Kopfkissen. Möbelkissen ebenso wie Schmuckfedern am Hut lösten bei ihr ebenfalls diese Angst aus.

Flucht nach vorn

Dies ist eine Form der Angstbewältigung, die sich entweder in sogenanntem Heldentum äußert oder im Verhalten mit *thrill,* einer Methode, die Angst durch die Angst, also mit Hilfe der Angstlust, zu vertreiben.

Hoplophobie

Dies ist die Angst vor Waffen. Der Anblick oder die Berührung bestimmter Waffen läßt einen panischen Angstzustand entstehen. Damit meine ich nicht das unangenehme Gefühl, das viele von uns befallen mag, wenn sie solch todbringende Gerätschaften zu Gesicht bekommen, sondern einen die ganze Persönlichkeit in ihrer Integrität bedrohenden Angstzustand, der ein kontrolliertes Verhalten sehr erschweren kann. Am Beispiel von Alfons werde ich diese Form der Phobie später erläutern (S. 70).

Hydrophobie

Diese Angst ist recht weit verbreitet, nämlich die Angst vor tiefem Wasser. Dieser panische Angstzustand ist oft gekoppelt an Gedanken von Hilflosigkeit, Hoffnungslosigkeit, Verlassenheit und Tod. Hervorstechend ist die Angst davor, sich jemandem anzuvertrauen, sich gehenzulassen, fallenzulassen. Das Gefühl von Vertrauen und Sicherheit fehlt völlig. Hierher gehört auch die Angst vor dem Schwimmen oder davor, ein Boot oder ein Schiff zu benutzen.

Kellerangst
Hierbei handelt es sich um die panische Angst, die auftritt, wenn ein dunkler Keller betreten werden muß. Den meisten von uns ist diese Angst geläufig, hat sie sich doch bei vielen Menschen schon in der Kindheit gezeigt. Welches Kind ist nicht laut pfeifend oder singend in den Keller gegangen und hat sich auf diese Weise Mut gemacht? Diese kindliche Angst können wir auch bei Erwachsenen wiederfinden, wo sie als scheinbar isoliertes Symptom besteht.

Kinetose (Reiseangst)
Diese Angst zeigt oft eine Vielzahl von körperlichen Symptomen. Sowohl die stattliche Anzahl der Reisekranken, die beileibe nicht alle an einer Kinetose leiden, als auch die Tatsache, daß es für diese Kranken eine Vielzahl von Medikamenten gibt, läßt erahnen, wie häufig diese Form der Angst ist. Gottlob ist sie in den meisten Fällen nicht so ausgeprägt und zeigt auch keine Tendenz zur Verstärkung. Manchmal aber ergibt sich eine Neigung zur Ausbreitung und Verschlimmerung der Symptomatik, wie es ein Beispiel in diesem Buch belegen wird. Eine Sonderform ist die **Sideromophobie,** die Angst vor dem Eisenbahnfahren. Es besteht zumindest unbewußt die Angst, sich anzuvertrauen.

Lampenfieber
Das krankhafte Lampenfieber ist eine Sonderform der Phobie. Es ähnelt oft der **Prüfungsangst** und betrifft die ganze Persönlichkeit. Sie ist häufig auf einen ödipalen Konflikt zurückzuführen, hat aber auch andere Ursachen.

Luophobie
Dies ist die Angst, sich mit einer Geschlechtskrankheit anzustecken. Verwandt ist sie mit der Bakteriophobie, wobei hier jedoch der sexuelle Aspekt der Phobie deutlicher zutage tritt. Inzwischen tritt sie auch in einer Sonderform auf, der Angst, an AIDS erkrankt zu sein.

Nyktophobie
Auch die Angst vor der dunklen Nacht ist vielen von uns aus den Kindertagen vertraut. Manches Kind brauchte zumindest eine Zeitlang

Licht zum Einschlafen – wenn auch nur die Tür zum Nebenzimmer einen Spalt weit offen war. Die Wurzel dieser in der Erwachsenenzeit auftretenden Phobie ist die gleiche wie in der Kindheit, der Zustand quälend. Alle Symptome einer aktiveren, motorisch getriebenen Angst sind ebenso anzutreffen wie das passive Gegenstück, von Angst gelähmt zu sein oder gar ohnmächtig zu werden.

Phagophobie
Hier handelt es sich um die Angst zu schlucken. Sie beginnt plötzlich und beeinträchtigt das Leben in massiver Weise, da Essen und Trinken zu einem Abenteuer werden. Oft wird ein Krankenhausaufenthalt notwendig, weil sich die Kranken nicht mehr zu helfen wissen. Vielfach kommt auch die Befürchtung auf, es bestehe eine schwere körperliche Erkrankung.

Phobophobie
Diese Form der Phobie ist die Angst, einen Angstzustand zu bekommen, also die Angst vor der Angst. Sie gehört eigentlich in die oben erwähnte Rubrik der Bewältigungsängste. Sie ist deshalb so wichtig, weil sie im Sinne einer negativen Suggestion die befürchtete Angst auslöst.

Pontophobie
Die Angst, eine Brücke zu überqueren, ist recht häufig. Dieser panikartige Zustand ist oft mit Schwindel, Übelkeit, massivem Unsicherheitsgefühl und Todesangst verbunden. Weiter ist er gekoppelt mit dem Drang, sich festzuklammmern oder aber die Brücke hinunterzuspringen. Beispiele dazu folgen später.

Prüfungsangst
Die Ursache ist meistens die Angst vor einem Reifungsschritt. Sie tritt oft kurz, manchmal auch schon etwas länger vor einer Prüfungssituation auf und kann unterschiedlichste Schweregrade zeigen. Neben der Angst finden sich häufig auch vegetative Beschwerden und nicht selten das Phänomen der Desintegration des geordneten und vernünftigen Denkens.

Tunnelangst

Die Angst vor einem Tunnel verknüpft mit der Phantasie, verschüttet zu werden, zu ersticken, für immer verschluckt zu sein, führungslos zu sein, taucht ebenfalls in einem Beispiel im Buch auf.

Beispiele für Ängste und Phobien

In diesem Kapitel möchte ich Ihnen einige Menschen mit ihren Problemen vorstellen, die uns helfen sollen, das Thema Angst etwas besser zu verstehen. Die ärztliche Schweigepflicht ist eine ganz wichtige Voraussetzung dafür, daß Menschen sich in der Therapie mit ihren Problemen und Nöten anvertrauen können. Deshalb habe ich diesen Menschen andere Namen gegeben und Korrekturen vorgenommen, so daß diese Menschen sich selbst in der Beschreibung nicht wiedererkennen werden. Die örtlichen und persönlichen Daten habe ich so ungenau wie möglich gelassen, die berufliche Situation so geschildert, daß Rückschlüsse nicht möglich sind. Nur das Wesentliche, für unsere Betrachtung Wichtige, ist unverändert, so daß die erkennbaren Zusammenhänge erhalten bleiben.

Alfons

Schulausbildung und Lehre hatte er beendet, nun folgte die Wehrdienstzeit. Seine Verlobte und er waren nicht einmal sehr unglücklich darüber. Alfons hatte sich erkundigt, er wollte sich länger verpflichten und vielleicht sogar „dabeibleiben“. Es folgte die Einberufung mit den üblichen anfänglichen Aufregungen, jedoch ohne Besonderheiten. Dann kam die erste Schießübung, das Pistolenschießen. Als Alfons an die Reihe kam, die geladene Waffe in der Hand hielt und zu zielen versuchte, versagte sein Arm, die Pistole fiel ihm aus der Hand, und sein Arm hing schlaff und gefühllos herunter. Wie er sich später erinnerte, war ihm direkt vor dem Versuch zu zielen speiübel geworden, und sein Herz raste, diese Symptome hatten aber sofort wieder nachgelassen.

Bei dieser Form der Phobie entsteht nach einem kurzen, aber heftigen Angstanfall im Zusammenhang mit der Waffe eine psychogene Armlähmung, wobei die Angst vor der Waffe erhalten bleibt.

Annegret

Wie gewohnt geht die junge Frau los, um im Ort einzukaufen. Der Weg von zwei Kilometern ist nicht lang, er bereitet ihr Spaß. Sie geht zu Fuß, genießt das schöne Wetter, ihr Fahrrad schiebt sie, benutzt es eigentlich nur auf dem Rückweg als Packesel. Eine lange, hübsche Brücke führt über das Tal, unten fließt ein kleiner Bach. Oft schon ist die junge Frau hier stehen geblieben und hat dem Wasser zugeschaut. Heute jedoch, als sie schon ein Stück weit über die Brücke gegangen ist, beginnt diese scheinbar wie wild zu schwanken. Panische Angst befällt Annegret, die junge Frau klammert sich an ihr Fahrrad, und irgendwie gelingt es ihr, die Brücke wieder zu verlassen. Seither traut sie sich nicht mehr in den Ort zum Einkaufen ...

Elfriede

Eine Frau mittleren Alters fährt in ihrem Auto auf der Autobahn nach Hause. Wie so oft wird der Verkehr immer dichter, schließlich entwickelt sich ein Stau. Plötzlich wird Elfriede von panischer Angst befallen. Sie hat das Gefühl, mit ihrem Auto im Stau völlig eingeklemmt zu sein und nie wieder herauszukönnen. Der Schweiß rinnt, ihr Herz rast, die Autos scheinen von allen Seiten immer näher heranzukommen, obwohl der Verkehr steht. Sie weiß das, kann es aber nicht umsetzen. In panischer Angst verläßt sie ihr Auto und läuft über die Felder davon. Wesentlich später meldet sie sich aufgelöst zu Hause, ihr Mann veranlaßt das Nötige.

Erwin

Telefonisch erbittet eine besorgt klingende Frau einen Termin. Wie sich dann im Gespräch in meiner Praxis herausstellt, kommt die psychisch recht auffällige Frau jedoch nicht wegen ihrer eigenen Probleme. Ihr Anliegen ist, daß ich ihren Sohn behandeln solle. Erwin, ein Einzelkind, habe fürchterliche Angst vor Menschen. Das sei nicht immer so gewesen, aber einige Jahre schon, wenn sie es recht bedenke. Es sei ein Kreuz, sie wisse sich kaum mehr zu helfen; sie sei durch ihre aufopferungsvolle Pflege völlig überfordert. Ihr Sohn stehe kaum noch auf, aus der Wohnung gehe er schon lange nicht mehr, sie müsse alles für ihn erledigen. Der Amtsarzt sei auch schon dagewesen und habe ihr schriftlich bestätigt, ihr Sohn sei so schwer krank, daß er die Schule nicht mehr besuchen könne. Wie das einmal werden solle, wenn sie nicht mehr lebe, sei ihr völlig unklar. Angefangen habe es vor einigen Jahren. Er sei ein sehr aufgeweckter, fleißiger und lieber Junge gewesen, habe nie Ärger gehabt, lediglich mit einer Lehrerin sei er nicht zurechtgekommen, diese sei aber im Grunde genommen eine liebe Frau. Er sei ängstlich und es sei zunehmend schwieriger geworden, ihn zu motivieren, in die Schule zu gehen, schließlich habe er eines Morgens weinend gesagt, er könne nicht mehr in die Schule, die Angst sei so groß, das gehe nicht, er habe Herzschmerzen, schwitze, habe Angst, tot umzufallen. Zunächst habe sie ihn beurlauben lassen, sie seien auf Anraten des Hausarztes viel spazierengegangen. Es habe aber nicht lange gedauert, da habe er beim Spazierengehen Angst vor Frauen bekommen, später auch vor Männern, und das Schrecklichste sei, jetzt bekomme er auch schon gelegentlich Angst vor ihr. Der Mechanismus ist für uns deutlich nachvollziehbar. Er bekam Angst vor einer bestimmten Lehrerin, diese weitete sich aus zu einer Angst vor Frauen, die schließlich zu einer Angst vor allen Menschen führte, einschließlich der Mutter.

Eva

Ein Kollege bat mich um Mithilfe bei der Behandlung einer „herzkranken“ Patientin, die seit langem nicht mehr aus der Wohnung gekommen sei. Wir vereinbarten, daß diese Patientin – nennen wir sie Eva – sich bei mir melden solle. Einen Tag später meldete sich ein Mann telefonisch und erklärte, der Ehepartner von Eva zu sein. Diese sei so erschöpft, daß sie ihn gebeten habe, mich anzurufen, um einen Termin auszumachen. Wann ich wohl kommen könne. Ich machte dem Ehemann klar, daß ich erstens nicht kommen werde und daß zweitens seine

Frau selbst mit mir einen Termin ausmachen müsse, aus Gründen, die wir später verstehen werden.

Einen Tag später rief mich Eva an, klagte über ihre Krankheit, ihre Schwäche und Hilflosigkeit und versuchte mich zu überreden, sie aufzusuchen. Als ich mich dazu nicht bereitfand, erklärte sie ärgerlich: „Dann nehme ich eben einen Wagen ...“. Zum vereinbarten Termin fährt ein Krankenwagen vor, die Patientin wird, gestützt von Ehemann und Fahrer, in die Praxis gebracht. Selbstverständlich gleich in mein Zimmer. Hier läßt sie sich stöhnend auf dem Sessel nieder und beklagt die Riesenbelastung, der sie durch meine Ungefälligkeit ausgesetzt gewesen sei.

Der Ehemann berichtet folgendes über seine Frau: „Morgens, bevor ich zur Arbeit gehe, helfe ich meiner Frau beim Aufstehen und Waschen. Ich ziehe sie an und setze sie dann in ihren Sessel im Wohnzimmer neben dem Ofen. Dann mache ich das Frühstück und bereite auch etwas zum Mittagessen vor. Die Dinge, die sie benötigen könnte, lege ich in ihre Nähe. Dazu gehören vor allem ihr Strickzeug und ihr Nachttopf, damit sie den weiten Weg zur Toilette nicht allein zurücklegen muß. Auch das Telefon steht in ihrer Reichweite, damit sie mich notfalls am Arbeitsplatz erreichen kann. Dann gehe ich zur Arbeit.“

Eva selbst schildert ihren Tagesablauf wie folgt: „Wenn mein Mann die Wohnung verlassen hat, beginnt für mich der schwierigste Teil des Tages. Ich bin ganz auf mich gestellt. Ich beschäftige mich vorwiegend mit Stricken, höchstens noch mit Radiohören. Später schalte ich auch das Fernsehen an, aber das strengt mich fürchterlich an, ich muß mich immer schrecklich aufregen, so daß ich ihn wieder abschalte ... Das Töpfchen zu benutzen ist eine Tortur, ständig lebe ich in der Angst, daß mir etwas zustoßen, daß ich einen Herzinfarkt bekommen könnte. Ich achte sehr auf weichen Stuhlgang, damit ich ja nicht drücken muß, wenn ich auf dem Töpfchen sitze.“

Zum Thema Ehe berichtet sie: „Ich bin so krank, ein Liebesleben findet schon lange nicht mehr statt ... ich habe auch gar kein Bedürfnis, vor allem habe ich Angst, beim Verkehr einen Herzschlag zu bekommen.“

Er führt dazu aus: „Mein tiefer Glaube gibt mir die Kraft, das Leid, das der Herr uns auferlegt hat, gemeinsam mit meiner Frau zu tragen.“

Franz

Franz wacht eines Morgens auf, er überlegt: Heute ist Sonntag, wir können ausschlafen, die Kinder sind verreist, wir haben Zeit. Plötzlich wird ihm heiß, ganz ängstlich zumute. Er erinnert sich, am Vortag einen Fleck an seinem rechten Arm gesehen zu haben, den er für einen Pickel hielt. Er muß aufstehen, geht ins Bad, schaut sich den Fleck an, wobei sich der Gedanke an Krebs immer drängender und ängstigender in ihm ausbreitet: Er hat in den Zeitungen viel über das Ozonloch und Hautkrebs gelesen, und diese Angst bleibt. Ängstlich beobachtet er sich nun ständig und lebt in der Angst, an irgendeiner Krebsart zu erkranken.

Karlchen

Karlchen hat eine neue Stelle angetreten. Er hat als Handelsvertreter einen Bezirk übernommen und wird in Zukunft sein Gebiet mit dem Auto besuchen, seine Produkte vor Ort bewerben und verkaufen. Lange Zeit hatte er eine schlecht bezahlte Stellung, die ihm viel Ärger bereitete. Die neue Arbeit läßt sich auch gut an, das Geschäft kommt in Gang, er ist zufrieden. Eines Morgens – er ist seit einiger Zeit unterwegs – durchfährt er den Autobahntunnel, den er zuvor schon so oft benutzt hat. Plötzlich, im Tunnel, überfällt ihn Angst. Er bekommt Herzrasen und -stolpern, hat Herzschmerzen, möchte am liebsten in Panik sein Auto verlassen. Er zwingt sich jedoch, weiterzufahren. Auf dem nächsten Parkplatz hält er an. Er ist völlig erschöpft. Über Funktelefon ruft er nach einiger Zeit den Notarzt, weil er befürchtet, einen Herzinfarkt bekommen zu haben.

Tantchen

„Seit wir Tantchen kennen, freuen wir uns, wenn sie uns besucht. Sie ist nett, aber auch resolut, packt im Haushalt mit an, einmal hat sie sogar Einbrecher mit dem Besenstiel vertrieben. Ihre Feindinnen wissen, daß mit ihr nicht gut Kirschen essen ist, wenn man ihre Interessen beeinträchtigt. Nur ein Phänomen ist uns immer in Erinnerung geblieben. Einmal entdeckte eins von uns Kindern eine tote Maus, eigentlich noch ganz appetitlich anzuschauen und bestimmt gut geeignet, um damit Beerdigung zu spielen. Gesagt, getan. Wir gingen zu Tantchen, baten um eine Schachtel, und um ihr zu erklären wofür, zeigten wir ihr unsere Maus. Der Effekt war überraschend. Tantchen wurde bleich, rang nach Luft, begann pfeifend zu atmen, lief rot im Gesicht an, schrie kreischend auf und lief wie von Furien gejagt davon."

So lautete die Geschichte eines meiner Patienten, der mir erklärte, daß er genau so etwas nicht habe – seine Angst sei ernsthafter Natur; schließlich habe man Tantchen ja auch immer damit aufgezogen, und sie sei nie ernstlich böse geworden.

Amalie

Schon das morgendliche Aufstehen bereitet eine Riesenanstrengung. Sich beschmutzt und infiziert fühlend, begibt sie sich ins Bad. Das morgendliche Nasenputzen ist eine halbe Staatsaktion. Mehrfach gefaltetes Toilettenpapier wird zum Putzen benutzt, das Putzen extrem ausgedehnt. Das Papier wird sofort weggespült, nachdem sichergestellt wurde, daß der Bakterienherd nirgendwo angestoßen ist. Dann werden die Hände betrachtet, intensiv gewaschen, gespült, sorgfältig mit einem Einzelhandtuch abgetrocknet, zweifelnd und kritisch einer letzten Prüfung unterzogen. Das anschließende morgendliche Urinieren zieht ähnlich komplizierte Abläufe nach sich, die Waschung ist mindestens so intensiv wie zuvor, zumal es nun ja darum geht, zwei Körperregionen keimfrei zu bekommen. Für beide Regionen werden selbstverständlich unterschiedliche Handtücher benutzt, natürlich nicht das von vorhin zum Händetrocknen!

Weitere Details: Sollte beim Ankleiden ein Kleidungsstück den Boden berührt haben oder gar mit einem Kleidungsstück ihres Mannes in Berührung gekommen sein, muß es sofort in die Wäsche.

Das Frühstück, oft allein zelebriert – der Mann ist längst auf dem Weg zur Arbeit –, besteht in einer komplizierten Abfolge von Absicherungen gegen Bakterien. Das Geschirr wird vor der Benutzung noch einmal abgewischt, das Messer poliert. Die Stelle an der Butter, die durch das Messer des Mannes mit etwas Marmelade in Berührung gekommen ist, wird sorgfältig herausgeschnitten und vernichtet. Marmelade oder Honig werden jedesmal mit einem neuen Löffel aus dem Glas geholt. Nach jedem Bissen werden die Hände mit einem feuchten Läppchen abgewischt, das in einer Schale auf dem Tisch bereitliegt. Abspülen und Abtrocknen ähneln eher einem Desinfektionsvorgang im Krankenhaus als einer Hausarbeit. Auch ein Kuß ist eine gefährliche Angelegenheit. Seit Jahren schon darf ihr Mann ihr lediglich einen Kuß auf die Wange geben; diese wird danach sofort gereinigt. Sexueller Kontakt existiert seit Jahren nicht mehr, da dieser eine Infektionsquelle ersten Grades darstellt.

Rosamunde

Es ist nun schon einige Jahre her, da kam zu mir eine Frau, etwa Mitte Dreißig, und berichtete, daß ihr etwas sehr Unangenehmes widerfahren sei. Sie sei völlig aus dem Gleichgewicht geraten und wisse nicht warum. Ihr Mann und sie haben ein gutgehendes Restaurant mit angeschlossenem Hotel in einem Kurort. Zu tun gebe es immer, die Betten seien immer ausgebucht, das Restaurant werde vorzugsweise von den Kurgästen besucht und habe einen guten Ruf. Vor etwa vier Wochen habe sie plötzlich Angstzustände bekommen, die sie in ihrer Arbeit erheblich einschränkten. Diese Angst sei ihr ausgesprochen wesensfremd. Ihre Arbeit im Hotel bestehe unter anderem aus der Nachkontrolle der Zimmer, das heißt, sie prüfe, ob auch alles in Ordnung sei. Nun traue sie sich nicht mehr in die Gästezimmer, habe Angst, sie könne einen unbekleideten Gast überraschen. Das sei völlig abwegig. So etwas sei noch nie passiert, und außerdem, sie sei ja eine erwachsene Frau und in einem solchen Fall würde sie sich eben entschuldigen. Seit dieser Zeit sei sie völlig durcheinander. Eigentlich sei sie eine sehr ordentliche und gewissenhafte Frau, die nie etwas vergesse, bei der es immer tipptopp sauber sei. Jetzt funktioniere das alles nicht mehr richtig. Sie sei vergeßlich geworden, Schmutz sehe sie nicht mehr, sie fühle sich oft überfordert, fange dann an zu schwitzen und fühle sich körperlich schwach.

Was war geschehen? Etwa eine Woche, bevor diese Angstzustände auftraten, hatte ein neuer Kellner im Restaurant angefangen. Dieser Kellner hatte eine starke Ausstrahlungskraft, wirkte offensichtlich auf die weiblichen Kurgäste sehr anziehend. Sehr schnell gab es da Komplikationen, so daß ihr Mann und sie sich dazu entschließen mußten, dem Kellner sofort zu kündigen. Zu dieser Entscheidung kam es, als es eines Nachts zu einer massiven Auseinandersetzung zwischen diesem Kellner und dem Ehemann eines weiblichen Kurgastes wegen einer eindeutigen Situation gekommen war. Ein Zusammenhang zwischen Symptom und Ereignis, der für uns leicht erkennbar ist, konnte von meiner Patientin nicht hergestellt werden, und selbst dann, als sie darauf angesprochen wurde, verstand sie die Zusammenhänge zunächst nicht.

Dirk

Anläßlich einer Einladung lernte ich vor Jahren einen Lehrer, Dirk, kennen, der mir im Verlaufe des Gespäches davon berichtete, daß er eine Erfahrung mit psychosomatischen Beschwerden gemacht habe. Er sei auf dem Wege von zu Hause zu einer in der Nähe gelegenen Buchhandlung gewesen und habe plötzlich und ganz dramatisch Angst und Herzbeklemmungen bekommen. Er habe das Gefühl gehabt, wenn er nicht ganz schnell nach Hause gehe, werde etwas Schreckliches passieren, er würde womöglich einen Herzinfarkt erleiden. Er habe sich dann zusammengerissen und sei auch heil zu Hause angelangt. Nachdem er sich etwas hingelegt habe, hätten die Beschwerden wieder aufgehört. Er habe sich über sich selbst geärgert, sich einen Esel gescholten und sei wieder auf die Straße gegangen. Die Angst sei wiedergekommen, er habe sich aber gesagt, wenn die abklingt, wenn ich nach Hause gehe, dann kann das nichts Schlimmes sein. Er habe sein Vorhaben, in die Buchhandlung zu gehen, in die Tat umgesetzt. Als er die Buchhandlung erreicht hatte, sei ihm blitzartig klargeworden, warum Angst und Herzklopfen aufgetreten seien. Gerade an diesem Tage habe in dieser Buchhandlung eine Dichterlesung stattgefunden, von der er gehört hatte. Er habe jedoch nicht mehr an dieses Ereignis gedacht. Tatsächlich war die Dichterin eine Frau, die er in seiner Studentenzeit sehr verehrt habe, die ihm aber eine Abfuhr erteilt hatte. Die Erinnerung an das alte Erlebnis hatte diese Angstattacke mit Herzbeschwerden ausgelöst. Nachdem ihm das klargeworden war, habe er nicht nur mit seiner ehemaligen Studienkollegin ein nettes Gespräch geführt, sondern es sei auch nie wieder ein derartiger Zustand aufgetreten.

Laslo

Ein Mann, so um die Vierzig herum, kommt in Begleitung seiner Frau. Diese ist sehr besorgt um ihn, da beide nicht glauben wollen, daß er körperlich gesund sei, wie der Hausarzt und Internist ihnen versicherte. Vor etwa drei Wochen hatte es ein wichtiges gesellschaftliches Ereignis gegeben. Die Firma, ein weltbekannter Konzern, hatte etwas zu feiern, und anläßlich dieser Feier sollten verdienstvolle Mitarbeiter geehrt werden. So auch mein Patient. In einer kurzen Rede wurde auf seine Verdienste hingewiesen, insbesondere auf seine Ehrlichkeit, Unbestechlichkeit und Erfolgsorientiertheit. Als er zu einer kurzen Erwiderung aufstand, bekam er einen Herzanfall, das heißt, Schmerzen in der Brust, Herzklopfen und Angst. Er mußte sich wieder hinsetzen, der Notarzt wurde geholt, und er kam für einen Tag ins Krankenhaus. Dort konnte man nichts feststellen. Man versuchte ihm zu erklären, er habe sich wohl wegen dieser Ehrung so aufgeregt, weil er im Mittelpunkt des Interesses gestanden habe; er sei so aufgeregt gewesen, daß nervöse Herzbeschwerden die Folge gewesen seien. Dies wollte der Patient nicht glauben. Er versicherte, derartige Dinge seien für ihn nicht neu, in seiner Position sei er es gewohnt, im Rampenlicht zu stehen. Im Verlauf der Behandlung stellt sich dann heraus, daß es das Wort „Ehrlichkeit" war, das das Auftreten dieser Beschwerden vervorgerufen hatte. Es sei nur ein paar Jahre her gewesen, da habe er die einmalige Gelegenheit gehabt, eine erhebliche Summe aus dem Betrieb für sich selbst abzuzweigen. Obwohl es ein todsicherer Coup gewesen wäre, habe er damals etwas gezögert, hin- und her überlegt, dann aber schließlich doch nicht von dieser Möglichkeit Gebrauch gemacht.

Elke

Auf dem Weg zu einer Einladung beim Chef ihres Mannes bekam die junge Frau im Auto einen Angstanfall mit dem Gefühl, ohmächtig zu werden. Sie hatte sich bereit erklärt, Chauffeur zu spielen, damit der Mann etwas trinken könne. Es ging ihr so schlecht, daß sie auf den Standstreifen fuhr. Sie hatte das Gefühl, zu ersticken. Ihr Mann brachte sie ins nächste Krankenhaus, wo sie gründlich untersucht wurde. Man fand jedoch keinen krankhaften Befund. Die Einladung wurde natürlich abgesagt, der Chef reagierte verständnisvoll. Seit dieser Zeit fährt die junge Frau nicht mehr mit dem Auto auf der Autobahn, denn „kaum daß ich drauf bin, geht dieser Zustand wieder los". Sie weiß, wie absurd die ganze Angelegenheit ist. Inzwischen ist ihr auch klar, daß dieses Geschehen keine körperliche Ursache hat. Eine Ausweitung der Angst trat nicht auf. In der Stadt oder auf Bundesstraßen hat sie nie Probleme. „Ich glaube, es ist die Unausweichlichkeit auf der Autobahn, man kann nicht weg", war die Erklärung, die sie sich zurechtgelegt hatte. Im Verlauf der Therapie kam dann die Erinnerung an ein Ereignis mit ebendiesem Chef. Anläßlich einer Betriebsfeier hatte der Chef mit ihr getanzt, war wohl nicht mehr so ganz nüchtern gewesen „und hat mir dann einen Antrag gemacht, den ich natürlich abgelehnt habe". Das Ganze hatte sie längst vergessen; nachdem ihr diese Erinnerung wieder zugänglich war, lernte die Patientin rasch, wieder ohne Angst auf der Autobahn zu fahren. Die Angst war als Warnsignal auf dem Weg zu dem als verführerisch erlebten Chef aufgetreten.

Umgang mit der Krankheit

Bei der Durchleuchtung dieses Themas müssen zwei verschiedene Blickwinkel berücksichtigt werden: einerseits die Verhaltensweisen und Erklärungsstrategien der eigenen Person gegenüber, andererseits das Verhalten und die Erklärungsansätze gegenüber den anderen Menschen. Wenn Kranke ihre Gedanken schildern, fallen immer wieder typische Eigenheiten auf; auch die Erklärungsmodelle und Strategien lassen bestimmte Tendenzen erkennen. Die – oft für einen Außenstehenden deutlich sichtbaren Zusammenhänge – werden nicht erkannt, scheinbar werden Gründe gesucht, um das Geschehen zu erklären. Hier zeigen sich die Abwehrmechanismen der Isolierung und Rationalisierung. Die Betroffenen erleben sich als Opfer eines schicksalhaften Krankheitsgeschehens, Mitverantwortlichkeit wird nicht gesehen. Oft wird der Auslöser als Ursache mißverstanden, und das Verhalten anderen Menschen gegenüber ist durch zwei recht unterschiedliche Grundhaltungen gekennzeichnet – die passive oder die aktive Position.

Passive Position

Hier steht die Angst im Vordergrund. Die Menschen, die diese Haltung einnehmen, erleben sich als klein, schwach, hilflos, schwerkrank, hilfebedürftig. Sie fühlen sich als Opfer der Krankheit, manchmal auch des Lebens, sind oft wehleidig, besorgt um die eigene Gesundheit, aber auch um die Gesundheit der anderen.

Ein Beispiel: Eine junge Frau, Mutter einer kleinen, etwa fünfjährigen Tochter, erleidet in der Straßenbahn einen Angstanfall. Sie muß die Bahn verlassen und läßt sich mit der Taxe nach Hause fahren. Zunehmend tritt die Angst auch in anderen Situationen auf. Die junge Frau geht kaum noch aus dem Haus. Läßt sich das aber nicht vermeiden, nimmt sie ihre Tochter mit, denn in deren Beisein tritt die Angst nicht auf. „Ich nehme sie mit, damit sie Hilfe holen kann, wenn ich umfalle." Die Vermeidungen nehmen zu, die junge Frau wird immer wehleidiger, bleibt zu Hause, läßt ihren Mann alles erledigen und traut sich körperlich nichts mehr zu, deshalb versorgt sie auch den Haushalt nicht mehr; die zuvor noch ausgeführte Halbtagstätigkeit hat sie längst aufgegeben. Sie ist die Leidende, die Hilflose. Der Rest der Familie übernimmt alle Aufgaben und kümmert sich um die Kranke, die nun zunehmend „Herzschmerzen" bekommt: Dies macht Mann und Tochter Angst.

Aktive Position

Die aktive Position ist die eines Menschen, der seine Normalität betont. Er bietet sein Symptom isoliert an, empfindet es oft als Schicksalsschlag, damit belastet zu sein, und betont immer wieder die eigene Stärke und Aktivität.

Ein Beispiel: Ein junger Mann, seit etwa einem halben Jahr verheiratet, bekam kurz nach der Hochzeit einen Angstanfall mit, wie er sich ausdrückt, „Herztheater". Er geht daraufhin zum Hausarzt, der macht ein EKG und kommt zu dem Ergebnis, daß das Herz gesund und das Ganze wohl „nervös bedingt" sei. Daraufhin beschließt unser junger Mann, seinen Körper fit zu machen. Er beginnt zu joggen, kauft sich ein Fahrrad, mit dem er zur Arbeit und abends machmal noch stundenlang durch die Gegend fährt. Zusätzlich geht er noch ein- bis zweimal in der Woche schwimmen. Seine Frau sieht ihn deshalb kaum noch. Sein „Herztheater" tritt zwar immer noch auf, aber er ist davon überzeugt, mit seinem Verhalten auf dem richtigen Weg zu sein. Der Ratschlag, sich einer psychotherapeutischen Behandlung zu unterziehen, wird von ihm entrüstet abgelehnt.

Wechselspiel zwischen regressivem Gefühl und rationaler Kontrolle

An dieser Stelle möchte ich auf den Mechanismus der Regression zu sprechen kommen, der später im Zusammenhang beschrieben wird. Die Regression ist ein psychisches Phänomen, das bewirkt, daß aus einem erwachsenen Menschen in Bruchteilen von Sekunden psychisch und intellektuell ein Kind wird. Obwohl an Statur, an Jahren, an Lebenserfahrung und Wissen durchaus erwachsen, verliert dieser Mensch all seine reifen Fähigkeiten und reagiert, von Gefühlen der Kindheit gesteuert und nur noch mit den Denkschemata der Kindheit ausgestattet, auf die auslösende Situation. Auf den sinnvollen Einsatz dieses psychischen Phänomens soll jetzt nicht eingegangen werden; hier soll uns nur der gefährdende Aspekt beschäftigen. Die Regression gehört zu den sogenannten Abwehrmechanismen des ICH und dient unter anderem eben auch der Abwehr von Konflikten. Andererseits können bestimmte Auslöser (Konfliktrepräsentanten) einen regressiven Zustand auslösen, der den Menschen ziemlich hilflos machen kann. Jeder Mensch hat ein zwar stabiles, aber in seiner Austarierung ständig schwankendes Gleichgewicht zwischen Gefühlen und Verstand. Beide wohnen in unserer Psyche. Der Laie meint nicht selten, die Herrschaft in der Person gehe von den Gedanken aus, die Gefühle hingegen seien mehr oder weniger wichtiges und nützliches, manchmal auch gefährliches Beiwerk. Bestimmte Menschen haben sogar eine so panische Angst vor ihren eigenen Gefühlen, daß sie diese nicht wahrnehmen wollen und es teilweise auch nicht mehr können.

Wie wir schon in den Ausführungen über die Seele gesehen haben, ist der größte Teil der psychischen Vorgänge unbewußt und muß weitgehend dem Gefühlsbereich zugeordnet werden. Im Unbewußten finden wir verdrängte Konflikte, archaische Ängste und unbewußte Programme aus stammesgeschichtlich ältester Zeit, ebenso wie prinzipiell nicht bewußtseinsfähige Steuerungsmechanismen des Körpers und ähnliches. Die Balance zwischen Denken und Fühlen kann nun durch bestimmte Phänomene empfindlich gestört werden. Eine mögliche Ursache ist der Regressionsvorgang (weitere Ursachen sind beispielsweise Reifungsverzögerungen oder Reifungsasynchronien der Persönlichkeit). Sieht man einmal davon ab, daß es Menschen gibt, bei denen ein Defekt in der Steuerungsfähigkeit der Affekte vorliegt, sind die eben erwähnten Mechanismen auf alle Fälle für entsprechende Störungen der Balance verantwortlich. In diesem Zusammenhang muß ich noch auf das Phänomen des Scheindenkens aufmerksam machen. Es wird dadurch charakterisiert, daß ein Mensch meint, er denke und handle rational vernünftig, obwohl dies wirklich nicht der Fall ist.

Ein Beispiel macht das deutlich: Anastasia kommt zu ihrer Freundin mit den Überlegungen, welches Auto sie kaufen solle. Sie wägt zwei Modelle gegeneinander ab. Die Freundin ist erstaunt und fragt nach, warum sie denn ein neues Auto brauche. Anastasia erklärt sinngemäß, daß sie ihr Auto nun schon 30.000 km gefahren habe. Es müsse zum TÜV, und langsam würde es wohl reparaturanfällig. Die Freundin erinnert Anastasia daran, daß sie vor kurzem beschlossen habe, sich neue Möbel zu kaufen. Anastasia reagiert unwirsch und entgegnet, daß sie ihre Lebenssituation neu durchdacht habe und nun zu dem jetzigen Ergebnis gekommen sei. Die Freundin, eine ruhige und besonnene Frau, versucht, Anastasia auf die Widersprüche und Ungereimtheiten in ihren Gedanken aufmerksam zu machen. Sie verweist darauf, daß 30.000 km nicht viel seien, der TÜV das erste Mal problemlos, und das Auto doch sehr gut sei. Anastasia fegt alle diese Argumente als unlogisch vom Tisch. Was war geschehen? Anastasia hatte bei einer Arbeitskollegin ein Auto vom Typ des ersten Modells gesehen und sich sofort in das Auto verliebt. Was nun folgt, ist typisch: Ziel ist nicht mehr die vernünftige Lebensplanung, sondern die Lösung des Problems „wie komme ich an das Auto?“ Das gesamte Denken wird unbewußt auf dieses neue Ziel konzentriert. Alle Argumente dienen nur noch der Schaffung einer an den Wunsch angepaßten Realität mit Begründungscharakter. Die Logik ihrer Gedanken ist nicht mehr durch die Vernunft gesteuert, sondern allein von dem neuen Ziel, von dem sie „besessen ist“. Wir sollten deshalb auch unserem Denken mit einer gesunden Portion Mißtrauen begegnen, denn es könnte sein, daß es bei uns ebenfalls Situationen gibt, in denen unser Denken von Gefühlen gesteuert ist, und sei es nur nach folgendem Mechanismus:

Jugendliche sind oft direkt und manchmal auch etwas aggressiv. Wenn Ihnen ein Jugendlicher entgegenkommt, denken Sie: „Der ist bestimmt aggressiv!“ Das ist der Mechanismus der Verallgemeinerung. Menschen, vor denen wir Angst haben, empfinden wir als gefährlich. Warum eigentlich?

Ohne an dieser Stelle auf Details einzugehen, will ich kurz den Mechanismus der Suggestion ansprechen. Dieser spielt im Umgang des Kranken mit seiner Symptomatologie und seiner Lebenssituation eine große Rolle. Suggestion heißt Beeinflussung. In diesem Zusammenhang geht es um die Neigung, sich selbst, das heißt das eigene Fühlen, Denken und Handeln, in unvorteilhafter Weise zu beeinflussen. Dies geschieht durch sogenannte Negativsuggestionen und durch die *„self-fulfilling-prophecy“*, die sich selbst erfüllende Prophezeiung. Einzelheiten werden wir später besprechen.

Die Umgebung

Wir haben schon darüber gesprochen, welche Reaktionsmuster ängstliche Menschen entwickeln, um mit ihrer Situation irgendwie umgehen zu können.

Diese Muster haben natürlich auch eine Wirkung auf ihre soziale Umgebung, also auf Familienmitglieder, Freunde und Bekannte. In den meisten Fällen reagieren die Menschen der Umgebung verständnisvoll, erleben, wie die Kranken selbst, das Geschehen als eine körperliche Krankheit und bestärken sie in ihrem Bemühen, die Ursache der Krankheit durch immer wieder neue Untersuchungen klären zu lassen. Verständnis und Hilfsbereitschaft werden den Kranken entgegengebracht. Die langsam zunehmenden Überforderungsgefühle werden oft schuldhaft abgewehrt, weil die Moral es verlangt, daß Kranken geholfen werden muß. Gedanken wie „die Nase voll zu haben“, gehören sich einfach nicht. So gerät das Umfeld immer mehr unter Druck, Sorge und Ärger vervielfachen sich. Da das Krankheitsbild immer gravierendere Ausmaße annimmt, treibt das Ganze einer kaum noch zu ertragenden Situation zu. Auch wenn die Krankheit nicht die Folge des Rückzugs, sondern der Flucht in die Aktivität ist, gerät die Umgebung unter Druck. Denken Sie nur an den jungen Mann (im Beispiel weiter vorn) mit seinen sportlichen Aktivitäten. Ob die junge Frau sich so ihre Ehe vorgestellt hat?

Die Angehörigen kommen meist selbst in Therapie, weil sie mit ihrem Los nicht mehr fertig werden. Oft sind sie völlig überfordert, können ihr Leben mit eigenen Bedürfnissen schon lange nicht mehr leben, leben nur noch in Reaktivität, das heißt, sie handeln nicht mehr aus eigenen Impulsen heraus, sondern können nur noch auf andere reagieren. Oft entstehen Schuldgefühle, manchmal Minderwertigkeitsideen, weil sich die Angehörigen bei dem Gedanken ertappen, das Ganze hinzuwerfen, sich andere Partner zu suchen, ein neues Leben zu beginnen.

Zeitliches Auftreten, Dauer und Geschlechtsverteilung der Phobie

Das Symptom der Angst und die Sonderformen der Phobie können in jedem Lebensalter auftreten, wobei eine leichte Häufung in jungen Jahren jedoch vorhanden zu sein scheint. Durch traumatische Einflüsse von außen ausgelöste Symptome hingegen treten in allen Lebensaltern gleich häufig auf.

Bezüglich der Dauer der Erkrankungen gibt es eine Unterteilung in drei Kategorien:

- flüchtig,
- dauerhaft monosymptomatisch,
- dauerhaft aggressiv.

Flüchtige phobische Reaktionen klingen häufig auch ohne Behandlung wieder ab. Die dauerhaften monosymptomatischen Formen, bei denen die Kranken nur ein phobisches Symptom aufweisen, bleiben für den Rest des Lebens bestehen – es sei denn, es wird eine psychotherapeutische Behandlung durchgeführt, oder aber ein einschneidendes Ereignis im persönlichen Leben führt zu einer völligen Neuorientierung. Dauerhaft aggressive Formen bleiben für immer bestehen und bedürfen auf jeden Fall einer psychotherapeutischen Behandlung.

Leichte Formen von Angstzuständen und phobische Erkrankungen sind bei einigen Menschen nach fünf Jahren nicht mehr vorhanden. Üblicherweise bleiben die meisten Symptome aber bestehen und bedürfen einer Behandlung. Die sogenannten Spontanremissionen, also die Symptome, die von selbst verschwinden, sind vermutlich darauf zurückzuführen, daß bestimmte Menschen von Natur aus ein Gespür dafür haben, wie sie derartige Störungen bei sich beseitigen können. Bei einem Teil der Angstzustände und Phobien zeigt sich eine starke Tendenz zur Verschlimmerung, bei anderen bleibt die Symptomatik im wesentlichen unverändert. Eine unterschiedliche Geschlechtsverteilung besteht nicht, auch wenn dieser Eindruck manchmal entstehen könnte, da Frauen eher bereit sind, sich zu ihren psychischen Problemen zu bekennen als Männer. Nach einer Untersuchung von Hollingshead und Redlich leiden in den USA 0,5/1000 Menschen an schweren Angstzuständen und Phobien. Die Burlington Studie belegt, daß Angstzustände und Phobien mit 74/1000 und schwere Zustände dieser Art mit 2,2/1000 auftreten. In der Midtown-Manhattan-Studie wurde eine wesentlich größere Häufigkeit gefunden, nämlich für frei flottierende Angst von 15,1 % und für Phobien von 26,1 %. Winter fand in seiner Untersuchung 26,5 % Angstzustände, wobei das Verhältnis zwischen Männern und Frauen ausgeglichen war. Die unterschiedlichen Zahlen ergeben sich aus den nicht zu vergleichenden Untersuchungsmethoden. Bei den hohen Zahlen sind auch die leichteren und flüchtigen Formen mit erfaßt, die uns hier besonders interessieren, da sich gerade diese Formen zur Selbstbewältigung anbieten.

Ursachen

Um die Ursachen der Ängste verstehen zu können, müssen wir uns mit einigen psychologischen Grundgegriffen und Vorgängen beschäftigen. Die Entstehung von Ängsten ist an recht komplizierte Abläufe geknüpft, die wir zumindest in ihren Grundzügen kennenlernen wollen.

Wir werden uns mit dem Schichtenmodell und dem Strukturmodell der Psyche beschäftigen und die einzelnen Instanzen unserer Seele betrachten, werden Mechanismen kennenlernen, die in unserem Leben eine zentrale Rolle spielen. Hierher gehören die Abwehr, die Abwehrmechanismen ebenso wie die Vorgänge der Übertragung. Weiterhin lernen wir etwas über die Entwicklungspsychologie, die uns gestattet, das Werden und die Entwicklung des Menschen von seinen Anfängen bis ins Ewachsenenalter hinein zu verstehen. Auch werden wir lernen, die Störungsmöglichkeiten der psycho-sozialen Entwicklung zu erkennen. Das wird uns in die Lage versetzen, zu verstehen, wie die eingangs beschriebenen Krankheiten mit ihren verschiedensten Ängsten entstehen.

Schichtenmodell

Das Schaubild zeigt, wie die Zuordnung der einzelnen Funktionen unserer Psyche in diesem Modell erfolgt. Wir erkennen, daß etwa nur ein Siebtel aller Vorgänge bewußt ist, das heißt, von uns bewußt wahrgenommen und eingesetzt werden kann. Hierher gehört das Denken und damit unserere intellektuellen Leistungen, wobei schon wieder eine Einschränkung notwendig ist, denn unsere Kreativität wird sicherlich von tieferen, nicht bewußten Anteilen unserer Psyche mitgestaltet. Als bewußt gelten auch die uns bewußten Gefühle. Die Unterscheidung ist wichtig, denn es gibt auch unbewußte, verdrängte Gefühle. Unsere Wünsche sind ebenfalls bewußt; doch selbst hier muß sofort wieder eine Einschränkung vorgenommen werden, denn es gibt auch unbewußte, verdrängte Wünsche. Mit dem bewußten Teil unserer Psyche nehmen wir Angst als Signal auf und setzen die uns im wesentlichen unbewußten Abwehrmechanismen gegen Gefahren von außen und innen ein. Ins

Bewußtsein gelangen auch unsere Träume beziehungsweise das, was von ihnen nach der Arbeit der Traumzensur übriggeblieben ist.

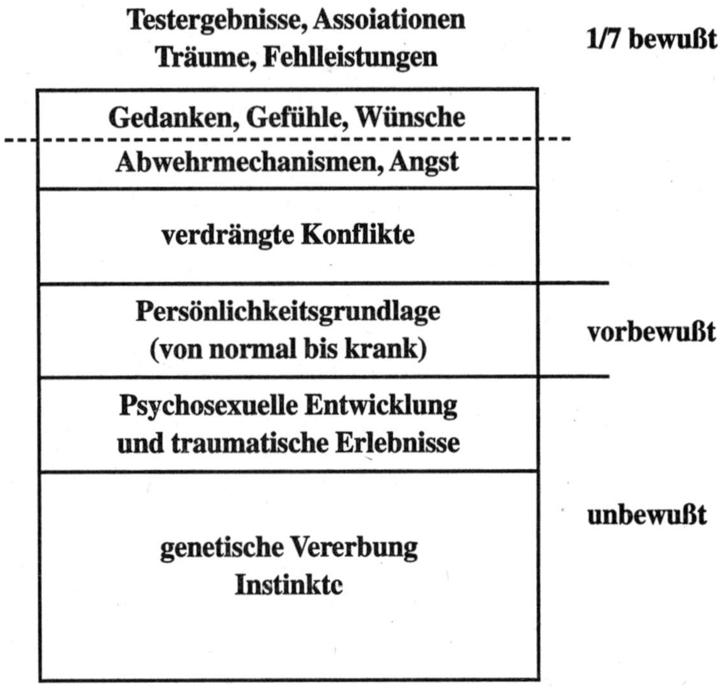

Abb. 2

Sechs Siebtel der psychischen Vorgänge sind also vorbewußt oder unbewußt. Mit vorbewußt bezeichnet man Inhalte, die uns üblicherweise nicht bewußt sind, die aber durch intensives Bemühen bewußt gemacht werden können. Sie bewegen sich in der Grauzone zwischen bewußt und unbewußt.

Unbewußt sind vielerlei Anteile des psychischen Gesamtgeschehens. Am tiefsten unbewußt sind alle Mechanismen, die mit den angeborenen, genetischen Programmen zusammenhängen. Darüber liegen die Anteile, die uns durch die psycho-soziale Entwicklung geprägt haben, sowie die verdrängten Konflikte.

Das Schichtenmodell ordnet also das gesamte psychische Geschehen vorwiegend nach der Frage der Bewußtseinsebene. Dieses Modell unseres Seelenlebens können wir uns leicht verständlich machen: Es gibt Dinge in unserem Leben, über die wir nachdenken können, die Motive unseres Handelns sind für uns erkennbar. Nun werden wir jedoch bei diesem Bemühen immer wieder an Grenzen stoßen, die wir nicht überschreiten können. Es kann sogar vorkommen, daß wir an Bereiche gelangen, die uns ängstigen, so daß wir nicht weiterdenken wollen. Auch gibt es Dinge, die wir einmal gewußt, aber so gründlich vergessen haben, daß wir uns überhaupt nicht mehr erinnern können. Der Versuch anderer, diese Erinnerung wieder zu erwecken, führt dann entweder zu ungläubigem Staunen, zu Angst oder auch Ärger als Reaktion auf innerlich aufkommende Angst.

Ein Beispiel für Wirkungen des Unbewußten sind die sogenannten Fehlleistungen. Sie stellen fest, daß bei einer Feier auch Frau Knurrhahn eingeladen ist, die Sie auf den Tod nicht ausstehen können. Sie müssen aber mit dieser Frau auskommen, also beschließen Sie, Frau Knurrhahn zu begrüßen. Sie gehen auf sie zu, machen Ihr freundlichstes Gesicht, strecken ihr die Hand entgegen und sagen in herzlich klingendem Ton: „Auf Wiedersehen, Frau Knurrhahn." Ach Gott, ist Ihnen das peinlich! Und das zu Recht. Hier hat Ihr Unbewußtes zugeschlagen, hat es verstanden, entgegen den Interessen Ihres vernünftigen Persönlichkeitsanteils Ihre wahre Einstellung zum Ausdruck zu bringen. Daher das Gefühl von Peinlichkeit.

Ein weiteres Beispiel zeigt die Gefahr des Verdrängungszustandes. Herr Schmitz macht mit Freunden einen Ausflug. Sie gelangen in ein mittelalterliches Städtchen und geraten nach dem Wandern durch die verwinkelten Gassen schließlich auf den Marktplatz. Dort befindet sich ein Reiterstandbild. Als Herr Schmitz dieses Kunstwerk zu Gesicht bekommt, überflutet ihn ein massives Angstgefühl, er bekommt Herzklopfen, ihm wird schwindelig. Es geht ihm so schlecht, daß seine Freunde eine ärztliche Behandlung veranlassen müssen. Seit dieser Zeit leidet Herr Schmitz unter Angstzuständen, die ihn schließlich in psychoanalytische Behandlung führen. Im Verlauf der Behandlung taucht wieder eine Erinnerung aus der Vergangenheit auf. Sein Vater, ein lustiger Mann, war während einer Reise auf ein derartiges Standbild geklettert, aus unerklärlichen Gründen abgerutscht und so unglücklich gestürzt, daß ein langdauernder Krankenhausaufenthalt notwendig wurde. Das Bild, welches Herr Schmitz nun vor Augen hatte, war der auf der Straße liegende, blasse, bewußtlose, blutende Vater.

Seine damalige Angst konnte er fast wieder körperlich wiedererleben. So hatte der Anblick des Reiterstandbildes das Wiederbewußtwerden der damaligen entsetzlichen Erinnerung beinahe ermöglicht. Die Abwehr gegen das Bewußtwerden hielt zwar noch an, die Angst als Signal aber kam und blieb. Das meinte ich mit den Grenzen, die wir normalerweise nicht überschreiten können, es sei denn, ein derartiges Ereignis durchbricht die Abwehr. Die Forschungen der Tiefenpsychologie führten zu der Erkenntnis, daß nur ein geringer Teil aller seelischen Vorgänge für uns klar erkennbar ist. Daneben gibt es Bereiche des Psychischen, zu denen wir durch gründliches Nachdenken oder Meditieren gelangen können. Ein viel größerer Bereich jedoch bleibt unserem direkten Zugang versperrt.

Unsere Seele ist in die oben angesprochenen drei Bereiche unterteilt: das Bewußte, das Vorbewußte und das Unbewußte. Zwischen Vorbewußtem und Unbewußtem ist eine Instanz eingebaut, die Sigmund Freud Zensor nennt.

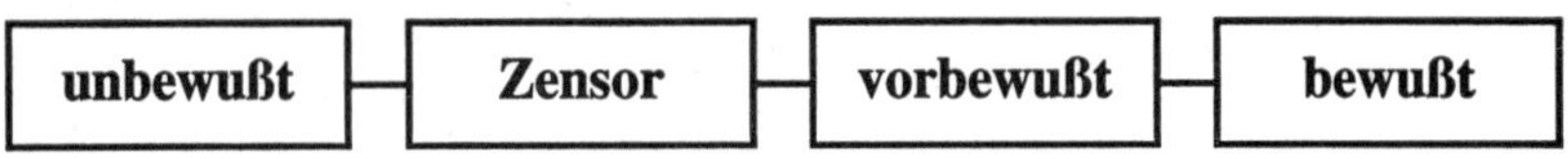

Abb. 3

Der Zensor funktioniert ähnlich wie die Zensoren in einer Diktatur, die entscheiden, was in den Medien erscheinen darf und was nicht. Daß es diese Abwehrformation tatsächlich gibt, ist inzwischen unbestrittene Tatsache, auch kennen wir die Techniken, welcher sich diese Instanz bedient. Die Hirnforschung bestätigt im wesentlichen die Existenz derartiger Strukturen. F. W. Rexroth meint, es handle sich um hemmende Synapsen, die den Durchgang bestimmter, unerwünschter Informationen zum Bewußtsein blockieren. Diese Nachrichtenfilter würden sich ganz zwangsläufig aus bewußten und unbewußten Anteilen der Persönlichkeit bilden. Auch durch Reize der Umwelt würde die Entwicklung angestoßen werden. Er zieht die Schlußfolgerung, daß das persönliche Unbewußte nicht nur eine Folge des Gehirnaufbaus und der Gehirnarbeitsweise sei, sondern auch das Ergebnis einer selbst- wie fremdgesteuerten Unbewußtmachung. Neben diesem persönlichen Unbewußten gibt es, wie schon angedeutet, auch das unpersönliche kollektive Unbewußte, mit dem die Lebenserhaltungs- und Lebenssicherungsprogramme des Stamm- und Zwischenhirns gemeint sind. Direkte Leitungsbahnen bestehen zwischen dem Unbewußten und dem Bewußtsein, aber auch umgekehrt. Sie machen die vielfältigen Beziehungen zwischen Bewußtsein und Unbewußtem verständlich. Aus diesem Grund muß auch unser Unbewußtes nicht für immer unbewußt bleiben, ein Zugang ist möglich. Andererseits kann eben dieses Unbewußte, das ja über unsere fünf Sinne direkten Zugang zur Außenwelt hat, ohne daß uns dieses bewußt ist, erheblich störend in unser Denken, Fühlen und Handeln eingreifen.

Damit ist die Vorstellung Freuds bestätigt, daß diese Instanz das Bewußtsein vor ängstigenden, verdrängten Impulsen schützen soll. Für uns ist hier folgende Erkenntnis wichtig:

Unsere Seele ist in Schichten aufgebaut. An bestimmte Bereiche kommen wir nur sehr schwer heran, an andere gar nicht. Uns ist in diesem Falle die Zensurinstanz im Wege, die in beide Richtungen wirksam ist, nämlich von innen nach außen, aber auch von außen nach innen.

Strukturmodell

Das Strukturmodell eignet sich besonders gut, um das psychische Geschehen verständlich zu machen, das heißt welche Aufgaben und Funktionen gibt es, und wie arbeiten diese zusammen. Auch dies ist eine Modellvorstellung, sie hat sich aber als sehr brauchbar erwiesen. Wir kennen bei diesem Modell drei Instanzen: Das ES, das ICH und das ÜBER-ICH.

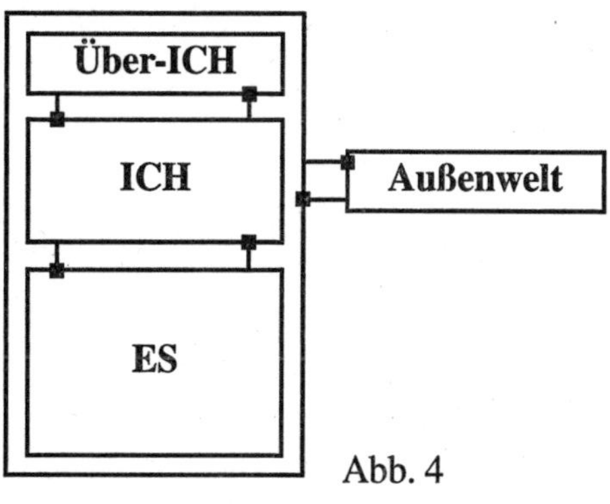

Abb. 4

Ich will im folgenden die Aufgaben dieser Instanzen beschreiben, allerdings nur soweit, wie es für unser Thema wichtig ist.

Das ES

Das ES ist die wohl älteste Instanz unserer Seele. Hier finden sich archaische Programme (Instinkte), Triebe, aber auch die verdrängten Anteile unseres Seelenlebens. Ererbtes und Erworbenes stehen nebeneinander. Auch das ES ist in seinem Aufbau geschichtet, die tieferen Schichten sind völlig ungeordnet; je näher die Grenze zum ICH kommt, um so geordneter ist der Inhalt.

Tendenzen im ES:

- Triebbefriedigung ohne Aufschub,
- Reaktion nach dem Lust-/Unlustprinzip,
- keine moralische Ordnung,
- die Ordnungsprinzipien von Zeit und Logik fehlen.

Die Worte „Es drängt mich zu etwas“ beschreiben das ES am besten. Alles, was unpersönlich aus uns herauszukommen scheint, gehört hierher. Die Bedürfnisse hier sind deutlich vom ICH abgegrenzt. Wir finden im ES primitive Triebe und Motive, sexuelles und aggressives Drängen. Das ES ist eine Instanz, die sofortige und totale Befriedigung der Impulse fordert, oft gleichgültig, an welchen Objekten und mit welchen Konsequenzen für die eigene Person oder die Umwelt.

Das ES arbeitet nach dem Lust-Unlustprinzip. Das Lust-Unlustprinzip beschreibt die direkte Koppelung von Triebwunsch und die Erfüllung dieses Wunsches. Ein Aufschub ist nicht möglich.

Ein Beispiel: Ich will ein Auto. Also kaufe ich es, notfalls auf Raten, mich noch mehr verschuldend und nicht, wie es sinnvoller wäre, den Wunsch im Herzen zu behalten und erst die Voraussetzungen für dessen Erfüllung zu schaffen.

Das ES kennt keine Vergangenheit und Zukunft. Das Ordnungsprinzip der Zeit, der Historie, fehlt völlig. Auch kennt das ES keine Logik, keine Beständigkeit, keine Moral, es ist nicht lernfähig, kann nicht verändert, kann nur verbarrikadiert oder gesteuert werden. Eine qualitative Änderung des ES ist nicht möglich, bearbeiten kann man nur das im ES verborgene Verdrängte.

Das ÜBER-ICH

Beim ÜBER-ICH handelt es sich um zwei Teile: das eigentliche ÜBER-ICH und das IDEAL-ICH. Im ÜBER-ICH finden sich die verbietenden und einschränkenden Einflüsse der Eltern, im IDEAL-ICH eher die nachahmenswerten und erstrebenswerten Anteile. Beide Instanzen zusammen bestimmen unser Gewissen. Es ist das System aller Motive, die aus Familie und Gesellschaft stammen. Das ÜBER-ICH wird erst in der ödipalen Zeit entscheidend gebildet. Zuerst erfolgt üblicherweise eine Identifikation mit den Eltern, dann mit der Schule, der Kirche und mit anderen gesellschaftlichen Einflüssen.

Das ICH

Die Instanz des ICH enthält unser logisches Denken, Planen, Überlegen, das Gedächtnis und die Steuerung unserer Muskulatur. Das ICH verfügt aber auch über Steuerungsmechanismen für das ES, zu dem fließende Übergänge bestehen. Es steht zwischen den Forderungen von ES und ÜBER-ICH.

Kurz zusammengefaßt bedeutet dies, daß das ICH der Teil unserer Persönlichkeit ist, der Kontakt hat zur:

- Innenwelt (ES),
- Innenwelt (ÜBER-ICH),
- Außenwelt (Welt, in der wir leben).

Das ICH ist also der zentrale Teil unseres Bewußtseins, Denkens, Planens und Handelns.

ICH-Entwicklung

Das ICH ist ebensowenig wie die anderen Strukturen räumlich an bestimmte Hirnteile gebunden. Wenn wir den Anfang des Lebens betrachten, sind noch keine Strukturen, die etwas mit dem ICH zu tun haben, vorhanden. Es entwickelt sich aus einem noch nicht getrennten Teil der Seele, in dem sowohl die späteren ICH-Bereiche als auch die späteren ES-Anteile nebeneinander bestehen. Zunächst entstehen ICH-Kerne. Man kann sich das so vorstellen, daß bestimmte Wahrnehmungen von außen ihre Spuren in diesem noch nicht differenzierten Gebilde hinterlassen. Es sind Spuren, die durch unsere Sinneswerkzeuge bewirkt werden, also durch Hören, Riechen, Schmecken, Fühlen, Sehen und durch die Sinne der Wahrnehmung von Lage und Temperatur. Diese Wahrnehmungs- und Erfahrungsinseln bilden die Kristallisationskerne für das sich im weiteren Verlauf entwickelnde ICH. Zunächst erfolgt die Registrierung der lustvollen Erfahrungen, von Freud LUST-ICH genannt. Alle unlusterzeugenden, mit Schmerz einhergehenden Erlebnisse gehören zum NICHT-ICH. Der Mensch ist in diesem Stadium der Entwicklung noch nicht in der Lage zu erkennen, daß sowohl lust- als auch unlusterzeugende Erlebnisse zum Gesamterleben menschlichen Seins gehören. Das bedeutet, daß das ICH noch nicht in der Lage ist, belastende oder mit starken Spannungszuständen verbundene Situationen vernünftig und sinnvoll zu verarbeiten.

Sogenannte Subjekt-Objekt-Interaktionen bringen Erfahrungsniederschläge mit Hilfe der in dieser Zeit verfügbaren Wahrnehmungsmöglichkeiten. Mit diesen Interaktionen sind die Erfahrungen gemeint, die der Säugling mit seiner primären Bezugsperson, üblicherweise der Mutter macht. Diese Beziehung ist in ihrer Art einmalig und in ihrer Qualität gekennzeichnet durch die koenaesthetische Fähigkeit, die es der Mutter zum Schutze des Säuglings ermöglicht, Gefahren zu spüren, die nur durch eine ganzheitliche Wahrnehmung registrierbar sind. Dieser Zustand verliert sich im Laufe des ersten Lebensjahres wieder, dem Reifezustand des Kindes, entsprechend. So wacht eine Mutter mit Bauchschmerzen auf und weiß, „mein Kind hat Bauchschmerzen“. Das ist nur ein typisches Phänomen. Dieses koenaesthetische Erleben der Mutter kann durch verschiedene Einflüsse verschüttet sein, ist jedoch bei den meisten Frauen vorhanden.

Zu den Erfahrungen der Interaktion gehören Sensibilität, Tiefensensibilität, Gehör, Geruch, Geschmack, Nahrungsangebot oder -verweigerung. Es entsteht das KÖRPER-ICH. Das erste ist das MUND-ICH, da hier die Erfahrungen mit der Nahrungsaufnahme zusammenfließen. Ein weiterer ICH-Kern ist das SOZIAL-ICH. Hier werden die Erfahrungen gesammelt, die der Säugling im Umgang mit seiner Welt – Mutter und andere Personen – erlebt. Hier finden wir die Qualitäten Vertrautheit, Wärme, Zuverlässigkeit, Geborgenheit oder Angst, Mißtrauen, Feindseligkeit, Interesselosigkeit und Einsamkeit. Ich will damit zum Ausdruck bringen, daß die Erfahrungen, wie der Säugling sich angenommen fühlt, ihren Niederschlag finden in einer allgemeinen Grundgestimmtheit und Bezogenheit zur Umwelt; diese ist also ein sehr früher Vorgang der Erfahrung. Deshalb ist es so wichtig, daß gerade in dieser Zeit nicht professionelle Betreuung durch im Schichtdienst tätige Menschen erfolgt, sondern eine warmherzige, liebevolle, konstante Beziehung zu ein und derselben Person besteht. Ist dies nicht gesichert, sind die Erfahrungen im Bereich der Bezogenheit zur Welt ungünstig und wirken sich auf die weitere Entwicklung – und nicht nur die der sozialen Beziehungen – recht negativ aus. Deshalb ist es problematisch, Mütter überreden zu wollen, ein ungewolltes Kind auch auszutragen, da die Folgen durch die fehlende innere Zugewandtheit zum Kind erhebliche Schäden befürchten läßt.

So entstehen viele ICH-Kerne, die im Laufe der Zeit zu einem GESAMT-ICH zusammenwachsen. Dieses muß ein REAL-ICH werden, das heißt, dieses ICH muß in der Lage sein, sich auch extrem belastenden Situationen aussetzen und vernünftig mit ihnen fertig werden zu können.

Der Ursprung des ICH liegt in der Dual-Union. Der Säugling erlebt sich und die Umwelt zunächst noch nicht getrennt, sondern als eine Einheit. Von dieser erlebten Einheit und vollständigen Abhängigkeit geht die Entwicklung über viele Zwischenschritte zur Erkenntnis der Eigenständigkeit mit den ersten, sich immer weiter differenzierenden Möglichkeiten der Wahrnehmung der Umwelt und Interpretation des Wahrgenommenen.

Von einem bestimmten Reifezustand an sind die Beziehungen zur Innenwelt gekennzeichnet durch die Wahrnehmung des Selbst, also der eigenen Person, und dem Schutz gegen übermäßige Reize von innen wie dem Triebdruck, dem ÜBER-ICH-Druck, dem IDEAL-ICH-Druck sowie der Fähigkeit, mit körperlichen Schmerzen umzugehen.

Eigenschaften des ICH

Gekennzeichnet ist das reife ICH unter anderem durch die Fähigkeit der Realitätsprüfung und durch die Fähigkeit, unter Kontrolle des ICH zu denken und zu handeln. ICH-Entwicklung bedeutet zunehmende und sichere Form der „Anpassung“ durch vermehrte Unabhängigkeit von unmittelbarer Reizwirkung. Das bedeutet, daß die Entwicklung vom Primärprozeß zum Sekundärprozeß fortschreitet. Den Unterschied zwischen den beiden Reifungsstufen möchte ich an einem Beispiel erklären:

Ein junger Mann geht eine belebte Geschäftsstraße entlang. Er läßt seinen Blick umherschweifen und entdeckt auf der anderen Straßenseite einen Metzgerladen. Im Schaufenster hängt eine sehr verlockend aussehende Wurst. Bei einer Reaktion nach dem Sekundärprozeß spielt sich etwa folgendes ab: Unser junger Mann registriert, daß die Wurst ihn sehr reizt. Er überlegt, welche Vorräte er zu Hause hat, fragt sich, ob es sinnvoll ist, heute etwas davon zu kaufen oder vielleicht lieber an einem anderen Tag. Kommt er zu dem Ergebnis, daß ein Kauf heute sinnvoll ist, klärt er, ob er genug Geld hat, überquert nach Beachtung des Verkehrs die Straße und kauft eine angemessene Menge von der gewünschten Wurst. Wenn er jedoch nach dem Primärprozeß reagiert, dann so: Er sieht die Wurst, springt mit einem Satz über die Straße und durch die Schaufensterscheibe und beißt sofort in die Wurst. Dieses Beispiel zeigt in karikierender Vergröberung den Unterschied zwischen einer sehr frühen, kindlichen Form und einer reifen, erwachsenen Form, mit Triebbedürfnissen umzugehen. Der reife, erwachsene Mensch schaltet zwischen Reizwahrnehmung und Triebbefriedigung sein ICH mit seinen höheren Denkfähigkeiten, so daß das Ergebnis in der Regel situationsangemessen ist. Dies kann ein Kind mit seinen unreifen ICH-Funktionen noch nicht, aber auch mancher erwachsene Mensch hat diese Fähigkeit nur unvollkommen erworben. Denken Sie bloß an die vielen Menschen, die den Verlockungen unserer Konsumgesellschaft mit ihrer Werbung nicht widerstehen können, sich alles mögliche anschaffen und sich deshalb oft über Gebühr verschulden. So zielt die Werbung ganz bewußt darauf, diese unreifen Formen der ICH-Entwicklung wieder entstehen zu lassen.

Normalerweise gewinnt das ICH eine zunehmende Unabhängigkeit sowohl von äußeren als auch von inneren Einflüssen. Das bedeutet eine wachsende Unabhängigkeit von unmittelbarer Reizwirkung. Hierher gehört auch die Entwicklung des Gefahrensignals Angst. Durch das Wahrnehmungssystem wird dem ICH auch der Zeitbegriff vermittelt, das heißt, das zeitliche Nacheinander der Wahrnehmung und das Zwischenschalten von ICH-Funktionen wie Denken, Abrufen von Angstsignalen. Dadurch wird die Wirkung des inneren Taktgebers, der wohl biologisch eingebaut ist, bewußt integriert.

Abwehrmechanismen des ICH

Dieser Begriff stammt daher, daß die menschliche Existenz zunächst als Methoden der Abwehr beobachtet wurden. Im weiteren Verlauf der Forschungen, insbesondere über die ICH-Psychologie, wurde erkennbar, daß diese Mechanismen, die zu bestimmten Zeiten der Entwicklung auftreten, den Entwicklungsstand der ICH-Entwicklung repräsentieren. Aus diesem Grunde haben diese Mechanismen eine weit größere Bedeutung als nur diejenige, Angst abzuwehren. Sie spiegeln den jeweiligen Entwicklungsstand des ICH mit seinen intellektuellen Fähigkeiten wider. Diese intellektuellen Möglichkeiten werden vom ICH benutzt, um sich vor als gefährlich erlebten Impulsen zu schützen. So geben diese Mechanismen zugleich auch den Stand der intellektuellen Entwicklung zum Zeitpunkt ihrer Entstehung und damit ihres Einsatzes wieder. So bekommen wir bei der Beurteilung des Konfliktgeschehens auch Einblick in die Welt, in der der Mensch gelebt hat, als dieser Konflikt auftrat, der abgewehrt werden mußte. Neben dem Gesichtspunkt der zeitlichen Zuordnung ist es also vor allem auch wichtig zu erkennen, mit welchen intellektuellen Möglichkeiten der Mensch zu dieser Zeit ausgestattet war und wie sein Weltbild ausgesehen hat, so daß die Wirkung des Konflikts realistischer bewertet werden kann.

Verleugnung

Dies ist Tendenz, nicht zu schmerzhaften Empfindungen und Tatsachen zu stehen. Bei kleinen Kindern dient die wunscherfüllende Verleugnung als einfacher Ausdruck des Lust-Prinzips. Wir sollten besser von Ausblendung als von Verleugung sprechen, da diesem Begriff der Makel der moralischen Interpretation anhaftet. Diese ist jedoch in diesem Zusammenhang völlig unangebracht.

Ein ganz typisches Beispiel für die Verleugnung ist ein bestimmtes Verhalten des Vogel Strauß, auch „Vogel-Strauß-Politik" genannt: Wenn eine Gefahr auftritt, steckt er den Kopf in den Sand, gemäß dem Denkmuster „Was ich nicht sehe, ist auch nicht da".

Vieles in unserem Leben „verleugnen" wir, das heißt, wir blenden es aus, nehmen es nicht wahr. Fälschlicherweise sagt der Laie dann oft: „Das habe ich einfach verdrängt." Bei diesem Prozeß handelt es sich immer um Ausblenden (Verleugnen), da das Verleugnete prinzipiell bewußtseinsfähig ist, das Verdrängte hingegen nicht. Und wenn ich sage, daß ich etwas Bestimmtes verdrängt habe, weiß ich ja genau, wovon ich rede. Bei der Verdrängung ist das nicht möglich, wie wir noch hören werden.

Projektion

Den Begriff kennen wir aus der Technik. Da wird der Film oder das Dia auf die Leinwand projiziert. Der Bildträger ist im Gerät, das Bild selbst erscheint aber auf der Leinwand, also an einem anderen Ort.

Ähnliches spielt sich bei dem Mechanismus der Projektion ab. Projektion bezeichnet unter anderem die Neigung, von sich auf andere zu schließen. Es geht dabei um das Vermuten. Das ICH nimmt die Impulse des ES beziehungsweise des ÜBER-ICH nicht im Selbst wahr, sondern projiziert sie nach außen, in die Außenwelt. Mit anderen Worten: das ICH wehrt den verbotenen Impuls für sich ab, erlebt ihn statt dessen an anderen. Wie das konkret aussieht, werde ich später erklären.

Psychoanalytisch betrachtet gibt es zwei Entstehungszeiten für das Auftreten und die Nutzung dieses Mechanismus. Die erste liegt sehr früh, nämlich im ersten Lebensjahr, und wird als schizoider Ansatz bezeichnet. Den zweiten Zeitpunkt des Einsatzes finden wir zwischen dem zweiten bis vierten Lebensjahr: Er wird als zwanghafter Ansatz bezeichnet.

(Vgl. Entwicklungspsychologie S. 113ff. und auch Neurosenformen S. 19ff.). Ein verpönter, also anstößiger Impuls wird bei sich selbst geleugnet, auf einen anderen projiziert, verschoben, an ihm erlebt und attackiert. Das könnte so aussehen:

Nehmen wir als verpönten Wunsch an, das Kind wolle auf die Straße zum Spielen gehen, was die Mutter verboten hat. Dann gibt es zwei Möglichkeiten, wie das Kind damit umgehen kann:

1. Es spielt, sein Schmusetierchen (Hund oder ähnliches) möchte auf die Straße gehen und befriedigt so seinen Wunsch spielerisch, oder
2. der eigene Wunsch wird in sich selbst bekämpft, und das Kind sagt zu seinem Schmusetier mit erhobenem Zeigefinger: „Du darfst nicht auf die Straße laufen."

Gleichzeitig stellt die Projektion auch eine einfache Form des Denkens dar. Anstatt alles jedesmal neu auszuprobieren, vermute ich, wie eine

Situation oder ein Mensch sein wird. Wenn es nicht stimmt, korrigiere ich. Auf Grund meiner bisherigen Erfahrungen ziehe ich eine Schlußfolgerung, die ich dann auf ihre Richtigkeit hin überprüfe.

Typisches Beispiel: Als Kind, bevor ich es sicher weiß, vermute ich, wenn die Ampel Rot zeigt, daß die nächste Farbe Gelb sein wird und daß darauf Grün folgt. Wenn sich diese Vermutung mehrfach als richtig herausstellt, wird daraus Wissen, das nicht mehr hinterfragt werden muß.

Stellen wir uns einmal vor, jemand vermutet, der andere würde die Meinung A vertreten und nicht die Meinung B. Dann hat dieser Mensch seine Vorstellung auf den anderen projiziert. Er hat nicht zuerst gefragt: „Welche Meinung vertreten Sie?“, sondern von seiner Phantasie über den anderen ausgehend ihm unterstellt, er vertrete die Meinung A. Das kann zwar manchmal stimmen, meistens stimmt es jedoch nicht. Zudem gibt es in den meisten Fällen nicht nur zwei Möglichkeiten, sondern wesentlich mehr, und dann wird das Ganze zu einem reinen Glücksspiel. Nun sollten wir uns in so einem Falle auch überlegen, warum dieser Mensch vermutet hat anstatt zu fragen, das heißt, warum er – statt einer Realitätsprüfung – sich mit seinen eigenen Phantasien über den anderen zufriedengegeben hat. Das ist beileibe nicht einfach Bequemlichkeit, sondern hat meistens Gründe, die dem Betreffenden nicht bewußt sind. In der Regel ist die Ursache ein verdrängter Konflikt, der diesen Mechanismus auslöst. Stellen Sie sich vor, unser Mensch habe vielleicht Angst allgemeiner Art, oder Angst zu fragen, oder Angst vor dem anderen, oder er sei mißtrauisch. Dann bekommt dieses Verhalten einen ganz bestimmten Stellenwert. Es dient der Angstabwehr: Der Mensch vermeidet die Konfrontation. Stellen Sie sich vor, unser Mensch sei mißtrauisch. Was würde dann sein Fragen bringen? Er würde dem anderen ja sowieso nicht trauen können. Auch gibt es Menschen, die haben Angst vor ihrer eigenen Aggressivität. Sie nehmen ihre aggressiven Impulse nicht wahr. Projektiv erleben sie aber andere Menschen als aggressiv und bekämpfen so ihre eigene projizierte Aggressivität am anderen. Bewußte oder auch unbewußte Gefühle lösen diesen Mechanismus aus und verhindern andererseits auch eine Realitätsprüfung.

Introjektion

Die Kurzbeschreibung ist recht abstrakt und besagt, daß der Betreffende ein aus seiner Umgebung an ihn herangetragenes Motiv annimmt, es zu seinem eigenen macht. Das heißt konkret, er fügt es seinem eigenen Motivspektrum ein. Daraus ergibt sich, daß er sich mit dem ursprünglichen Motivträger identifiziert hat.

Wenn beispielsweise Herr A behauptet, notwendigerweise müßten alle Tomaten aus Europa vertrieben werden, übernimmt Herr B diese Vorstellung und wird von nun an jede ihm begegnende Tomate vertreiben. Da als Beispiel, um diesen Mechanismus deutlich zu machen.

Der Mechanismus spielt bereits im ersten Lebensjahr, in der oralen Phase, eine entscheidende Rolle. Wir sprechen von der sogenannten oralen Einverleibung oder der Introjektion der Mutter. Das bedeutet, daß das Kind in dieser Zeit das „Bild der Mutter“ beim Trinken in sich aufnimmt. Wir nennen dies die primäre Identifikation, die hochambivalent, also sehr zwiespältig ist. Inhaltlich bedeutet sie, ich will so sein wie der andere, ihn mögen, ihn übertreffen, ihn auch in mich aufnehmen und damit zerstören. Wegen dieses Mechanismus spricht man in dieser Zeit auch von kannibalistischen Zügen der Liebe. Redewendungen, die aus dieser Erfahrungswelt stammen, sind: „Jemanden zum Fressen gern haben“, aber auch: „Den habe ich gefressen“. Vergleichen wir beide Sätze, so fällt uns der gegensätzliche Charakter auf, denn jemanden zum Fressen gern haben, klingt zumindest nett, jemanden gefressen zu haben, bedeutet genau das Gegenteil. Aber selbst die erste Aussage ist in sich widersprüchlich, denn es geht um Liebe und Fressen, mit anderen Worten, um ehren und zerstören.

So wird auch die Mutter als Objekt bei der Introjektion in den eigenen Körper aufgenommen und so unverlierbar gemacht, aber eben auch verdaut – wenngleich die Freude groß ist, die unversehrte Mutter zu behalten.

Auf das Denken übertragen, bedeutet das: Jemand erzählt mir etwas, ich höre zu, nehme in mich auf, was er sagt, und glaube das. Ich identifiziere mich mit allem, was er sagt, und gleichzeitig wird er überflüssig; weil ich das ja nun auch weiß, bin ich vielleicht sogar besser als er. Dies ist die unreife Form, die Introjektion.

Die reife Version dieses Vorgangs wird Identifikation genannt. Sie entwickelt sich viel später, wir verfügen inzwischen über eine viel reifere, wenn auch noch kindliche Persönlichkeit. Das funktioniert dann etwa so: Jemand erzählt mir etwas, ich höre zu, betrachte das Ganze kritisch, vergleiche das Gesagte mit den eigenen Erfahrungen, denke nach und komme zu dem Ergebnis, daß ich das eine auch so sehe. Daher nehme ich es in mich auf (Einverleibung). Das andere hingegen halte ich für falsch, das spucke ich wieder aus (projiziere ich). Ich bin nicht mehr vollständig abhängig von anderen, definiere mich inzwischen aus mir selbst heraus, identifiziere mich auch teilweise mit Äußerungen oder Verhaltensweisen anderer. Dieser Mechanismus wird auch beim Lernen verwendet. Ich höre dem Lehrer zu, lese ein Buch, glaube aber nicht mehr alles kritiklos, sondern mache mir „mein eigenes Bild".

Verdrängung

Dieser Begriff ist seit langem in unserem Sprachgebrauch verankert. Leider hat er inzwischen einen Inhalt bekommen, der nicht mit dem übereinstimmt, was eigentlich gemeint ist. Verdrängen heißt nicht, wie allgemein angenommen wird, daß wir an etwas nicht mehr denken wollen und es deshalb wegschieben, sondern Verdrängtes ist nicht mehr bewußtseinsfähig, das heißt, ich weiß nicht bewußt, daß ich etwas verdränge. Stellen Sie sich vor, Sie hätten auf der Festplatte Ihres Rechners einen Brief an Tante Pauline, den Sie irgendwann einmal geschrieben haben. Sie haben diesen Brief längst vergessen, und Sie wissen deshalb natürlich auch nicht, in welchem Verzeichnis sich dieser Brief befindet und wie sein Dateiname lautet. Um diesen Brief jemals wieder ins Gedächtnis zu bekommen, bedarf es eines Programmes, mit dem es Ihnen gelingt, den Inhalt der Festplatte zu überblicken und sich die einzelnen Dateien anzuschauen. Dieses Programm ist vergleichbar mit einer aufdeckenden Therapie, die Licht in das Dunkel unseres Unbewußten bringt und bestimmte verdrängte Inhalte wieder ans Tageslicht fördert. Der Mechanismus läßt sich so erklären:

Ein auftauchender Wunsch läßt Unlust entstehen, da etwa die Erfüllung nicht möglich ist oder eine unangenehme Situation entstehen läßt. Es tritt Angst auf und, in der Folge, ein scheinbarer Verzicht auf den

Wunsch. Da dies kein echter Verzicht ist, kommt es zur Leugnung und Isolierung des Wunsches. Das Ergebnis ist ein partielles (teilweises) Nichtwissen beziehungsweise Nichtsehen mit Fehlurteilen und Fehlerwartungen.

Die Verdrängung ist ein Abkömmling der Verleugnung. Sie besteht aus einem unbewußten absichtsvollen Vergessen oder einem Nichtbewußtwerden innerer Impulse oder äußerer Ereignisse, die geeignet wären, als Versuchung zu wirken. Auf diese Weise soll verhindert werden, daß der Wunsch wirksam werden kann, und es soll auch Schmerz vermieden werden, der beim Bewußtwerden auftreten würde. Obwohl das Verdrängte nicht gewußt wird, ist es im Unbewußten vorhanden und entfaltet von dort aus seine Wirkung. In diesem Zusammenhang sei an die Freudschen Fehlleistungen verwiesen:

Es gibt da einen Menschen, den Sie absolut nicht mögen. Sie vergessen einfach oft, ihn bei Ihren Überlegungen zu berücksichtigen, oder vergessen immer wieder seinen Namen. Wir nennen dies tendenziöses Vergessen. So „vergaß" eine meiner Patientinnen mit einem Partnerschaftskonflikt im Erstgespräch den Vornamen ihres Mannes! Ein anderer berichtete mir ausführlich von seinem Leben, „vergaß" aber dabei zu erzählen, daß er verheiratet war.

Ein typisches Beispiel für eine Verdrängung kann man bei Herrn Schmitz (S. 89) beobachten, dem der Anblick eines Reiterstandbildes fast das verdrängte Erlebnis ins Bewußtsein gebracht hätte. Die Ursache für seine Angstzustände wurde ihm erst durch die psychoanalytische Behandlung bewußt.

Reaktionsbildung

Reaktionsbildungen sind sehr verbreitete psychische Vorgänge. Sie führen dazu, daß jemand etwas, das er eigentlich gern möchte, plötzlich nicht nur nicht mehr mag, sondern das Gegenteil davon für richtig hält. Dieser Mechanismus tritt bei einem strengem ÜBER-ICH auf. Vitale Impulse des ES werden nicht nur gebremst, sondern das ÜBER-ICH entwickelt ein Strafmotiv. Das ICH antwortet mit einer Reaktion auf das Strafmotiv, um der Strafe des ÜBER-ICH zu entgehen. Dieser Mechanismus läßt sich wunderbar mit der Fabel „Der Fuchs und die Weintrauben" von Jean de LaFontaine erklären. Hier ging der Fuchs so seines Weges, als ihn an einem Haus Weintrauben lockten. Er beschloß, sich welche zu holen. Gesagt, getan – er springt, erreicht jedoch nicht die notwendige Höhe. Er geht etwas weiter zurück, läuft wieder an, schafft es immer noch nicht. Nach mehreren vergeblichen Versuchen sagt er dann verärgert: „Ach was, ich mag gar keine Weintrauben, die sind mir viel zu sauer!" Der Wunsch nach Weintrauben ist ersetzt worden durch die Feststellung, daß er keine Weintrauben möge. So wird ein bestehender Wunsch durch das Gegenteil ersetzt und ist nun nicht mehr erkennbar.

Regression

Das bedeutet Rückkehr der Libido (Triebbedürfnis) auf eine genetisch frühere Stufe beim Auftreten einer Frustration. Vorbedingung für die Regression ist eine Fixierung, das heißt, ein libidinöser Betrag wird bei der Weiterentwicklung auf dieser Vorstufe zurückgelassen.

Eine Fixierung entsteht bei gestörtem Verlauf einer Entwicklungsphase in unserer Kindheit. Kommt es nun zu einer Regression, erfolgt nicht nur eine Rückkehr der Triebe auf einen früheren Entwicklungsstand, sondern auch das ICH mit seinen intellektuellen Fähigkeiten und Möglichkeiten regrediert, das heißt, es kehrt ebenfalls auf den früheren Reifezustand zurück und verfügt dann auch nur noch über die unreiferen Funktionen der damaligen Zeit. Dieser Mechanismus wird uns verständlich, wenn wir uns die normale Triebentwicklung des Menschen vergegenwärtigen. Ein paar Beispiele: Ein Kind, das inzwischen schon sauber war, beginnt nach der Geburt eines Geschwisterchens wieder einzunässen. Oder ein erwachsener Mensch, der in eine Konfliktlage gerät, in der er kämpfen müßte, tut dies nicht, bleibt friedlich, beginnt jedoch zu fressen; sein Triebleben regrediert also auf die orale Phase der Entwicklung. Ich möchte dafür ein Beispiel anfügen:

Hubert, ein netter junger Mann, kommt zu mir mit einem Problem: „Immer wenn ich ein nettes Mädchen kennenlerne und versuchen will, diese Bekanntschaft zu vertiefen, macht es plötzlich klick in mir, und ich verliere das Interesse an diesem Mädchen. Statt dessen verspüre ich dann einen wilden Drang, in eine Konditorei zu gehen, dem ich nicht widerstehen kann. Ich esse dort mehrere Stücke Torte, und danach geht es mir wieder gut. Nur – so werde ich nie eine Freundin haben ..."

Bei allen Beispielen kam es zu einer sogenannten Triebregression auf eine Stufe, auf der eine Fixierung, das heißt ein durch Verwöhnung oder Mangel entstandener Konflikt, bestand. Neben dieser Triebregression findet sehr häufig auch eine ICH-Regression statt, das heißt, die ganze Persönlichkeit schnurrt gleichsam in sich zusammen und wird wieder zum Kind. Auch das Fühlen und das Denken funktionieren wieder so wie damals, also unreif. Sie können dies gut beobachten, wenn beispielsweise zwei erwachsene Männer in Streit geraten. Beide werden wütend, und plötzlich machen sie sich brüllend unqualifizierte Vorwürfe. Auf einen unbeteiligten Außenstehenden wirkt das geradezu albern, denn Logik ist nicht mehr erkennbar, und das Ganze spielt sich auf dem Niveau eines Sandkastenstreits ab, wo man sich gegenseitig mit Sand bewirft, jedoch nicht konkret nach einem sinnvollen Kompromiß sucht. Oder jemand „rastet plötzlich aus", das gesamte Verhalten – sowohl vom Gefühl als auch von den Argumenten her – ist als infantil zu bezeichnen. Ein Beispiel: Ich saß in einem Gartenrestaurant und beobachtete zwei ältere Damen, Schwestern, sicher jenseits der 60, am Nachbartisch. Sie unterhielten sich über viele Dinge, kamen auch auf die Eltern zu sprechen, dann auf die Mutter. Plötzlich wurde die eine ganz ernst, bekam einen verkniffenen Gesichtsausdruck und meinte sinngemäß: „Die Mutter hat dich ja immer vorgezogen, du durftest schon mit ins Kino und später mit ins Theater gehen, und ich mußte zu Hause bleiben. Welche Ungerechtigkeit!" Daraufhin wurde die andere wütend und sagte etwa folgendes: „Das ist gar nicht wahr, du bist immer vorgezogen worden, außerdem durftest du noch so vieles, und ich mußte immer schon vernünftig sein ..." Das Ganze ging noch eine Weile so weiter, beide wurden immer ärgerlicher und verstummten schließlich. Nach einem langen Schweigen konnten sie dann kopfschüttelnd über sich selber und ihre „Kindereien" schmunzeln. Sie waren wieder erwachsen geworden.

Rationalisierung

Ich nenne diesen Mechanismus „Vernünfteln". Es besteht ein scheinbar logischer Zusammenhang bei falscher Verknüpfung. Die dynamische Wurzel wird nicht erkannt. Ideologie ist eine Folgeerscheinung. Bei diesem Abwehrmechanismus wird die inzwischen weiterentwickelte

Logik mißbraucht, um Sachverhalte zu verschleiern, und zwar vor den anderen, aber auch vor sich selbst. Wir alle kennen diesen Mechanismus mehr oder weniger gut, denn er ist sehr weit verbreitet. Hat nicht jeder von uns schon einmal vorher überlegt, welche Argumentation er sich zurechtlegen will, um jemand anderen von der Notwendigkeit von etwas zu überzeugen, das eigentlich nicht wirklich notwendig ist, das man aber einfach gern hätte oder täte? Dies ist ein sehr bewußter Vorgang. So ähnlich, nur nicht ganz so bewußt, läuft der Mechanismus der Rationalisierung ab, der durch Herstellen falscher Verknüpfungen Logik und Vernunft vortäuscht, wobei es aber eigentlich um Gefühl (Wunsch, Angst, Lust, Unlust) geht. Das Muster sieht überspitzt so aus: „Die Kuh hat sieben Beine, weil Kaffee gut schmeckt!" Das ist natürlich eine Karikatur dieses Mechanismus.

Ideologiebildung

Den Ausbau von Rationalisierungen zu systematischen Konstruktionen nennt man neurotische Ideologie; der Ausbau ist unbewußt. Es entsteht die „Vorurteilskrankheit". Die eigenen abgewehrten Triebimpulse werden durch Rationalisierungen abgewehrt, die sich ihrerseits zu einem ganzen Geflecht entwickeln können, das heißt, es entstehen nicht selten systematische Konstruktionen. Wir finden diese Ideologiebildungen auf der Ebene der Seele des einzelnen, aber auch als Gruppenideologien im gesellschaftlichen Umfeld, so etwa Haß auf Homosexuelle oder Juden, Ausländer und so weiter. Ein kleines Beispiel aus dem individuellen Bereich: Ein Mensch hatte es in seiner Kindheit schwer, denn beide Eltern waren autoritär. Nur durch Anpassung konnte er halbwegs stabil in die Erwachsenenwelt hineinwachsen. Bleibendes Relikt: ein reflektorisch auftretender Haß auf Lehrer. Ganz gleich in welcher Situation, unreflektiert erfolgt eine Attacke gegen Lehrer, die etwa so lautet: „Lehrer sind … faul, autoritär, dumm, größenwahnsinnig …".
Beispiele für neurotische Ideologiebildungen sind:

- neurotische Religiosität: Der Kranke ist sehr religiös, nimmt die Regeln seiner Religion sehr ernst, insbesondere die triebeinschränkenden Regeln, und zwar sowohl im Bereich der Nahrungsaufnahme, des Streitens als auch der Sexualität. Die Befolgung dieser Regeln bedeutet einerseits Angstabwehr, andererseits verspricht er sich eine

Belohnung im Jenseits für sein Verhalten. Religiosität wird auch benutzt, um aggressive Impulse auszuleben, die eigentlich vermieden werden müssen, indem andere als minderwertig, weil nicht so gläubig dargestellt werden. Die verdrängte Sexualität wird in veränderter Form trotzdem gelebt, da durch Beachtung und Sicherstellen moralischer Regeln auch bei anderen durch Schnüffelei (Voyeurismus) eigenes sexuelles Erleben möglich wird.

- neurotisches Philosophieren: Das ist die Neigung, durch „philosophische" Ideen die eigene Problematik als ein natürliches und sinnvolles Verhalten darzustellen, die eigenen Hemmungen als Regeln eines philosophischen Systems zu rechtfertigen.
- neurotischer „Ästhetizismus": Angst vor Natürlichkeit und Körperlichkeit führt zu einer ästhetisierenden Weltanschauung, in der alles Natürliche und Lebendige ausgegrenzt wird.

Bei diesen Formen der Ideologiebildung findet ein maskenhaft systematisierter Mißbrauch von Religion, Philosophie und Ästhetik im Dienst der Neurose statt.

Verschiebung

Dieser Mechanismus ist besonders häufig bei den Phobien anzutreffen. So wird etwa die Angst vor einer Autorität auf einen Hund verschoben. Das bedeutet, ein Anliegen (Intention) wird vom ICH von einem Objekt auf ein anderes verschoben, wenn das ursprüngliche blockiert ist. ES und ÜBER-ICH sind lediglich an der Intention, nicht an einem bestimmten Objekt interessiert. Ein Beispiel macht das deutlich: Sie haben großen Ärger gehabt, den Sie nicht loswerden konnten. Indem Sie zu Hause wie wild Holz hacken, den Teppich klopfen oder aggressiv Auto fahren und so weiter, werden Sie ihn los. Bei bestimmten Erkrankungen erfolgt eine Verschiebung von unten nach oben, das heißt, das sexuelle Problem (unten) wird als orales (oben) erlebt, beispielsweise durch die Symptome Erbrechen oder Eßstörungen. Die Verschiebung auf ein Kleinstes bedeutet, daß die Affekte statt auf die betreffende, aber als gefährlich erlebte Person auf ein Bagatellobjekt verschoben werden, wobei sich die Affekte allerdings in Form einer unsinnigen Zwangsidee immer wieder ins Bewußtsein drängen. So wird, wie in der Phobie beschrieben, die Angst auf ein anderes Objekt verschoben.

Konversion

Ein nicht erfüllbarer ÜBER-ICH- oder ES-Wunsch wird körperlich dargestellt, das heißt, der tabuierte Wunsch wird symbolisch ausgedrückt, ohne daß das ICH den Symbolgehalt wahrnimmt. Im Konversionssymptom sind Wunsch und Abwehr vereinigt dargestellt. Ein typisches Beispiel sehen Sie in Alfons. Der abgewehrte Konflikt führte kurz zu einem Angstzustand und entwickelte sich dann weiter zu seiner Armlähmung als Konversionssymptom. Um den Wunsch, den Vater zu erschießen, was Alfons (S. 70) unbewußt ist, nicht mehr erleben zu müssen, erfolgt als Strafe die Lähmung.

Ungeschehen machen

Dieser Vorgang hängt mit der Reaktionsbildung zusammen. Bei der Reaktionsbildung wird eine Haltung eingenommen, die dem ursprünglichen Wunsch widerspricht. Beim Ungeschehen machen wird vollzogen, was tatsächlich oder nur magisch das Gegenteil von etwas anderem darstellt. Ein typisches Beispiel sind Zwangssymptome, die aus zwei Handlungen bestehen. Die zweite Handlung stellt die direkte Umkehr der ersten dar: Ein Mensch dreht den Gashahn auf, um ihn dann wieder zudrehen zu können. Erst dann ist er sicher, daß der Hahn auch wirklich zu ist. In diesen Bereich gehören alle Symptome mit Sühnehandlungen; die Sühne soll vorausgegangene Handlungen tilgen. Bei diesem Vorgang spielt noch der kindliche Glaube an die Möglichkeit magischen Ungeschehenmachens eine Rolle. Magische Handlungen sind vielen von uns aus der Kindheit bekannt: „Wenn ich auf jede zweite Kachel trete, habe ich eine gute Note in der Arbeit."

Isolierung

Tritt dieser Mechanismus auf, hat der Betreffende seine schmerzhaften Impulse nicht vergessen, aber ihre wechselseitigen Verknüpfungen sind ihm nicht mehr klar. Die Wirksamkeit der Isolierung besteht darin, daß voneinander getrennt gehalten wird, was tatsächlich zusammengehört: Ein Erlebnis ist erinnerbar, der dazugehörige Affekt scheint aber zu fehlen, tritt an anderer Stelle ins Bewußtsein. Denken Sie zum Beispiel an eine bestimmte Panne im Fernsehen. Es kommt manchmal vor, daß ein Film abläuft, bei dem der Ton fehlt, der dann zeitversetzt nachfolgt; er paßt nicht zu der momentanen Situation, sondern wäre früher fällig gewesen.

Affektabwehr

Bei diesem Mechanismus werden Affekte (Gefühle) nicht mehr wahrgenommen. Dazu bedient sich die Seele der verschiedensten Techniken:

- Blockierung (Verdrängung von Affekten),
- Aufschub (Affekt kommt später),
- Verschiebung (Affekt erscheint an einer anderen Stelle),
- Affektäquivalente (meistens irgendwelche Symptome),
- Reaktionsbildungen gegen Affekte (beispielsweise betonte Friedfertigkeit).

Wendung gegen die eigene Person

Triebimpulse gegenüber Objekten werden auf das eigene Selbst zurückbezogen. Dies ist ein Sonderfall der Verschiebung. Wir finden dies besonders häufig bei der Aggression. Beispiel: Jemand wird von seinem Chef kritisiert. Ohne sich über die Kritik Gedanken zu machen oder gar ärgerlich zu reagieren, denkt dieser Mensch: „Da habe ich schon wieder einen Fehler gemacht."

Verkehrung ins Gegenteil

Ein affektiver Bedeutungsgehalt wird durch das Gegenteil ersetzt. So wird etwa statt Liebe Haß oder Sadismus als Masochismus erlebt. Bei einer Patientin dauerte es eine ganze Weile in der Therapie, bis sie erleben konnte und zugeben durfte, daß sie ihren Mann keineswegs hingebungsvoll liebt, sondern ihn eigentlich haßt, ja sogar Mordgelüste verspürt, die sie schuldhaft erlebt, weil er damals nicht um sie geworben, sondern sie erst vergewaltigt und ihr dann gesagt hat, daß er das Aufgebot bestellt habe.

Identifikation mit dem Aggressor

Aus Angst und Schuldgefühlen den Eltern gegenüber verschaffen wir uns Angstentlastung dadurch, daß wir den Autoritäten gegenüber selbst aggressiv werden. Beispiel: Ein heranwachsender Mensch wehrt die heimliche Sexualneugier dadurch ab, daß er der Mutter beziehungsweise dem Vater vorwirft, daß er oder sie ihm überall nachspioniere. Benutzt werden kann dieser Mechanismus aber auch in einer Vorstufe zur Abwehr von Realangst. Sigmund Freud zeigte an einem Beispiel, wie ein Kind Zahnarzt spielt, um so die Angst vor diesem Angreifer zu verlieren. So lernt es, vom passiven zum aktiven Partner übergehend, die Angst spielend zu überwinden.

Sublimierung

Unter dem Einfluß des ICH werden Ziel oder Objekt einer Triebregung verändert, ohne daß eine adäquate Abfuhr blockiert wird. Es erfolgt eine Umwandlung in sozial positive Strebungen, das heißt, in Aktivitäten wie besondere Leistungsbereitschaft oder Einsatz für wichtige, sozial akzeptierte und notwendige Aufgaben, aber auch Umsatz in künstlerische oder wissenschaftliche Leistungen.

Strukturmodell in der Zusammenfassung

Abschließend möchte ich zur Illustration ein kleines Beispiel anführen, das die Funktion der einzelnen Instanzen des Strukturmodells verdeutlichen soll:

Ein fremder Mensch kommt auf Sie zu und will Ihnen 1000,– DM schenken. Was passiert? Ihr ES mit seinem Bedürfnis nach unbedingter Triebbefriedigung wünscht, das Geld zu haben. Ihre Gewissensinstanz (ÜBER-ICH) stellt die Frage, ob es moralisch oder ethisch in Ordnung ist, dieses Geld zu nehmen. Ihre ICH-Instanz wird dafür sorgen, daß Sie nachdenken, woher dieses Angebot kommt, welche Motive dahinterstehen könnten, ob eine Verwechslung vorliegt, oder ob der Betreffende vielleicht sogar krank ist.

Als nächstes wollen wir uns der Frage zuwenden, wo und wie die Konflikte in unserer Psyche wirken. Daran knüpft sich die Frage, inwieweit unser ICH, der bewußte und ausführende Teil unserer Seele, durch diese Einflüsse in seiner Funktionalität gestört ist. Wir unterscheiden aus diesem Grunde konfliktfreie und konfliktbehaftete Anteile.

Konfliktfreie Sphäre der Psyche

Es gibt in unserer Seele Bereiche, die frei sind von inneren und äußeren Konflikten. Sie funktionieren ohne Probleme, und wir können ohne Schwierigkeiten Einfluß auf sie nehmen und Veränderungen bewirken oder sie einsetzen, um in anderen Bereichen (inneren oder äußeren) Veränderungen zu bewirken. So ist es beispielsweise häufig problemlos möglich, bestimmte Rechnungen durchzuführen und daraus die richtigen Konsequenzen zu ziehen. Bei einzelnen Menschen allerdings könnte auch der Bereich des Rechnens zu den konfliktbehafteten Teilen der Psyche gehören. Dann gelingt das Ganze nicht mehr so ohne weiteres. Damit sind wir bei dem anderen, dem konfliktbehafteten Bereich, angelangt.

Konfliktbehaftete Sphäre der Psyche

Hier finden sich die Teile unseres Seelenlebens, die durch äußere oder/und innere Konflikte gestört sind und so nicht einwandfrei arbeiten können. Ich möchte das soeben Gesagte noch durch ein Beispiel verdeutlichen: Unser Sehen ist üblicherweise ein konfliktfreier Bereich. Wir nehmen mit unseren Augen optische Eindrücke wahr, diese werden im Gehirn registriert, und durch mannigfache Vorgänge ist Wahrnehmung und damit verbundene Interpretation (dieser helle Fleck ist der Mond, jener eine Laterne) das Ergebnis dieser Vorgänge. Nun gibt es Menschen mit psychogener Blindheit, bei denen wir bei der körperlichen Untersuchung keinerlei Ausfälle feststellen können – und trotzdem sehen diese Menschen nicht. Aus dem konfliktfreien Bereich ist ein konfliktbehafteter geworden, die Augen sind der Ort der Darstellung eines neurotischen Konflikts geworden und funktionieren jetzt nicht mehr in der gewohnten Weise.

Übertragung

Die Übertragung ist eine besondere Form einer gefühlsmäßigen Bindung eines Menschen an einen anderen. Menschen entwickeln immer auch Gefühle füreinander, selbst in ganz banalen, oft auch Situationen von kurzer Dauer. Beispiel: Sie stehen in der Straßenbahn. Direkt neben Ihnen steht ein Mensch. Sie sehen ihn, vielleicht nehmen Sie einen Hauch von Parfüm wahr oder etwas Körpergeruch. Es entstehen in Ihnen Gefühle zu diesem Menschen, ohne daß Sie ein Wort miteinander gewechselt hätten. Dieses Beispiel zeigt einen ganz normalen Vorgang. Neben dieser Art, Gefühle zu einem anderen Menschen zu entwickeln, existiert die Übertragung. Dieser Begriff deutet an, daß wir Gefühle, die wir ursprünglich einem Menschen gegenüber gehabt haben, auf einen anderen übertragen. Meist handelt es sich bei diesen Gefühlen um solche, die wir den Konfliktpartnern in unserer Kindheit gegenüber hatten, also üblicherweise Mutter, Vater, Geschwister, Großeltern und so fort.

Das Wesentliche ist nun, daß bei dem Übertragungsvorgang automatisch diese Gefühle der Kindheit einem anderen Menschen gegenüber entstehen, daß er verzeichnet, also wie der kindliche Konfliktpartner erlebt wird. Die Folgen sind klar: Die Verzeichnung bewirkt, daß der andere zum Beispiel als Gegner erlebt wird, dieser hinwiederum wundert sich, ist seinerseits vielleicht verärgert. In der Folge erhält unser Verzeichner scheinbar die Bestätigung, daß der andere wirklich sein Gegner ist, wie er vermutet hatte. Wir können sehen – keine sehr angenehme Sache.

Es folgt ein Beispiel für eine negative Übertragungsreaktion: Ein junger Mensch sieht auf der Straße einen Polizisten auf sich zukommen, der ihn jedoch kaum zur Kenntnis nimmt. Kurz bevor er den jungen Mann erreicht hat, wendet er sich ihm zu und stellt ihm eine Frage. Der junge Mann bekommt Herzklopfen, vielleicht verspürt er sogar den dringenden Wunsch wegzulaufen, obwohl er nichts Unrechtes getan hat.

Was ist die Ursache? Hat er schlechte Erfahrungen mit Polizisten gemacht? Kann sein, muß aber nicht. Hat er vielleicht einen strengen Vater (gehabt) und muß oder mußte parieren? Das sind zwei verschiedene Ursachen für ein und dasselbe Verhalten. Das eine Mal handelt es sich einfach um eine Erinnerung an eine schlechte Erfahrung, an einen Vorfall mit einem Polizisten, und obwohl dieser jetzt ein anderer Mensch ist, taucht die Angst auf. Das andere Mal werden automatisch auf eine

Respektsperson die gleichen Eigenschaften übertragen, die der Vater hat(te).

Nun gibt es jedoch nicht nur negative Übertragungsreaktionen, sondern natürlich auch positive. Da wird der andere dann als die liebende Mutter, der liebende Vater erlebt. Daß auch dies zu massiven Ungereimtheiten führen kann, ist klar.

Ein Beispiel für eine positive Übertragungsreaktion: Ein junge Frau sucht mich wegen Partnerschaftsproblemen auf. Sie schildert mir, daß sie immer wieder Männer kennenlernt, die sie voller Liebe und hingebungsvoll verwöhnt, dann aber nach relativ kurzer Zeit die Erfahrung macht, daß diese Männer sie wie eine Magd behandeln, sie nicht mehr ernst nehmen, von ihr Dinge verlangen, zu denen sie nicht bereit ist. So geht eine Bindung nach der anderen wieder auseinander. Es stellt sich dann heraus, daß diese Männer alle ein gemeinsames Merkmal haben: Sie lassen sich bedienen, erleben Frauen nicht als gleichberechtigte Partnerinnen, sind eigentlich zu reifer Liebe unfähig. Woran liegt es, daß die junge Frau immer an den Falschen geraten ist? Meine Patientin verliebte sich immer wieder in Männer, die 15 bis 20 Jahre älter und noch nie verheiratet waren, die, ähnlich wie der Vater der Patientin, so richtig „coole Typen" sind. Alle waren durchweg wesentlich älter, hatten Bindungsprobleme, erlebten Frauen als reizvolle, aber gefährliche Spielzeuge, auf keinen Fall als gleichberechtigte Partnerinnen. Durch ihr positives Übetragungsgefühl genarrt, verliebte sie sich immer wieder in Männer, auf die sie ohne Schwierigkeiten die einst für den Vater empfundenen Gefühle übertragen konnte. Wurde ein derartiger Anspruch jedoch geltend gemacht, erfolgte die Flucht. Wie das Schicksal manchmal so spielt, kam der letzte Freund ebenfalls als Patient zu mir, nicht wissend, daß seine ehemalige Freundin sich auch in meiner Behandlung befand. Daher und aus den Erzählungen meiner Patientin stammen meine Schilderungen über die Partner.

Abwehr

Wie erwähnt gibt es im Schichtenmodell den Zensor. Dieser ist mit der Abwehrinstanz identisch, die die Aufgabe hat, Verdrängtes unbewußt zu halten, um das ICH vor ängstigenden Inhalten zu schützen. Diese Abwehr sorgt dafür, daß die für die Übertragungsreaktionen verantwortlichen Konflikte unbewußt bleiben. Sie wacht darüber, daß keine Veränderungen in die Tiefen des Unbewußten gelangen, die gefährlich sein oder als gefährlich erlebt werden könnten. So wird sie möglicherweise zu einem Hindernis bei der Suggestivtherapie, und zwar sowohl bei Wach- als auch bei Hypnoidsuggestionsformen. Wir werden später hören, wie wir lernen, diese Abwehr zu überlisten.

Entwicklungspsychologie: Phasen kindlicher Entwicklung

Die Entwicklung eines Menschen läßt sich auf vielfältige Weise beschreiben. Die biologische Betrachtung sieht in Kurzform etwa so aus: Aus den Keimzellen wird die Zygote, aus der ein Mensch über verschiedene Zwischenstufen heranwächst, selbst wieder für die nächste Generation sorgt und dann stirbt. Psychologisch betrachtet könnte man in zusammenfassender Beschreibung ausführen: Über mannigfache psychische Reifungsschritte wird aus dem völlig abhängigen Fötus ein reifer Mensch, der für Nachkommen sorgt und dann alternd dem Tode entgegensieht. Soziologisch sieht das beispielsweise so aus: Ein Individuum gelangt durch Geburt in ein soziales System, übernimmt soziale Funktionen in der Arbeit und Partnerschaft, kommt seinen generativen Auftrag nach, um sich dann, in der Randgruppe der Alten, bis zum Tode von der Gemeinschaft versorgen zu lassen.

Wir wollen uns hier der entwicklungspsychologischen Seite des Menschseins zuwenden, um auf diese Weise Einblicke in das Werden und die damit verbundenen Gefährdungen zu erlangen, die dann später, als neurotisch bezeichnet, zu Symptomen wie der Angst führen können. Es wäre ganz gut, immer wieder auch im Teil über die neurotischen Entwicklungen zu blättern (S. 19ff.), um die Zusammenhänge besser erkennen zu können. Bei unserem Erkundungsweg durch die psychische Entwicklung des Menschens wollen wir nicht alle Einzelheiten erkunden, sondern uns auf die wesentlichen Dinge beschränken, die für unsere Betrachtungsweise wichtig sind.

Die Entwicklungspsychologie beschäftigt sich mit der Entwicklung des Menschen von der vorgeburtlichen Zeit bis zum Erwachsensein (und eigentlich bis zum Tode) und gewährt uns Einblicke in die Chancen und Gefährdungen menschlicher Entwicklung. Das menschliche Werden beginnt, sobald sich Samen- und Eizelle vereinen und der Wachstumsprozeß anfängt. Wann die ersten Gefühle, das erste noch so rudimentäre Denken auftreten, wissen wir nicht. Es gibt Theorien, die bestimmten Trauminhalten bestimmte vorgeburtliche Zustände und Situationen zuschreiben, aber wir wissen das nicht mit Sicherheit. Sicher scheint zu sein, daß die psychische Gestimmtheit der Mutter, ebenso wie Ernährungsgewohnheiten, Rauchen und Trinken einen Einfluß auf das werdende Leben haben. Letzteres gilt als gesichert. Daß die Gefühle, die die Mutter während der Schwangerschaft hat, ebenfalls Einfluß haben, ist wahrscheinlich. Das eigentliche Leben beginnt auf alle Fälle lange vor der Geburt. Mütter wissen, daß Kinder nicht nur zufällig Turnübungen im Bauch machen, sondern daß diese auch durch Gefühle der Mutter ausgelöst werden können. Weiterhin wissen wir, daß Kinder in den letzten Monaten der Schwangerschaft schon hören, denn ein lautes Geräusch in der Außenwelt führt zu deutlichen Reaktionen des Kindes. So erfährt das Kind eine ständige Geräuschkulisse nicht nur von außen, sondern vor allem auch aus dem Körper der Mutter.

Lassen Sie uns ein wenig phantasieren, was sich da wohl im Bauch abspielen könnte: Das Kind lebt in einer dunklen, warmen, unkomplizierten Welt, sofern keine äußeren Probleme durch Krankheit der Mutter oder ähnliches auftreten. Es wird durch eine Pipeline, die Nabelschnur, ständig ernährt, lebt abgepolstert, schwimmend gelagert und gesichert. Nahrung wird durch die Nabelschnur ebenso kontinuierlich zugeführt wie Sauerstoff. Das Kind fühlt sich also als das Zentrum der Welt, hat alles im Griff, nichts ist problematisch, bis, ja bis dann das Ganze plötzlich recht unangenehm wird. Da wird es eng, das Kind wird zusammengedrückt, teilweise entstehen neue Gefühle, ängstigende Wahrnehmungen, ausgelöst durch Luftnot, die aber wieder vergehen. Plötzlich wird es hell (wir sehen in den ersten drei Monaten nur hell und dunkel), kalt und ungemütlich. Es entsteht innere Wut, Angst und das Gefühl zu ersticken, die ersten Schreie folgen, diese beseitigen die Luftnot. Resümee für das Kind: „Alles klar, alles im Griff. Da war nur eine kleine Unregelmäßigkeit, aber ich beherrsche das, ich muß nur schreien, dann wird es warm und angenehm.“ Nach einer bestimmten Zeit treten Schmerzen grimmiger Art im Bauch auf: der Hunger. Das kannte unser kleiner Erdenbürger bisher noch nicht. Das Kind schreit, dann füllt sich der Mund, es schluckt, der Schmerz läßt nach, verschwindet. Kleine Pause, Nachdenken, dann: „Alles klar, alles im Griff, ich regle das. Ich muß nur schreien, dann verschwinden die Schmerzen, das Leben wird zwar komplizierter, aber Schreien beendet die Probleme!“ Zunächst kann das Kleine seine Vorstellung, es sei allmächtig, noch aufrechterhalten, aber mit der Zeit wird alles immer komplizierter und schwieriger. Es wird immer öfter die Erfahrung machen, daß es nicht zum Erfolg kommt, daß die falsche Reaktion auf das Schreien folgt. So dämmert ihm im Laufe der ersten Monate des Lebens langsam die Erkenntnis: „Ich bin nicht allmächtig, bin nicht alles, da gibt es zumindest noch etwas, das nicht immer so tut, wie ich will.“ Bis es zunehmend erkennt: „Außer mir gibt es zumindest noch einen Menschen.“ Dann: Es gibt mehrere Menschen, vertraute und unvertraute, bis schließlich die ganze Wirklichkeit erahnt wird. Diese Phantasien stammen von dem berühmten Psychoanalytiker Sandor Ferenczi. Wie gesagt, es sind Phantasien, aber so oder so ähnlich könnte sich der Beginn eines Lebens im Normalfall abspielen.

Bleiben wir noch ein wenig bei den ersten Monaten des Lebens nach der Geburt. Wenn das Kind geboren wird, besteht eine sehr enge Gefühlsbindung zwischen Mutter und Kind: die Mutter-Kind-Symbiose. Mutter und Kind haben eine sehr enge, sehr direkte Gefühlsbeziehung zueinander, die weit über die Möglichkeiten der fünf Sinne hinausgeht. Beide geben sich gegenseitig Liebe, Vertrauen und Zärtlichkeit. Das Kind kann die geheimsten Regungen der Mutter direkt spüren, auch die Mutter kann die Vorgänge im Kind in ihrem eigenen Körper oder auch in ihrem Fühlen wahrnehmen. Dieser ganzheitliche (koenaesthetische) Zustand verliert sich im Laufe des ersten Lebensjahres immer mehr, bis dann die Beziehung nur noch über die fünf Sinne indirekt möglich ist, wie bei den meisten erwachsenen Menschen auch. Das Kind spürt Liebe ebenso wie Ablehnung, auch versteckte Ablehnung, die sich hinter besonders starker Zärtlichkeit und Fürsorge verbergen kann. Das kann zu erheblichen Ernährungsstörungen und ähnlichem führen. Ein Kind kommt voller Zutrauen und mit einem Gefühl zur Welt, das etwa so aussieht: „Alle lieben mich, mögen mich, sind für mich da, es gibt überhaupt keinen Zweifel, keine Ablehnung, keine Feindseligkeit." Die Welt, die jetzt aus der Mutter besteht, wird wahrgenommen über Lageempfindungen, Tiefensensibilität, Hautkontakt, Wärme, Art des Hautkontaktes, Art des auf-die-Bedürfnisse-Eingehens und so weiter. Die Art und Menge der Ernährung ist ein ebenso wesentlicher Maßstab für die Bewertung der Welt wie Wichtigkeit, Häufigkeit und Qualität des (Haut)kontaktes. Zunächst werden alle angenehmen Erfahrungen der sogenannten guten Mutter und alle negativen Erfahrungen einer bösen Mutter zugeschrieben. Im Laufe des ersten Lebensjahres macht das Kind die Erfahrung, daß gute und böse Mutter ein und dieselbe Person sind, und es muß die beiden Anteile in seinem Welt- und Selbstbild unterbringen. Wird das Kind gänzlich abgelehnt, entsteht die Angst, die Mutter zu verlieren, gekoppelt mit allgemeiner Angst, Mißtrauen und mit zum Teil tödlichen Krankheitsfolgen beim Kind. Überwiegen die negativen Erfahrungen, entsteht im Kind das Gefühl, nicht geliebt zu werden, sowie Angst, die Liebe der Mutter zu verlieren. In der Folge kann die Gewißheit nicht wachsen, daß die Mutter verläßlich ist. Statt dessen verstärkt sich das Gefühl des Verlassenwerdens, so daß eine Trennungsangst für das ganze weitere Leben erhalten bleibt. Diese Trennungsangst zeigt sich unter anderem in der Unfähigkeit, allein zu sein. Verläuft die Entwicklung im ersten Lebensjahr ohne Probleme, entwickelt sich ein rudimentäres, archaisches Gefühl von ICH-Identität. Es entsteht Vertrauen der Mutter, aber auch sich selbst und dem eigenen Körper gegenüber. So ist das Grundgefühl vorhanden: „Ich werde mit allen Dingen des Lebens irgendwie fertig."

Wenden wir uns nun der Zeit nach dem ersten Lebensjahr zu. Bekannt ist diese Zeit durch den Begriff „Trotzphase", die vom zweiten bis zum vierten Lebensjahr dauert. In dieser Zeit lernt das Kind, sich gegen seine Umwelt abzugrenzen. Nicht mehr Schmusen und Kuscheln ist das Wichtigste, sondern die Möglichkeit, zu ergründen, wie weit seine Macht reicht, ob es, obwohl so klein, gegenüber den Erwachsenen mächtig oder ohnmächtig ist. Kampf ist angesagt.

Hinzu kommt die Entdeckerleidenschaft. Das Kind will alles ergründen, anfassen, untersuchen. Es hat, nachdem es aufrecht stehen kann, die Erkenntnis: „Ich bin so klein, die Eltern sind so groß, ich bin der Zwerg, die Eltern sind die Riesen.“ Aus dieser Zeit stammen wohl auch die entsprechenden Märchen. Zudem lernt das Kind laufend neue Worte, übrigens viel eher nein als ja, und beginnt, auf eine neue Weise zu denken. Es erklärt Handlungen, ordnet für sich Vorgänge der realen Außenwelt und sucht nach Zusammenhängen zwischen Ereignissen. Das geschieht natürlich noch nicht so, wie Erwachsene das tun, sondern nach ganz einfachen und auch anderen Regeln, dem Entwicklungsstand des Kindes entsprechend. Es erlebt die Welt auf eine magisch-animistische Weise, das heißt, alles in der Welt scheint belebt zu sein. Der Stein, an dem sich das Kind stößt, ist böse, die Sonne, die wärmt, ist lieb usw. Es teilt die Menschen ein in Riesen und Zwerge, gut und böse, erlebt entweder Macht oder Ohnmacht, es gibt nur schwarz oder weiß. Daraus ergeben sich ganz typische Entwicklungsschritte, aber auch Kampfebenen mit vorzugsweise der Mutter oder der entsprechenden Beziehungsperson.

In dieser Zeit sind wichtig:

- die Reinlichkeitserziehung,
- das Motorisch-Aggressive,
- Eigensinn und Trotz,
- Macht/Ohnmacht, Riese/Zwerg,
- magisches – belebtes Weltbild.

Das alles gehört zusammen und bedingt sich teilweise gegenseitig. In dieser Zeit spürt das Kind zum ersten Mal seine eigene Macht, die es der Mutter gegenüber ausspielen kann. Dabei geht es um die Frage: „Soll ich in die Hose oder in das Töpfchen machen?“ Das Kind kann nämlich seit kurzem den Schließmuskel willkürlich betätigen, kann der Mutter gefällig sein oder auch nicht. Dieses „oder auch nicht“ wird immer wichtiger, denn das Kind muß um seine Autonomie, seine Eigenständigkeit kämpfen. Geboren werden wir völlig abhängig, irgendwann sollen wir erwachsen und selbstverantwortlich sein. Dies ist der Entwicklungsprozeß, der zur Selbstverantwortung führt. In dieser Phase geht es darum, sich und der Mutter klarzumachen: „Ich bin auch wer, habe einen eigenen Kopf, trotze, bin eigensinnig.“ Eigenen Sinnes sein bedeutet, mitreden zu wollen. Auch wenn das noch nicht so gut geht wie bei Erwachsenen – es muß sein! Manche Eltern vergessen das. Der

Zwerg muß gegen die Riesen den Aufstand proben. Die Riesen müssen dies verstehen und den Zwerg auch mal gewinnen lassen, aber da Grenzen setzen, wo es für das Kind notwendig ist – und nicht dann, wenn es für die Eltern nur unbequem wird. Das nervt, und dazu kommt die neue Beweglichkeit, denn das Kind kann ja nun laufen. Der Entdecker- und Forscherdrang läßt nichts unbeachtet, alles ist gefährdet, die Eltern können gar nicht genug aufpassen. Und dennoch, das motorisch-Expansive, das die Welt Erobern, Begreifen, Erforschen ist notwendig. Das gibt Konflikte! Und vor allem, die Eltern werden, schon wie im ersten Jahr, an ihre eigene Kindheit erinnert. Das Kind tut Dinge, die man selbst möglicherweise nicht tun durfte – und was passiert dann?

Es geht für das Kind auch um die Modalitäten des Festhaltens und Loslassens. Jetzt entsteht die Tendenz, wie mit diesen Möglichkeiten später umgegangen wird. Beim Festhalten kann dies entweder zerstörendes und grausames Besitz- und Zwangsverhalten oder vorgeprägtes Verhalten von Sorge und Fürsorge sein, beim Loslassen entweder böswilliges Freisetzen zerstörerischer Kräfte oder entspanntes Gehenlassen, Seinlassen. Die Erziehung muß Freiheit und Entwicklungsmöglichkeit bieten, gleichzeitig haltgebende Grenzen setzen. Die Erziehenden dürfen das Kind nicht beschämen und müssen es vor frühem Zweifel schützen. Diese Zeit ist entscheidend für das Verhältnis von Liebe und Haß, Zusammenarbeit und Eigensinn, Freiheit der Selbstentfaltung und ihrer Unterdrückung. Die Entwicklung schreitet aber fort. Das Interesse des Kindes richtet sich im Verlauf des vierten Lebensjahres immer mehr auf seine Sexualorgane. Der Penis und die Klitoris werden als Lustspender immer wichtiger. Während bisher, etwa seit Ende des ersten Lebensjahres, Selbstbefriedigung in rudimentärer Form stattfand, bekommt sie nun eine eindeutige sexuell-erotische Komponente. Auch Denken und Phantasien kreisen immer mehr um diesen Lebensbereich. Es entstehen die kindlichen Sexualphantasien. Der Geschlechtsunterschied wird nun für das Kind erstmals ansatzweise in seiner Bedeutung erkannt, die Suche nach der eigenen Geschlechtsrolle ein ganz wichtiges Thema. Neben der immer wichtiger werdenden Beschäftigung mit dem eigenen Genital und der Selbstbefriedigung nimmt auch das Interesse am anderen Geschlecht zu. Es entwickeln sich die Teiltriebe des Schauens und sich Zeigens. Die Kinder beginnen mit den Doktorspielen, die zu all diesen Fragen Antworten und den auftauchenden Gefühlen Befriedigung verschaffen sollen. Der Junge erlebt nun voller Stolz sein Glied; Größenvergleiche gehören zu den typischen Verhaltensweisen ebenso wie das ständige Zeigen und Schauen wollen. Das Mädchen erlebt diese Gefühle nicht in erster Linie an der Klitoris, sondern eher mit seinem ganzen Körper, der als Ganzes erotisiert wird. Beide versuchen nun, auf den anderen mit ihrem Körper zu wirken. Nun werden sexuelle Neugier und Begehren immer deutlicher personenbezogen. Das Mädchen beginnt immer mehr, seinen Vater erotisch zu begehren, während der Junge sich bemüht, die Mutter zu erobern. Äußerungen der Kinder, man wolle den entsprechenden Elternteil später heiraten, sind uns allen bekannt. Wir nennen diese Zeit die Zeit der ersten phantasierten Ehe. Der Junge liebt nun seine Mutter heiß und innig und haßt seinen Vater. Zu dieser Zeit herrscht noch der Mechanismus der Projektion vor, das heißt: „So wie ich denke und fühle, denkt auch der andere." Darum befürchtet der Junge Haß und Eifersucht mit der gleichen Stärke beim Vater und bekommt fürchterliche Angst. Da es bei diesem Konflikt für den Jungen um die Sexualität und damit um sein geliebtes Glied geht, befürchtet er, der Vater könne ihm zur Strafe eben dieses wegnehmen (Kastration). Die Lösung für den Jungen sieht dann so aus: Da er den Vater ja nicht nur fürchtet, sondern auch liebt, identifiziert er sich mit diesem als Ideal und faßt für sich den Entschluß, später einmal ein ebenso toller Mann wie der Vater zu werden und dann eine ebenso tolle Frau zu finden wie die Mutter. Dieser Verzicht macht es ihm möglich, die Angst vor dem Vater zu verlieren und gleichzeitig weiterhin zärtlich an seiner Mutter zu hängen.

Beim Mädchen verläuft die Entwicklung etwas anders. Während beim Jungen die Mutter vor und während dieser Zeit das begehrte Objekt von Zärtlichkeit und Liebe war, muß das Mädchen einen Wechsel vollziehen – weg von der Mutter (die bisher die wichtigste war) hin zum Vater. Werbend wendet sich nun das Mädchen dem Vater zu – mit der Folge, daß ähnlich wie beim Jungen Haß und Eifersucht auf die Mutter entstehen. Es hofft nun, ebenso wie die Mutter vom Vater begehrt zu werden (was aber gleichzeitig auch ängstigt), und hofft, von dem Vater ein Kind zu bekommen. Ähnlich wie beim Jungen wird nun die Mutter als gefährliche Person, von der Vernichtung droht projektiv verzeichnet, so daß auch hier nur der Ausweg bleibt, sich mit der Mutter zu identifizieren (ich werde so wie die Mutter, dann werde ich später auch so einen tollen Mann haben), um so die Angst zu verlieren und dem Vater gegenüber weiterhin zärtliche Gefühle haben zu dürfen. Die Vorgänge in dieser Entwicklungsphase sind im Grunde genommen noch viel komplizierter, für unsere Überlegungen reicht jedoch dieser Anteil des Geschehens aus.

Typische phasenspezifische Konflikte

Schauen wir uns noch einmal an, was wir über die Entwicklung des Kindes gelernt haben, so können wir bestimmten Entwicklungszeiten ganz typische Konflikte zuordnen, die gegebenenfalls zu bestimmten psychischen Veränderungen führen können. Hierher gehören:

Angst vor Nähe
Dies bedeutet, daß ein Mensch die körperliche und/oder psychische Nähe eines anderen Menschen nicht ertragen kann. Kommt ihm ein anderer zu nah, führt dies zu Angst und zu einem Abwehrreflex, der zum Abbruch des Kontakts führen kann. Besonders unerwartet geschieht dies, wenn eine für die meisten Menschen unbedeutende Äußerung eine derartige Reaktion hervorruft.

Angst vor Distanz
Es gibt Menschen, die können es nur schwer ertragen, wenn ein anderer einen bestimmten Abstand halten muß. Auch hierbei kann es sich sowohl um körperlichen wie psychischen Abstand handeln. Manchmal sind Angst vor Nähe und Angst vor Distanz gleichzeitig vorhanden, und eine Beziehung zu einem derartigen Menschen ist durch ständiges Oszillieren um einen bestimmten Grad der Nähe gekennzeichnet. Wird dieser Grad verlassen, reagiert der Betroffene mit Angst, Flucht oder Aggression.

Angst vor Objektverlust
Dies ist die Angst, einen geliebten Menschen zu verlieren, die sich ständig und nicht korrigierbar immer wieder aufdrängt.

Trennungsangst

Diese Angst entsteht, wenn die Gefahr einer Trennung auftritt, daß eine Beziehung auseinandergeht, oder daß eine Auseinandersetzung notwendig wird. Wenn jemand, der unter Trennungsangst leidet, sich streiten muß, bekommt er Angst, den anderen zu verlieren, da für ihn Streit Trennung und Verlust bedeuten.

Angst vor Verlust der Liebe des Objektes

Hier geht es nicht darum, den anderen Menschen als Person zu verlieren, sondern um die Angst, nicht mehr geliebt zu werden.

Macht-Ohnmacht-Kampf

Hierbei handelt es sich um die Riese-Zwerg-Problematik. Menschen können auf die vielfältigste Weise in diesem Konflikt steckengeblieben sein. Der eine muß sich ständig unterwerfen, der andere gerät in allen nur erdenklichen Situationen in Dauerstreitigkeiten. Außerdem gibt es noch eine ganze Palette von Zwischenmöglichkeiten wie beispielsweise den Zauderer, den Provokateur, den Eigensinnigen, den Zwanghaften, den Skrupulösen, den Ästhetiker, den Pedanten.

Autoritätsangst

Hier zeigen sich unter anderem dauerndes Kämpfen, Unterwerfen, identifikatorisches Nachahmen, blanke Angst vor Autoritäten, Blackout, Arbeits- und Lernstörungen, um nur einige Symptome zu nennen.

Angst vor der eigenen Körperlichkeit

Der eigene Körper und seine Funktionen bereiten Angst. Oft findet sich daher eine körperfeindliche, intellektualisierende Weltschau und ein entsprechender Umgang mit anderen Menschen.

Sexualangst

Angst vor der eigenen Sexualität und der Sexualität der anderen mit mannigfachen Symptomen wie Schüchternheit, Erröten, Impotenz, Frigidität, Scheidenkrampf und anderes.

Geschwisterrivalitätsangst:

Geschwister mögen sich nur ausnahmsweise. Dies klingt wie eine Provokation, ist aber eine bekannte Tatsache. Warum sollen sich unsere

Kinder lieben, nur weil wir Eltern alle unsere Kinder lieben. Obwohl doch das eine Kind nach Tante Agathe aus Vaters Familie kommt und das andere nach Onkel Fritz aus Mutters Verwandtschaft und die doch so verschieden sind? Sie erinnern sich, zusätzlich zu diesem Aspekt gibt es zwischen Geschwistern ganz typische Konflikte wie in dem Beispiel auf Seite 104, die Begebenheit im Gartenrestaurant. So erleben die ältesten ihre Situation in typischer Weise problematisch. Sie sind zum Beispiel das Übungskind, denn die Eltern haben noch keine Erfahrung mit Kindererziehung, sind oft ängstlich, andererseits auch besonders stolz auf das erste Kind. Kind Nummer zwei hat es da leichter, alles geht da unkomplizierter, es darf auch früher mehr tun. Ältere erleben die Geburt des zweiten Kindes als Katastrophe, denn plötzlich sind sie entthront, die Mutter kümmert sich viel mehr um das Neugeborene. Andererseits hat das zweite es auch schwer. Immer wenn es etwas neu kann, kann es das ältere Kind bereits. Außerdem ist es stärker, kann sich meist besser durchsetzen und ist schon geschickter, weil in der Entwicklung weiter. So fühlt man sich als „ewig Zweiter". Das erste Kind soll immer schon vernünftig sein, muß Verständnis haben für das kleine Wesen. Das zweite soll (warum eigentlich?) einsehen, daß ältere einfach, weil sie älter sind, schon mehr dürfen. Dies sind nur einige Gedanken zum Thema Geschwisterrivalität. Über dieses Thema ließe sich ein eigenes Buch schreiben. Derartige Konflikte können sich in Form von Übertragungen sowohl am Arbeitsplatz als auch in einer Partnerschaft bemerkbar machen.

Weitere Ängste

Zu nennen sind hier die Angst, homosexuell beziehungsweise lesbisch zu sein, Angst vor dem anderen Geschlecht, Angst vor Schwangerschaft oder Rivalität mit dem anderen Geschlecht, um nur einige zu nennen.

Entstehen neurotischer Konflikte

Ein kindlicher Konflikt in der Außenwelt führt zu einem innerseelischen Konflikt. Konflikte der Außenwelt können zwischen Kind und Vater, Kind und Mutter oder Kind auf der einen Seite und Vater und Mutter auf der anderen Seite, gegebenenfalls auch als Konflikt zwischen Kind und Geschwistern, selten auch zwischen Kind und einer anderen Person bestehen. Details werde ich später an einigen Beispielen verdeutlichen. Aus dem Konflikt der Außenwelt wurde ein verinnerlichter Konflikt, der sich nun fast ausschließlich in der Seele des

Kindes abspielt. Wie das funktioniert, werden wir noch verstehen lernen.

Dieser innerseelische (intrapsychische) Konflikt wird verdrängt, das heißt, er ist dem Kind nicht mehr bewußt, auch nicht erinnerlich. An dieser Stelle der Erinnerung ist ein Loch, ein Nichts (S. 101f.). Das klassische Beispiel stammt von Sigmund Freud. Es handelt sich um die Pferdephobie des kleinen Hans. Dieser hatte Angst vor seinem Vater, verschob seine Angst vor dem Vater auf ein unbewußtes Triebsymbol, das Pferd. Jetzt hatte er keine Angst mehr vor dem Vater, wohl aber vor Pferden (Abwehrmechanismus der Verschiebung, S. 106).

Die Angst ist bei der Phobie an ein Objekt gebunden. In den meisten Fällen ist die Angst jedoch diffus, eine sogenannte frei flottierende Angst, die wesentlich schwerer zu handhaben ist als die Angst vor bestimmten Objekten oder Situationen. Wie schon erwähnt, steht am Anfang ein kindlicher Konflikt mit der Umwelt, der dann internalisiert (verinnerlicht) wird, durch Verdrängung unbewußt geworden ist und nun aus dem Unbewußten heraus versucht, wieder bewußt zu werden, gleichsam wie ein wildes gefangenes Tier, das sich zu befreien versucht. So lauert dieser Konflikt nur auf Schwächen der Abwehr, um sie zu durchbrechen. Dies kann auf mannigfaltige Art geschehen. Eine Möglichkeit ist eine sogenannte Versuchungssituation, das heißt eine Situation, die geeignet ist, an das Verdrängte zu erinnern, indem es an die verpönten Wünsche erinnert und damit den inneren Triebdruck verstärkt, so daß in der Psyche Alarm gegeben wird. Dies geschieht durch das Symptom der Angst. Es beginnt ganz schwach, vielleicht zunächst mit Unlust, dann mit Unwillen, steigert sich über leichte Formen der Ängstlichkeit bis hin zur Panik. Dieses Alarmsymptom dient als Schutz der Seele vor Gefahren von außen, aber ebenso von innen, wie sie beispielsweise entstünden, wenn das Verdrängte wieder bewußt würde.

Bei der Phobie nun tritt dieses Symptom bei Objekten oder Situationen auf, die das seelische Gleichgewicht zu beeinträchtigen drohen. Der betreffende Mensch kann diese Gefahr durch Vermeidung dieses Objektes, dieser Situation, beseitigen. Oft gelingt diese einfache Angstabwehr jedoch nicht, die Angst ist zu stark, läßt sich durch den Mechanismus der Verschiebung nicht ausschließlich auf ein Objekt verschieben, Teile der Angst bleiben ungebunden und wirken weiter. Je weniger dies gelingt, um so mehr Objekte oder Situationen werden gemieden, oder aber dieses Abwehrkonzept versagt. Zurück bleibt ein Zustand der frei flottierenden Angst, wie wir es bei der reinen Angstneurose kennen. So zeigt sich eine sehr enge Verbindung mit fließenden Übergängen von der reinen Phobie über die Angsthysterie bis zur Angstneurose, aber auch Angstzuständen anderer Ursachen. Ebenso bestehen sehr enge Beziehungen zwischen Phobie, Angst und Zwang. So haben die Zwänge eine sehr interessante Beziehung zu den Phobien. Man kann eine Phobie nämlich mit gutem Recht eine Zwangsbefürchtung nennen. Die Phobie führt zu Zwangshandlungen, und zwar zu solchen, deren Motiv die Phobie darstellt. Ein typisches Beispiel ist der Waschzwang. Das Motiv dieses Zwanges ist die Befürchtung, sich mit genitalen und prägenitalen Dingen zu beschmutzen.

Kindliche Konflikte und Auslösesituationen

Ich möchte diese Thematik an einigen Beispielen aus meiner Praxis verdeutlichen.

Erna

Erna fährt auf der Autobahn – der erste eigene Urlaub im ersten eigenen Auto, ohne irgendwelche Einflüsse von außen. Der Verkehr wird dicht, immer dichter, die Autos um sie herum wirken immer bedrohlicher, sie fühlt sich eingeschlossen, bekommt Angst, Herzrasen, das Gefühl, flüchten zu müssen, zwingt sich, im Wagen zu bleiben. Als der Stau sich langsam auflöst, steuert sie völlig verschwitzt die erste Raststätte an. „Ich stank fürchterlich, hatte auch etwas in die Hose gemacht aus Angst.“ Sie konnte in der Raststätte duschen und sich umziehen. Danach saß sie völlig erschöpft und schlapp im Restaurant und versuchte, sich mit Kaffee wieder fit zu kriegen. Sie fuhr dann nach einiger Zeit auch weiter, hatte aber immer wieder Herzrasen. Das komme auch jetzt noch gelegentlich vor, berichtete sie bei ihrem ersten Besuch. Die Autobahn meidet sie seitdem, wo sie nur kann, weil sie jedesmal panische Angst bekommt und sich zwingen muß, das durchzustehen. Das gelingt ihr dann auch!

Lebensgeschichte: Erna ist das einzige Kind, Vater war sehr alt, die Mutter war, seit sie sich erinnern kann, herzleidend. Immer wenn sie als Kind ungezogen war, „hat meine Mutter sich so aufgeregt, daß sie einen Herzanfall bekam." Sie fährt fort: „Als Kind fühlte ich mich dann immer schuldig. Später begann ich, sie deshalb zu hassen." Als Erna zwölf Jahre alt war, starb der Vater. Erna war sehr traurig, die Mutter wurde zunehmend kränker, klammerte sich an Erna. Erna kümmerte sich nun ganz um ihre leidende Mutter. Ein Lehrer in ihrer Schule, der Biologielehrer, noch recht jung, stand ihr mit Rat und Tat zur Seite. Er wurde ihr väterlicher Freund. Als dann seine Frau und sein Sohn bei einem Unfall ums Leben kamen, tröstete Erna auch ihren väterlichen Freund, „um ihm wenigstens einen Teil von dem zurückzugeben, was er mir gegeben hatte." Es entwickelte sich eine immer tiefergehende Freundschaft. Als sie ihm von ihrem geplanten ersten Urlaub erzählte, wirkte er gar nicht erfreut. Am Tag, bevor sie losfuhr, trafen sie sich noch einmal, und da erfuhr sie, daß er auch in Urlaub fahren werde und sie an ihrem Urlaubsort besuchen wolle. „Darauf freute ich mich gar nicht so sehr, wie ich es wohl hätte tun sollen."

Interpretation: Die Beziehung Ernas zu ihrer herzneurotischen Mutter war recht problematisch. Die Mutter fühlte sich stets überfordert, wollte selbst Liebe, konnte nie Liebe geben. Erna entwickelte aus diesem Grund die falsche Erfahrung: Liebe bedeutet, gelobt zu werden, als Ersatz für die eigentliche, wirkliche Liebe, die keine Begründung braucht und kennt. Die Beziehung zum Vater war sehr eng, er wurde nicht nur als ödipales Liebesobjekt, sondern auch als verständnisvolle, warmherzige Mutter erlebt. Der frühe Verlust des Vaters führte Erna in eine neue ödipale Bindung zu ihrem Lehrer, ohne daß ihr das natürlich in allen Konsequenzen klar sein konnte. Das Verhalten ihres väterlichen Freundes, sie in ihrem ersten eigenen Urlaub besuchen zu wollen, aktualisierte ödipale Ängste, die das Symptom der Autobahnangst mit Herzrasen und leichter Harninkontinenz entstehen ließ.

Christian

Christian, etwa 20 Jahre alt, still, zurückhaltend, kommt zu mir wegen anfallartig auftretender Angstattacken, in denen er sich völlig hilflos fühlt, den Eindruck hat, die Welt um ihn herum zöge sich zurück. Er spürt dann seinen Körper nicht mehr richtig, hat das Gefühl, der Körper sei fremd, ebenso wie die Welt um ihn herum. Erstmals trat dieser Zustand im Zusammenhang mit einem Unfall auf. Er war auf der Straße ausgerutscht und so unglücklich gefallen, daß er sich den rechten Unterschenkel gebrochen hatte. Als er auf dem Boden lag und nicht mehr aufstehen konnte, die Schmerzen immer stärker wurden, blieben viele Leute stehen. Jemand rief den Krankenwagen, und eine Frau mittleren Alters hockte sich neben ihn und redete tröstend auf ihn ein. Sie nahm ein Taschentuch, wischte ihm den Schweiß von der Stirn, und schließlich streichelte sie ihn am Arm. In diesem Moment entstand zunächst ganz kurz ein sehr schönes Gefühl, das aber sofort verschwand und einem unfaßbaren Angstgefühl Platz machte. Im Krankenhaus ebbte dieses Gefühl langsam ab. Seither tritt der Angstanfall immer wieder in unregelmäßigen Abständen auf. Mit Sicherheit kommt er dann, wenn Christian den Eindruck hat, jemand sei nett zu ihm oder schaue ihn auch nur freundlich an.

Lebensgeschichte: Christians Vater ist unbekannt, Christian ist durch Vergewaltigung entstanden. Die Mutter gab ihn nach der Geburt in ein Heim, kümmerte sich praktisch nicht mehr um ihn. Im Heim war er ein Einzelgänger, hatte praktisch keinen Kontakt. Probleme regelte er durch massive, oft ungebremste aggressive Kämpfe, so daß er von den anderen weitgehend in Ruhe gelassen wurde. Nach dem Schulbesuch folgte eine Lehre als Einzelhandelskaufmann, die er erfolgreich abschloß. Er arbeitet noch heute in seiner Lehrfirma, einem recht großen Betrieb, ist auch hier ohne Kontakt. Beziehungen jeder Art vermeidet er, Annäherungsversuche blockt er abrupt und ungeschickt ab. So hat er keine Bekannten, keine Freunde, keine Freundin. Seine Freizeit verbringt er mit Fernsehen, Lesen, Wandern und Bergsteigen.

Interpretation: Die Angst hat bei Christian eine viel frühere Wurzel als bei Erna. Die Störung liegt schon im ersten Lebensjahr, die Beziehungen zu den Menschen bleiben sehr zwiespältig, unvertraut, von Angst und Mißtrauen geprägt. Ein sehr starkes Autarkiestreben läßt sich von Anfang an bei ihm beobachten. Dies bietet ihm die Gewähr, sich von niemandem abhängig fühlen zu müssen, durch niemanden gefährdet zu sein. Entsprechend einsam verläuft sein Leben.

Auslösesituation: Eine Frau mittleren Alters kümmert sich mitleidsvoll, fast mütterlich um ihn, das bereitet ihm panische Angst – Angst vor Nähe. Dies würde für ihn Abhängigkeit bedeuten, vielleicht auch, seine eigenen Grenzen einem anderen Menschen gegenüber nicht mehr zu spüren. Er sagt später im Verlauf der Therapie, er habe in solchen Situationen immer das Gefühl (gehabt), zu zerfließen, vom anderen aufgesaugt, aufgelöst zu werden.

Folgen und Konsequenzen

Malignität

Ein weiterer Aspekt der Angstkrankheiten ist die Malignität, das bedeutet Bösartigkeit. Der Grad der Malignität einer Krankheit gibt an, wie stark und intensiv die Krankheit fortschreitet. Es geht dabei also um die Möglichkeit, daß diese Krankheit, wie aus den bisherigen Beispielen klar wurde, nicht selten eine ungünstige Entwicklung nimmt. So gibt es Menschen, bei denen die Angstintensität im Lauf der Zeit immer mehr zunimmt. Bei anderen nimmt zwar nicht die Angst selbst, wohl aber die Anzahl der Angstauslöser zu.

Grad der Angstintensität

An Hand von einigen Beispielen möchte ich Ihnen dieses Thema verdeutlichen.

Katrin

Katrin, eine junge Frau, erlebte, als sie mit ihrem Mann einen Arbeitskollegen besuchte, dessen Hund. Dieser Hund war ein kleines, lebhaftes Fellbündel, anhänglich und aufgeweckt. Katrin begrüßte diesen Hund, kein Mensch bemerkte irgend etwas Auffälliges. Als sie wieder zu Hause waren, erzählte sie ihrem Mann, daß dieser kleine Hund ihr angst gemacht habe. Sie habe in ihrem Leben, wie er ja auch wisse, schon öfter Kontakt zu Hunden gehabt, so daß sie von diesem Gefühl sehr überrascht worden sei. Sie habe Herzklopfen bekommen, ihr Mund sei trocken geworden, sie habe das Gefühl gehabt, gleich anzufangen zu zittern. Innerlich habe sie sich dann einen Ruck gegeben, worauf die Angst langsam abgeklungen sei. Es sei nur ein unangenehmes Gefühl im Hintergrund übriggeblieben. Ein paar Tage später, sie waren im Städtchen zum Einkaufsbummel, kam ein großer Hund auf beide zugestürmt und wollte Katrin begrüßen. Katrin wirkte freudig überrascht und begann auch, mit dem Hund zu schmusen. Das herbeieilende Frauchen entschuldigte sich vielmals, aber Katrin wehrte ab und erklärte, es habe ihr Spaß gemacht. Als ihr Mann sie danach befragte, erzählte sie, daß sie überhaupt keine Angst verspürt habe. Als jedoch einige Zeit später der Arbeitskollege mit Hund zu Besuch kam, mußte Katrin sich wieder überwinden, vor diesem Hund hatte sie Angst. So blieb das auch. Nur vor diesem einen Hund hat sie Angst, und das heute noch. Andere Hunde stören sie nicht, sie gibt sich sogar voller Interesse mit ihnen ab. Hier zeigt sich ein interessantes Phänomen: Katrin erlebt Angst, kann diese niederkämpfen, d.h. überwinden, die Angst gleichsam überspringen.

Harald

Harald, ein gesetzter Fünfziger, erzählte, daß er seit seiner Kindheit Angst vor dem Wasser habe. Nicht etwa vor Wasser im allgemeinen, sondern eigentlich nur die Angst, gezwungen zu sein, ins Wasser zu gehen und dort keinen Boden mehr unter den Füßen zu haben. Einen Anlaß für diese Angst kennt er nicht. Er weiß nur noch, daß er fürchterliche Angst bekam, als seine Mutter versuchte, ihm das Schwimmen beizubringen, während sie an einem der Seen gebadet hatten, wie schon so oft. Er bekam wildes Herzklopfen und versuchte mit Macht, wieder festen Boden unter die Füße zu bekommen. Bei dieser Aktion muß er so wild um sich geschlagen haben, daß seine Mutter an der Oberlippe blutete, wie sie später noch oft erzählte. Er habe nie schwimmen gelernt. Seinen Urlaub verbringt er ungern an der See, benutzt widerwillig Schiffe, was sich jedoch manchmal nicht vermeiden läßt. Dabei überkommt ihn ein intensives inneres Unruhegefühl, und er sehnt das Ende der Schiffahrt herbei. Weitere Ängste habe er nie gehabt und sich auch vor nichts gedrückt, außer eben vor dem Schwimmen.

Elvira

Elvira hat eine sehr nette Freundin, nicht die einzige, aber eben eine sehr enge Freundin. Sie erzählen sich alles, hängen oft zusammen, besprechen ihre persönlichen und auch Partnerprobleme, sind eben richtig gute Freundinnen. Die Freundin erfüllt sich nun nach einiger Zeit einen langgehegten Wunsch – sie schafft sich eine Katze an. Elvira freut sich mit ihr. Als das Kätzchen da ist, besucht Elvira sofort ihre

Freundin, denn sie möchte das Tierchen kennenlernen. Sie findet das Kätzchen auch ganz nett, aber plötzlich kommt es ihr irgendwie fremdartig vor, auch meint sie, sich ein wenig in acht nehmen zu sollen. Sie ist über sich verwundert und nimmt das Ganze zunächst noch nicht sehr ernst. Sie streichelt das Kätzchen, und beide Freundinnen sind mit der neuen Situation eigentlich ganz zufrieden. Beim nächsten Besuch beobachtet Elvira, wie sie beginnt, Katzenhaare von ihrer Kleidung abzuzupfen; sie fühlt sich unwohl, als sie damit aufhören will. Plötzlich, wie eine Eingebung, überfällt sie die Angst, die Katze könnte sie kratzen. Ihr wird heiß und kalt, sie setzt sich in einen anderen Sessel und wartet darauf, daß dieser verrückte Gedanke wieder vergehen würde. Er vergeht nicht, im Gegenteil, er wird stärker. Schließlich verabschiedet sie sich etwas überstürzt und beobachtet verwirrt, wie die Angst sofort wieder abklingt, als sie auf der Straße ist. Beim nächsten Besuch geht sie schon mit Beklommenheit hin, bekommt auch prompt wieder Angst und wählt die erstbeste Ausrede, um wieder gehen zu können. Seit dieser Zeit haßt sie diese Katze. Andere Katzen, die sie gelegentlich sieht, stören sie nicht sonderlich.

Gerd

Gerd lebt auf dem Lande, unweit der Landeshauptstadt. Er ist etwa 30 Jahre alt, als er, wie schon so oft, in die Stadt fahren will. Als er mit dem Auto über die einzige Brücke fährt, die es auf dem Weg zur Stadt gibt, bekommt er panische Angst, fängt an, kalt zu schwitzen, befürchtet, die Brücke würde einstürzen. Er fühlt in sich den Drang, mit dem Auto in Richtung Geländer zu fahren und es einfach zu durchbrechen. Mit letzter Willensanstrengung schafft er es, die Brücke auf dem normalen Weg zu verlassen. Direkt hinter der Brücke ist ein kleiner Aussichtspunkt und Rastplatz. Hier hält er erschöpft an. Es dauert eine ganze Weile, bis die Angst wieder abebbt; sie kommt aber sofort wieder, als er daran denkt, daß er ja abends zurückfahren muß. Als die Angst wieder abgeklungen ist, steigt er aus, um ein paar Schritte zu gehen. Als er sich unbeabsichtigt etwas der Brücke nähert, überfällt ihn wieder dieser Angstzustand. „Ich hatte große Angst, ohnmächtig zu werden oder den Verstand zu verlieren. Am liebsten wäre ich weggelaufen.“ Wesentlich später fuhr er dann in die Stadt, blieb dort jedoch nicht allzulange, sondern fuhr auf einem anderen Weg, der einen Umweg bedeutete, wieder nach Hause. Sonst kannte er keine Angstzustände. Die Brücke vermied er aber von jetzt an. Zwei Jahre später, auf einer Geschäftsreise, überquerte er wieder mit dem Auto eine viel mächtigere Brücke. Er merkte dies eigentlich erst richtig, als er schon auf der anderen Seite war. Das verwunderte ihn sehr. Auf der Rückfahrt wiederholte sich das Ganze – keine Angst. Allerdings „traute ich dem Braten nicht so recht, seither vermeide ich es, wenn es geht, Wege zu benutzen, auf denen es Brücken gibt".

Hans

Hans ist ein junger Mann von kräftiger Statur, freundlich, höflich, nett. Es fiel ihm schwer, zu mir zu kommen, da es ihm seit Wochen fast nicht mehr möglich ist, auf die Straße zu gehen. Sobald er nur daran denkt, bekommt er einen säuerlichen Geschmack im Mund, die Muskeln unter dem Unterkiefer verkrampfen sich, er wird unruhig, der Puls schnell, er muß auf die Toilette – also unterläßt er es lieber. Wenn er sich dennoch zwingt, und das tat er noch bis vor kurzem, dann nimmt das Herzklopfen zu, er spürt es bis zum Hals hinauf. Auf der Straße hat er das Gefühl, daß seine Beine aus Gummi seien, und er muß sich zwingen, Schritt für Schritt weiterzugehen. Zu mir kam er, gestützt durch seine besorgte Ehefrau, mit einer Taxe, „damit sie sich um mich kümmern kann, falls ich ohnmächtig werde". Begonnen hatte das Ganze vor etwa drei Monaten. Als plötzlich ein Mann mit einem Hund um die Ecke kam, erschrak Hans furchtbar, bekam Angst, die Knie zitterten, er befürchtete, gebissen zu werden. Früher hatte er nie Probleme mit Hunden. Wenn er aber nur schon diesen Hund in der Ferne sah, bekam er Angst. Etwa eine Woche später bemerkte er, daß er vor den anderen Hunden der gleichen Rasse ebenfalls Angst bekam, vor allen anderen jedoch nicht. Kurze Zeit darauf gab es diese Unterteilung nicht mehr, er hatte jetzt Angst vor allen Hunden. Und dann kam die Angst vor der Straße. Wenn er jetzt auf der Straße einen Hund sieht, „regt mich das schon gar nicht mehr auf, die Angst vor der Straße ist viel größer als die Angst vor allen Hunden der Welt."

An diesen Beispielen können wir verschiedene Dinge beobachten. Während bei Katrin die Angst auf einen Angstauslöser (Hund) beschränkt blieb und sie ihre Angst überwinden konnte, zeigte die Hundeangst bei Hans genau die entgegengesetzte Tendenz. Es kam zu einer zunehmenden Ausweitung der Angstobjekte und damit zwangsläufig zu immer mehr Angst und Einschränkung. Während bei Harald eine isolierte Angst vor Wasser bestand, die keine Tendenz zu Ausweitung erkennen ließ, war bei der Katzenangst von Elvira eine eindeutige Entwicklung zur Verstärkung der Symptome zu erkennen. Auch bei Gerd mit seiner Brückenangst erfolgte eine immer weitergehende Einschränkung des Lebensraumes (siehe S. 138), während die erkennbare Angst nicht zunahm. Wir müssen also feststellen, daß bei bestimmten Verlaufsformen der Krankheit der Zustand anscheinend unverändert bleibt, während es bei anderen zu einer weiterschreitenden Verschlimmerung kommt. Wenn wir uns erinnern, was wir bereits über neurotische Konflikte und ihre Abwehr wissen, so wird uns klar, daß bei der ungünstigen Verlaufsform die Verdrängung des Konflikts nicht vollständig gelingt. Er droht immer wieder, ins Bewußtsein zu gelangen, so daß ständig neue Schutzmaßnahmen ergriffen werden müssen.

Zunehmende Anzahl der Angstauslöser

Antje

Antje, eine etwa 16jährige junge Frau, kommt zu mir mit der Bitte, ihr zu helfen. Sie wirkt im Gespräch sehr unglücklich, Mimik und Gestik sind spärlich, immer wieder fährt sie sich mit der Hand über den Mund, reibt sich ihre Hände an der Jeanshose. Sie erzählt, daß sie furchtbare Angst vor Bakterien habe und befürchte, schrecklich krank zu werden. Sie habe Angst, geschlechtskrank zu werden, aber auch, sich mit AIDS zu infizieren, obwohl sie wisse, daß das bei ihr gar nicht möglich sei. Sie wittere überall bösartige Bakterien und Viren, die sie bedrohten, so daß sie sich überhaupt nicht mehr zu schützen wisse. So muß sie sich immer wieder waschen; sehr umsichtig sein, Handschuhe tragen, wieder waschen, gebe keinem mehr die Hand, Umarmungen vermeide sie, wo sie könne. Angefangen habe die Angst, als sie noch ein kleines Kind gewesen sei. Sie erinnere sich, sie sei damals noch in den Kindergarten gegangen. Da habe sie einmal eine Spinne gesehen, vor der sie sich sehr geekelt habe. Sie habe vor ihr Angst bekommen, sie sei ihr auch noch einige Zeit immer wieder im Traum erschienen. Seit dieser Zeit habe sie Angst vor Spinnen. Es habe gar nicht lange gedauert, da habe sie auch vor Mücken Angst bekommen und befürchtet, diese würden sie völlig aussaugen, so daß nur eine schrumplige Hülle von ihr übrigbleiben würde. Keiner habe ihr da helfen können. Jeden Abend hätten die Eltern mit ihr gemeinsam das Zimmer spinnen- und mückenfrei gemacht. Einige Zeit danach habe sie aus dem gleichen Grund auch Angst vor Fliegen bekommen. So habe sich das im Laufe der Jahre immer mehr gesteigert, bis sie jetzt vor allen Lebewesen, insbesondere vor den ganz kleinen, den Bakterien und Viren, Angst habe. Sie habe kaum noch Kontakt, sei fast nur noch mit ihren Schutzmaßnahmen beschäftigt, „das artet regelrecht in Zwangshandlungen aus." Wenn sie ihre Schutzmaßnahmen nicht durchführen könne, bekäme sie fürchterliche Angst und müsse, sobald es gehe, diese nicht nur einmal wiederholen, sondern gleich mehrere Male hintereinander.

Gottfried

Gottfried kommt nach großem telefonischen Aufwand – mehrere telefonische Vereinbarungen werden immer wieder abgesagt – in die Praxis. Er kommt gleich zur Sache. Ich müsse ihm helfen, ihm sei da ein Mißgeschick passiert, er könne nämlich nicht mehr verreisen, das müsse er aber aus beruflichen Gründen, das ließe sich nicht vermeiden, er sei aus diesem Grunde schon innerbetrieblich umgesetzt worden und habe dienstliche Nachteile in Kauf nehmen müssen. Das sei so: Wenn er wisse, daß er verreisen müsse, dann bekomme er schon vorher Durchfall, Schweißausbrüche, Angst. Er könne sich zwar überwinden, leide dann aber die ganze Zeit körperliche und seelische Not und sei, am Ziel angekommen, ganz erschöpft, so daß er seinen beruflichen Aufgaben nur noch sehr schwer nachkommen könne. Er habe dann Angst, wegen dieser Überforderung einen „Herzklaps" zu bekommen. Angefangen habe das während eines Fluges, als das Flugzeug, wie schon oft, in ein Luftloch gefallen sei, eigentlich gar nichts Schlimmes, wie er betont. Er habe jedoch in diesem Moment „die Panik bekommen", fürchterliche Angst, Atemnot, Herzrasen, Gurgeln im Bauch und das Gefühl, ohnmächtig zu werden. Das habe nach einiger Zeit nachgelassen. Er habe gemeint, das habe etwas mit Überforderung zu tun, und in der nächsten Woche insgesamt etwas langsamer gearbeitet. Vor Antritt seines nächsten Fluges habe er gar nicht mehr daran gedacht. Das Flugzeug sei kaum in der Luft gewesen, da habe er wieder Angst bekommen. Daraufhin sei er zu seinem Arzt gegangen, habe sich „durchchecken“ lassen. Der habe körperlich nichts gefunden und gemeint, er sei wohl überarbeitet. Aber diese Zustände seien immer wieder aufgetreten. Schließlich habe er keinen Ausweg mehr gesehen und sei mit der Bahn gefahren. Das sei eine Zeitlang gutgegangen, bis dann auch auf einer Zugfahrt der Angstanfall aufgetreten sei. Das habe sich immer wiederholt, so daß er schließlich mit dem Wagen gefahren sei. Damit habe er nie Schwierigkeiten gehabt. Etwa ein Vierteljahr sei es gutgegangen, dann habe er plötzlich auch im Auto diesen Zustand bekommen, der sich nun ständig wiederhole. Welches Transportmittel er auch benutze, immer bekam er dieselben Probleme. Inzwischen gehe er schon mit dieser Angst an jede Planung einer Reise heran. Nachdem er x-mal durchgecheckt worden sei und jeder ihm gesagt habe, er sei körperlich gesund, sei ihm nichts anderes mehr übriggeblieben, als die Kränkung über sich ergehen zu lassen und einen „Jeckenarzt“ aufzusuchen.

Anita

Anita ist 30 Jahre alt, verheiratet, hat eine Tochter von vier Jahren. Sie kommt zu mir, weil sie sich durch ihre Arbeit völlig eingeengt sieht. Ihr kam die Erkenntnis, daß irgend etwas mit ihr nicht in Ordnung sei und daß sie etwas ändern müsse. Vor etwa einem Jahr gab es ein Ereignis, das ihr Leben veränderte. Sie war in das nahe gelegene Kaufhaus gegangen, um einzukaufen und ein wenig „zu schnuppern“, was es so an neuer Kleidung gibt. Ihr Geburtstag stand bevor, sie wollte Ideen sammeln, was sie sich von ihrem Mann wünschen werde. Auf dem Weg zur Rolltreppe sah sie einen offensichtlich betrunkenen Mann auf die Rolltreppe zusteuern und sie auch recht unsicher betreten. Die Leute blieben alle stehen, wohl ahnend, daß nun etwas passieren würde. So geschah es dann auch. Er kam etwa auf halber Höhe ins Straucheln, kippte nach hinten um und fiel rücklings hin, begann sich aufzurappeln, kam nach langem Hin und Her wieder hoch. Die Hände bluteten, der Kopf blutete. Oben angekommen, fiel er um. Der Notarzt und die Feuerwehr kamen, er wurde ins Krankenhaus gebracht. „Dieses Erlebnis", berichtete sie weiter, „fuhr mir derart in die Glieder, daß die Knie weich wurden, ich fühlte mich ganz schlecht, mein Herz raste und schlug bis in den Kopf hinein." Nur langsam konnte sie sich wieder beruhigen. Am Abend erzählte sie ihrem Mann von diesem Ereignis und merkte, daß sie sich noch immer sehr darüber aufregte. Ein paar Tage später ging sie mit ihrem Mann ins Kaufhaus, um sich ihr Geburtstagsgeschenk mit ihm zusammen auszusuchen. Als ihr Mann mit ihr auf die Rolltreppe zusteuerte, „spürte ich plötzlich eine Sperre in mir, ich hatte das Gefühl, ganz steif zu werden, mir wurde erst eiskalt, dann schwitzte ich, bekam Angst." Der Ehemann bemerkte, daß es ihr nicht gutging. Sie setzten sich auf eine Bank, er holte ihr einen Kaffee, und langsam ging es ihr wieder besser. Sie weigerte sich jedoch strikt, die Rolltreppe zu benutzen; sie gingen zum Fahrstuhl und gelangten so an ihr Ziel. Einige Zeit nach ihrem Geburtstag war sie wieder einmal im Kaufhaus. Sie steuerte sofort den Fahrstuhl an und bestieg ihn, ganz in Gedanken mit dem Einkauf beschäftigt. Plötzlich, während der Fahrt, sah sie vor ihrem inneren Auge den blutenden jungen Mann auf der Rolltreppe liegen. Sie bekam panische Angst. Beim nächsten Halt mußte sie aussteigen. Es dauerte einige Zeit, bis sie sich beruhigte. Sie benutzte die normale Treppe, um das Kaufhaus zu verlassen. Nun war sie ernsthaft um sich besorgt. Das Ganze blieb ihr ein Rätsel. Beim nächsten Mal bekam sie schon beim Gedanken an den Fahrstuhl Angst, so daß sie lieber gleich die Treppe nahm. Beim Besuch eines Amtes konnte sie den dortigen Fahrstuhl ebenfalls nicht benutzen, statt dessen mußte sie mühselig Treppen steigen. Aber damit nicht genug, denn nach einiger Zeit bemerkte sie, daß sie auch in engen Treppenhäusern Angst bekam. Zusätzlich fiel ihr auf, daß sie sich im eigenen Auto eingeengt fühlte, so daß sie immer froh war, wenn sie wieder aussteigen konnte.

Clemens

Clemens ist rundlich, nett, freundlich und ißt gern. Besonders schätzt er es, wenn er mit Freunden in ein Spezialitätenrestaurant gehen kann und sie dort das Essen miteinander genießen. War es gut, war auch der Abend schön – bis etwa vor einem Monat. Seit dieser Zeit könne er in kein Restaurant mehr gehen, erzählte er mir. Das sei ganz plötzlich gekommen. Er sei mit zwei Freunden gemeinsam essen gewesen, und plötzlich habe ihn ein Gedanke überfallen, den er nicht wieder losgeworden sei: das Essen sei verseucht oder vergiftet. Er sei innerlich unruhig geworden, „ganz zittrig, ich fror, dann schwitzte ich, das Herz tat mir weh, es hat sich alles verkrampft." Langsam habe er sich jedoch wieder beruhigen können, sich wieder mit den Freunden unterhalten, als sei nichts gewesen. Er habe erzählt, er habe plötzlich Magenbeschwerden bekommen. Die Freunde hätten darüber gelacht, ihn aufgezogen, irgendwie sei das so ganz gutgegangen. Er selbst habe sich wieder gefaßt und das Ganze für eine einmalige Sache gehalten. Am nächsten Tag habe er jedoch „aus Sicherheitsgründen" einen Test machen wollen. Er sei in der Mittagspause in ein Restaurant in der Nähe des Arbeitsplatzes gegangen. „Kaum saß ich da, kam die verdammte Angst wieder, Gott sei dank hatte ich noch nichts bestellt. Ich nichts wie wieder raus, und dann war ich völlig durcheinander." Im Verlauf des Gespräches stellt sich dann heraus, daß etwa vor einem halben Jahr eine Veränderung in seinem Leben vor sich gegangen ist. Während einer Busfahrt habe er den ersten Angstanfall seines Lebens bekommen, völlig grundlos. Er habe das zwar vergessen, bei der nächsten Busfahrt sei die Angst jedoch wiedergekommen. Daraufhin sei er nur noch Auto gefahren. Das sei ungefähr einen Monat gutgegangen, dann habe er auch im Auto diesen Angstanfall bekommen. Das sei aber noch nicht alles. Plötzlich habe ihn immer wieder der Gedanke geplagt, seine Arbeitskollegen könnten ihn mit „Schnupfen oder gar Grippe" anstecken. Deshalb sei er immer vorsichtiger geworden, habe Abstand gehalten, um keine „Bazillen" abzubekommen. Ja, und dann erst sei das im Restaurant passiert. Das werde ja immer schlimmer. Nun könne er ja nicht einmal seinem liebsten Hobby, dem Essengehen, frönen. Er brauche dringend Hilfe, er sei ja nur noch ein Angsthase. „Wegen jedem Dreck habe ich jetzt Angst."

Olaf

Olaf hat einiges durchgemacht. Er kommt völlig verzweifelt zu mir, sagt mir gleich, daß er auch vor mir Angst habe, ebenso wie vor dem Hausarzt, den er schon von Kindheit an als einen sehr netten Mann kenne. Er habe auch schon seit etwas längerer Zeit Angst vor seiner eigenen Frau, „stellen Sie sich das einmal vor!" Er wirkt ratlos, Tränen stehen in seinen Augen. Da sitzt ein Muskelpaket von Mann, bärenstark, völlig gebrochen wirkend, vor mir und erzählt stockend, immer wieder schluchzend, wie das Ganze angefangen hat. „Eine alberne Geschichte", so beginnt er, „war der Anlaß. Die Freundin meiner Mutter hat einen Hund, eine Promenadenmischung. Ich hab' mit ihm gespielt, und dann hat er nach mir geschnappt und meinen rechten Zeigefinger verletzt, so daß er blutete, gar nicht schlimm. Ich bekam aber plötzlich wilde Angst. Wovor wußte ich nicht, meinte aber vor dem Hund, weil der mich gebissen hat; damals dachte ich das jedenfalls." Er habe ärgerlich reagiert, ein Pflaster auf die Wunde geklebt, damit sei das für ihn erledigt gewesen. „Nun, ob Sie mir das glauben oder nicht, von diesem Moment an bekam ich bei jedem Hund Muffensausen, panische Angst, stand klitschnaß in meinen Schuhen, blieb wie angewurzelt stehen – auch wenn er auf der anderen Straßenseite ging – bis er vorbei war." Das sei aber nicht alles gewesen. So etwa zwei Wochen später begegnete Olaf dem örtlichen Streifenpolizisten, den er seit seiner Kindheit kennt, „ein alter Spezi von mir". Er habe auf ihn zugehen wollen, um ihn zu begrüßen, „da habe ich plötzlich die wilde Panik gekriegt". Er habe es irgendwie geschafft, vorbeizukommen, ohne Begrüßung und ohne seinen Freund zu kränken. Er merkte, daß er nun vor allen Uniformträgern Angst hatte, und das Schlimmste sei, daß auch noch die Angst vor seinem Vorgesetzten hinzukam. „Und dann", so fährt er fort, „brach für mich die Welt zusammen, als ich auch noch Angst vor meiner Frau bekam. Sie kam einfach aus der Küche ins Zimmer, um mich etwas zu fragen, da schlug mir das Herz bis in die Ohren, und ich hätte mich vor Angst am liebsten in die hinterste Ecke des Zimmers verkrochen. Sie hat gleich gemerkt, daß es mir nicht gutgeht, aber ich konnte ihr nicht sagen, daß ich vor ihr Angst habe. Noch kann ich es verheimlichen, aber Ihnen mußte ich das ja sagen".

Anhand dieser Beispiele sehen wir, wie nicht nur die Angst selbst, sondern auch die Zahl der angstauslösenden Objekte oder Situationen zunimmt. Teilweise betreffen die Angstauslöser eine gemeinsame Gruppe, beispielsweise Tiere oder auch Fahrzeuge, aber es gibt auch Krankheitsentwicklungen, bei denen ein Wechsel der Angstauslösergruppe stattfindet wie etwa bei Clemens. Bei Olaf schließlich findet ein

Wechsel von Hund zu Mensch statt, von einem scheinbar gefühlsmäßig fernerstehenden Lebewesen (Hund) zu nahestehenden Personen (Ehefrau), und in manchen Fällen weitet sich die Angst so aus, daß schließlich überhaupt kein Auslöser mehr erkennbar ist. Die Ursache für diese Ausweitung der Angst liegt wiederum in der Krankheit beziehungsweise in deren Abwehrformationen und dem zugrunde liegenden Konflikt begründet. Bei diesen Formen der Krankheitsentwicklung versagt die Verdrängung ebenfalls, das heißt die Kombination der Abwehrmechanismen ist nicht günstig. Ein Wechsel der Auslöser weist zum Beispiel auf ein komplexeres zugrunde liegendes Konfliktgeschehen hin. Oft finden wir hier neben relativ späten, das heißt reiferen Konflikten auch solche aus früheren Zeiten der Entwicklung, zurück bis ins erste Lebensjahr. Ein weiterer Gesichtspunkt ist sicher auch noch die Art, wie der Betreffende mit dem Ereignis Angst umgeht. Dies beschäftigt uns im Zusammenhang mit dem Phänomen der Suggestion.

Wirkungen auf die eigene Person

Neben den direkten Auswirkungen der Krankheit auf die eigene Person durch die Symptome gibt es auch noch mehr indirekte, die jedoch fest an die Symptomatologie gekoppelt sind. Zu diesem Bereich gehören zum Beispiel die Einschränkungen, die sich für den Kranken ergeben. Wir können da verschiedene Facetten erkennen. So gibt es Einschränkungen im örtlichen und sozialen Bewegungsrahmen, verschiedene Lebensbereiche können eingeschränkt sein, ebenso wie die Aktivitäten des Menschen. Es entwickeln sich typische Vermeidungsverhalten und -strategien. Dies wollen wir uns im folgenden etwas näher anschauen.

Einen bedeutenden Anteil hat die örtliche Einschränkung, der viele Patienten unterliegen. Oft genug erweitert sich diese Einengung des Lebensraumes immer mehr. Denken Sie an Harald. Er vermeidet wegen seiner Wasserangst nach Möglichkeit Orte, die ihn zwangsläufig mit Wasser in Berührung bringen würden. Ähnliches können wir bei Gerd beobachten, der seit dem Auftreten seiner Angst nach Möglichkeit alle Orte meidet, wo er auf eine Brücke stoßen könnte. Anita weicht tunlichst allen Orten aus, wo sie ihren angstauslösenden Objekten begegnen könnte. Clemens kann nicht mehr in Restaurants gehen, aber schlimmer sieht es bei Erwin aus, der nur noch zu Hause lebt, ebenso wie Eva, die sich praktisch selbst in der Wohnung nicht mehr frei bewegen kann, während Karlchen neben Tunneln auch die Autobahn meiden muß. Es zeigt sich, daß dieses Phänomen der örtlichen Lebensraumeinschränkung bei fast allen Kranken in mehr oder weniger deutlicher Ausprägung gefunden werden kann, obwohl es durchaus Menschen gibt, bei denen dieses Symptom fehlt, beispielsweise bei Elvira (mit ihrer Katzenangst) oder Katrin (mit ihrer Hundeangst). Die Orte, denen die Kranken aus dem Wege gehen müssen, haben immer direkt oder indirekt mit den Angstauslösern zu tun. Wenden wir uns nun den Einschränkungen zu, die die sozialen Beziehungen der Kranken betreffen.

Allgemeiner Rückzug

Diese Entwicklung erkennen wir ganz deutlich bei Eva, aber auch bei Erwin. Wir können die Situationen unter dem Gesichtspunkt der örtlichen, aber sicher sinnvoller auch unter dem der situativen, also sozialen Einschränkung betrachten. So werden soziale Kontakte gekappt, neue vermieden, vordergründig, um das Auftreten der Symptome zu vermeiden. Dahinter steht für den Beobachter aber klar erkennbar auch die Vermeidung von Kontakten, die die innere Sicherheit gefährden.

Spezifische Reduktion der Sozialkontakte

Dies ist nur eine Sondersituation des gleichen Vorgangs. Nur ist hier erkennbar, wie der kranke Mensch nicht einfach alle sozialen Kontakte aufgibt, sondern selektiv ganz bestimmte. Diese Sozialkontakte, die in Zukunft gescheut werden, lassen den abgewehrten Konflikt des Kranken erkennen. So gehören zu diesen zu vermeidenden Situationen, in denen der Kranke spezifischen Kontakten ausweicht, solche wie Kontakte zu Frauen, Männern, Polizisten oder Vorgesetzten: „… Einige Zeit nach Ausbrechen meiner Krankheit bekam ich wildes Herzklopfen, als mein Chef den Raum betrat, ich betete innerlich: Lieber Gott, laß ihn an mir vorbeigehen. Ich hoffte, meine Kollegin werde zu den Besprechungen gebeten werden. Sollte ich diese Aufgabe übernehmen müssen, wäre ich halbtot vor Angst, bisher konnte ich immer einen

Ausweg finden …" Oder : „… Seit einiger Zeit habe ich Angst vor Frauen, ich vermeide jede erdenkbare Situation, um keinen Kontakt zu Frauen aufnehmen zu müssen. Selbst in der Straßenbahn bekomme ich Angst, wenn eine Frau zu nah bei mir steht …" Oder: „… Immer wenn ich Kinder höre oder sehe, bekomme ich schlimme Angst, ich fange an zu weinen, ich mache große Umwege, um Kindern auszuweichen. In einem der Nachbarhäuser leben Kinder, wenn die auf der Straße sind, sehe ich zu, daß ich erst dann ins Haus gehe oder es verlasse, wenn keines der Kinder zu sehen ist …" Oder: „… Seit etwa drei Monaten habe ich Angst vor Polizisten, ich fahre deshalb nicht mehr mit dem Auto, weil ich befürchte, in eine Kontrolle zu geraten. Sehe ich in der Ferne einen Streifenwagen oder höre ich eine Sirene, überfällt mich panische Angst …" Fließend sind dann die Übergänge zu den Menschen, die bestimmte soziale Situationen meiden, wie etwa tanzen gehen, schwimmen, Sport ganz allgemein, Prüfungssituationen oder solche, bei denen es um Kampf oder Rivalität geht. „… Seitdem ich erkrankt bin, bin ich nicht mehr tanzen gegangen. Das Tanzen gibt mir nichts mehr, ich habe viele Tanzkurse besucht und wollte eigentlich Turniertänzer werden, aber plötzlich interessiert mich das alles nicht mehr. Ob es daran liegt, daß es mir beim letzten Mal so schlecht geworden ist, daß meine Partnerin mich stützen mußte, weiß ich nicht …" Oder: „… Zum Sport gehe ich auch nicht mehr, ich hab' das ganz gern gemacht, aber plötzlich habe ich keine Lust mehr … irgendwie schäme ich mich beim Duschen, ich fühle mich unwohl, ich mag meinen Körper nicht mehr und finde die Körper der anderen so aufdringlich, überhaupt der Körpergeruch, der überall ist …" Oder: „Ich mußte mein Studium abbrechen, ich kam mit den Prüfungen nicht mehr zurecht, ganz egal, ob es eine Klausur war oder eine mündliche Prüfung, jedesmal bekam ich schon vorher panische Angst, und auch, wenn ich mich zwang, hinzugehen, gab es jedesmal ein Fiasko, ich hatte nur Angst und Mattscheibe, mein Kopf war völlig leer …" Oder: „… Bei uns wird eine besser bezahlte Position frei, ein Kollege und ich haben beide etwa gleich gute Chancen, früher habe ich in solchen Situationen gekämpft, jetzt werde ich einfach krank … so kann ich nicht die Stelle erkämpfen …"

Sie sehen, daß alle Lebensbereiche des Menschen betroffen sein können – Arbeit, Freizeit aber auch Partnerschaft (denken Sie an Olaf,

S. 36). Je nach Ausprägung der Krankheit sind einzelne oder auch mehrere Bereiche beeinträchtigt. Ähnlich ist es, wenn wir uns das Leben des Kranken unter dem Gesichtspunkt seiner Aktivitäten anschauen. Auch hier finden wir fließende Übergänge zwischen einer allgemeinen Aktivitätsminderung und ganz speziellen Vermeidungsbereichen.

Vermeidungsverhalten und -strategien

Schlußfolgernd können wir feststellen: Die Krankheit führt dazu, daß bestimmte Objekte oder Situationen gemieden werden. Entweder ganz direkt deshalb, weil Angst und/oder auch andere Symptome auftraten, ohne daß eine Begründung, außer der des nachlassenden oder fehlenden Interesses, angegeben werden könnten. Manchmal finden wir ausführliche Begründungen, die Rechtfertigungen darstellen, wobei von einigen Kranken durchaus die dahinterliegende Angst verspürt wird, von anderen jedoch nicht. Es wird hier der Abwehrmechanismus der Rationalisierung, in einigen Fällen auch der Ideologiebildung in den Dienst der Abwehr gestellt, um den Konflikt vollständig zu verdrängen.

Wirkungen auf die soziale Umwelt

Durch die Erkrankung eines Menschen ergeben sich zwangsläufig Belastungen für seine Umgebung. Besonders groß können sie bei langandauernden Krankheiten werden, wie dies oft bei Angstzuständen/Phobien der Fall ist, da es meist recht lange dauert, bis eine Kausaltherapie (Psychotherapie) in Angriff genommen wird. Selbst dann verschwinden die Symptome natürlich nicht sofort, sondern es braucht noch eine ganze Weile, bis sich das Leben wieder normalisiert. Neben ganz allgemeinen Folgen wie beispielsweise verschlechterten finanziellen Verhältnissen bringt die Krankheit durch ihre Symptome auch Beeinträchtigungen für die Angehörigen und Freunde. Denken Sie in diesem Zusammenhang nur an Erwin (S. 71f.) oder Eva (S. 72f.). In beiden Familien gibt es eine erhebliche Mehrbelastung für den anderen, also für die Mutter bei Erwin, den Ehemann bei Eva. Zur Ergänzung noch ein kleiner Ausschnitt aus einem Bericht: „... Bei uns zu Hause war das Leben recht schwierig. Meine Mutter war, seit ich denken kann, herzkrank.

Sie konnte keinerlei Aufregungen ertragen, sei es, daß wir Kinder uns gezankt haben, sei es, daß der Vater mal etwas anderes wollte als die Mutter. Aber auch, wenn wir bei Bekannten waren oder Besuch hatten, sobald Spannungen oder auch nur Meinungsverschiedenheiten auftraten, mußte meine Mutter sich so aufregen, daß sie einen Herzanfall mit Atemnot und Herzrasen bekam. Sie brauchte dann einen kalten Umschlag auf die Stirn, die Beine mußten von uns hochgehalten oder mindestens hochgelegt werden, und man mußte ihr helfen, sich wieder zu beruhigen. Sie brauchte auch ständig Hilfe, wenn sie das Haus verlassen wollte, denn wenn sie so einen Anfall allein auf der Straße oder im Geschäft bekommen hätte – nicht auszudenken ..." Die Angehörigen sind, wie wir erkennen können, erheblich belastet durch Hilfe, die die Kranken brauchen, seien es Handreichungen oder auch nur Trost und Zuspruch. Das bedeutet für die Angehörigen neben der zusätzlichen körperlichen auch eine psychische Belastung, denn Sorge um die Kranken, das Mitleid und die Notwendigkeit, sie immer wieder zu ermuntern, zu stützen und zu trösten, bedeuten einen starken persönlichen Einsatz. Hinzu kommt, daß die Angehörigen sehr wenig Zeit für die eigenen Bedürfnisse und Interessen haben. Sehr viel Verzicht muß geleistet werden, denn die Kranken mit ihren Beschwerden rücken unweigerlich ins Zentrum des Lebens der Familie. Wer mag den Vater schon zwingen, ins Flugzeug zu steigen, um mit der Familie in Urlaub zu fahren, wenn bekannt ist, daß er im Flugzeug panische Angst bekommen wird? Also macht die Familie keinen Flugurlaub. Oder in Evas Familie gibt es seit Jahren keinen Urlaub, keine Besuche von Freunden, keine Möglichkeit für den Ehemann, sich mit Freunden zu treffen. So fallen viele Dinge wie soziale Kontakte, Erotik, mitverantwortliche Teilhabe am Familienleben einfach weg.

Wenden wir uns jetzt dem appelativen Verhalten zu. Die Symptome rufen im Gegenüber neben dem Gefühl der Ratlosigkeit oder Hilflosigkeit das Bedürfnis hervor, helfen zu wollen. Das Symptom wirkt also wie der Appell: „Hilf mir, ich kann allein nicht weiter." Dies wirkt auf die moralisch-ethischen Grundsätze in der Persönlichkeit. Diesem Appell kann man sich sehr schlecht entziehen. Der Wunsch, der hinter dem Appell steht, sagt etwa: „Hilf mir, tröste mich, stütze mich, hab' Mitleid mit mir, hab' Verständnis, fordere nichts Unmögliches, nimm

Rücksicht, sei mir nicht böse ...“ Diesem Sog kann sich kaum ein Mensch entziehen. Also heißt es: Helfen, verzichten, anpassen, friedlich und folgsam sein. Wenn wir das so betrachten, dann taucht doch die Frage auf: Findet hier nicht eine Erpressung statt? Nein, die Kranken wollen nicht erpressen, sie leiden, haben Angst, können nicht anders. Sie wären sehr verletzt, würde man ihnen Erpressung unterstellen. Und trotzdem! Auch wenn es den Kranken nicht bewußt ist und sie es nicht bewußt wollen – die Krankheit wirkt dennoch wie eine Erpressung, die über die Moralinstanz der anderen wirksam wird. Diese können sich den Appellen auf Hilfe nicht entziehen und müssen damit zwangsläufig auf vieles verzichten, nachgeben, eigene Interessen verleugnen und so fort. Hinzu kommt, was weder der Kranke noch seine Angehörigen wissen: Die Symptomatologie hat auch ein unbewußtes Kampfmotiv. Das heißt, ungelöste kindliche Konflikte werden, für den Laien nicht erkennbar, durch die Krankheit im hier und jetzt hergestellt; so findet sich neben der realen Wirklichkeit noch eine zweite, verborgene, vom Unbewußten gesteuerte Szenerie. Dieser fallen sowohl der Kranke als auch seine Angehörigen zum Opfer.

Diagnostische Maßnahmen

Herangehen von Nichtfachleuten

Wir wollen uns nun um eine Bestandsaufnahme der Symptome bemühen. Als erstes schauen wir uns die Beschwerden an, die vom Betroffenen selbst angegeben werden. Danach forschen wir, soweit noch nicht berichtet wurde, nach dem Zeitpunkt des ersten Auftretens der Krankheit. Wir bemühen uns, die Auslösesituation so ausführlich wie möglich zu erfassen, um gegebenenfalls daraus Erkenntnisse ziehen zu können. Dann schauen wir uns die Beschwerden unter dem Gesichtspunkt der Entwicklung an, das heißt ob die Symptomatik unverändert bleibt oder sich im zeitlichen Verlauf eine Veränderung abzeichnete. Von weiterem Interesse ist, ob stützende Maßnahmen der Umgebung durchgeführt wurden und ob diese zu einer Veränderung des Zustandsbildes geführt haben, gegebenenfalls zu welcher. Ehe wir jetzt ins Detail gehen, werden wir zunächst einmal festlegen, was wir von nun an unter Symptomen verstehen wollen. Ich schlage vor, daß wir als Symptom alle Veränderungen bezeichnen, die das Gefühlsleben, das Verhalten und die körperliche Befindlichkeit betreffen. Es geht also bei unserer Betrachtung nicht nur um Angstsymptome, sondern um eine viel umfassendere Beschreibung der Zustandsveränderung. In diesen allgemeinen Ausführungen möchte ich der Einfachheit halber einige markante Beispiele aufzählen, um auf diese Weise den Bereich anzudeuten, den wir bei unserem Versuch einer diagnostischen Abklärung im Auge behalten sollten. Uns interessiert beispielsweise, ob jemand freundlich, gereizt, depressiv, kokett, gehemmt, zuvorkommend, unterwürfig, erregt, wehleidig oder ängstlich ist. Ebenso möchten wir wissen, ob unser Kranker streitsüchtig, rechthaberisch, leise oder laut ist, ob seine Grundstimmung gehoben ist, ob er nervös ist, findet sich bei ihm etwa eine gewisse Diskutierfreudigkeit oder sogar eine Argumentationssucht, ist er aufdringlich, vielleicht sogar distanzlos oder distanziert, zeigt er auffallende Friedfertigkeit, neigt er zum Altruismus (Selbstlosigkeit), ist er aufopferungsbereit. Auch sollten wir unser Augenmerk auf die Frage richten, ob es Veränderungen im Sexualleben gegeben hat oder ob schon immer Probleme in diesem Bereich existiert haben. Auch möchten wir wissen, ob Veränderungen im körperlichen Bereich aufgetreten sind wie z.B. Schlafstörungen, Herz- Kreislaufbeschwerden, Durst, Appetit, Magen/Darmbeschwerden, Atembeschwerden, Schluckbeschwerden, allgemeine körperliche Aktivitäten, muskuläre oder Wirbelsäulen- oder Gelenkbeschwerden. Dies sind nur einige Eigenschaften, die für unsere Beurteilung wichtig sein könnten. Weiterhin wollen wir darauf achten, ob wir ein Vermeidungsverhalten feststellen können. Eng damit verbunden finden wir oft auch entsprechende Vermeidungsargumente. Wir achten auf Einschränkungen in allen möglichen Bereichen des Lebens, auf taktische Maßnahmen und auch auf eventuell gestellte Forderungen. Andererseits möchten wir wissen, welche Abwehrmechanismen (S. 97) benutzt werden und welchem Ziel sie dienen. Wir beachten weiter, welchen Stellenwert das Symptom beziehungsweise die Symptome im Leben des Betroffenen erlangen, das heißt sind sie lästig und peripher, oder nehmen sie eine zentrale Position im Leben, Denken und Handeln ein. Ein nicht selten zu beobachtendes Phänomen gerade bei Angstkranken ist die Betonung der Normalität. Die Betreffenden schildern sich geradezu als übernormal, nur leider mit einem kleinen, nicht zu verantwortenden Makel, dem Angstsymptom. Zusammengefaßt können wir feststellen, daß wir bei unserer Suche nach Veränderung folgende Bereiche des Lebens berücksichtigen müssen: Kontakt, Arbeit, Freizeit, Triebbereich, intellektuelle Bereich, Sozialverhalten, Körperlichkeit. Wenn wir uns diagnostisch betätigen, müssen wir detektivische Fähigkeiten entwickeln, ein gesundes Maß an Neugier, die natürlich frei sein sollte von falschen Motiven. Wir müssen lernen, die Fertigkeit zu erlangen, die gesamte Lebenssituation eines Menschen zu erfassen, wesentlich gründlicher und umsichtiger, als wir es bisher gewohnt waren. Wir werden versuchen, die Situationen verstehen zu lernen, in denen die Symptome auftreten, wir werden uns die Gedanken der Betroffenen vorurteilsfrei anhören, versuchen, uns in ihre Situation hineinzufühlen, Gedanken nachzuvollziehen, ohne sie zwangsläufig übernehmen zu müssen. Wir werden uns Begründungen anhören und diese nicht nur unter dem Gesichtspunkt der Logik hinterfragen, sondern uns die Frage stellen, warum an dieser Stelle genau diese Begründung gewählt wurde. Uns interessieren die

Phantasien, die berichtet werden. Wir möchten wissen, wann die Symptome auftraten und wie sie sich bemerkbar machten. Gab es eine Auslösesituation und wenn ja, was kann uns darüber berichtet werden? Auch möchten wir gern erfahren, was im Moment der Auslösesituation im Kranken vorgegangen ist. Unsere Wißbegier dient aber ausschließlich dem Versuch, die Lebens- und Krankheitssituation zu erfassen und verstehen zu lernen. Nachdem wir uns das Ganze nun theoretisch klargemacht haben, wollen wir uns einigen konkreten Beispielen zuwenden. Dazu lesen Sie bitte zunächst noch einmal nach, was Sie bereits von Erwin wissen (S. 71 f.), denn mit ihm wollen wir uns zunächst beschäftigen. Auf die Wiederholung der Angstsymptome können wir verzichten. Wenn wir nun alles zusammentragen, was wir über Erwin wissen, ergibt sich folgendes Bild: Er ist fleißig, aggressionsgehemmt (er vermied stets Auseinandersetzungen und Streit), wird als „lieb" geschildert, ist in seinen motorischen Möglichkeiten (das heißt, der Möglichkeit, sich frei zu bewegen) durch die Krankheit erheblich eingeschränkt, es finden sich soziale Konflikte mit einer bestimmten Lehrerin und – was wir bisher noch nicht wußten, aber bestimmt schon vermutet haben – auch mit den Gleichaltrigen, die mit einem braven und lieben Kind nichts anfangen können. Auch ist seine Aggressionsgehemmtheit störend im Umgang mit Gleichaltrigen. Daraus ergibt sich zwangsläufig, daß eine massive soziale Einschränkung schon vor der Erkrankung vorhanden war, erst recht aber seit der Krankheit. So hat er keine Freunde, es finden keinerlei Aktivitäten statt, es kommt zu keinen altersentsprechenden Gesprächen, Spielen oder Auseinandersetzungen. Wir registrieren den Konflikt mit der Lehrerin, ebenso die Tatsache, daß er sich der Mutter völlig unterordnet. Wir erkennen seine Herzbeschwerden, die wie alle übrigen Symptome auch eine gewisse erpresserische Komponente erkennen lassen. Wir können registrieren, wie zwiespältig die Gefühle des Jungen sein müssen – einerseits die große und tiefe Liebe zur Mutter, gleichzeitig der deutlich erkennbare erpresserische und damit aggressive Anteil in seinem Verhalten. Diese Situation führt zwangsläufig auch zu einer intellektuellen Notreifung und zu massivem Triebverzicht. Weder die liebevollen noch die aggressiven Impulse können ohne Schuldgefühle gelebt werden. Zum ersten Mal trat die Angstsymptomatologie auf, nachdem es zu einem Konflikt mit einer bestimmten Lehrerin gekommen war. Dies ist sozusagen die Auslösesituation für die Angstsymptomatik, jedoch nicht die Ursache für die Erkrankung. Die Ursache liegt tiefer und ist in der gestörten Beziehung zwischen Mutter und Sohn zu sehen. Auch wissen wir von dem Vorhandensein eines nicht unbeträchtlichen Teils der Symptome schon vor Ausbruch der Angstsymptomatik, so daß wir sagen müssen, daß das Kind bereits vorher neurotisch gestört war und die Auslösesituation nur zur vollständigen Dekompensation des Ganzen geführt hat. Die Tatsache, daß es im Laufe der Zeit zu einer zunehmenden Verschlechterung gekommen ist, spricht dafür, daß die Abwehr- und Schutzmaßnahmen der kindlichen Psyche überfordert sind.

Nun lesen Sie bitte noch einmal nach, was wir bereits über Amalie wissen (S. 75f.). Sie leidet unter einer extremen Bakteriophobie (Angst vor Bakterien). Es finden sich bei ihr viele bereits ritualisierte Handlungsabläufe, d. h., diese müssen immer in der selben Form ausgeführt werden. Sie haben längst den Charakter einer Zwangshandlung bekommen. Amalie muß diese Handlungen ausführen; wird sie daran gehindert, bekommt sie panische Angst. Daneben, das erkennen wir unschwer, besteht ein massives sexuelles Problem, ein erheblich gestörtes Verhältnis zum eigenen Körper sowie ein Partnerschaftsproblem. In ihren Gefühlen ist sie stark ambivalent (zwiespältig), sie liebt und haßt ihren Mann, wie sie in einem Gespräch berichtete, um gleich darauf zu erzählen, daß ihr diese „Beichte" Schuldgefühle mache. Die Grundstimmung ist subdepressiv (leicht depressiv), sie ist stets hypochondrisch besorgt, das heißt, sie beobachtet ständig ängstlich den Zustand ihres Körpers. Sie berichtet davon, daß sie immer mal wieder sehr aggressiv werde, obwohl sie eigentlich ein friedfertiger Mensch sei, der traurig werde, wenn er aus Versehen eine Fliege getötet habe. Der Lebensraum, sowohl rein räumlich als auch sozial, ist erheblich eingeschränkt, es gibt keine Freundinnen, keine sozialen Kontakte außer Haus, kaum gemeinsame Unternehmungen. Die letzte fand vor drei Jahren statt, als sie von einem Freund ihres Mannes eingeladen worden waren. Amalie war es dort schlechtgegangen, die Gläser waren nicht richtig sauber, das Besteck war an einer Stelle matt. Sie mußte es putzen, das führte zu einer Verstimmung. Seit dieser Zeit ist der Kontakt zu diesem Freund abgebrochen. Hobbys hat Amalie auch nicht. Sie hätte wohl inzwischen wegen ihrer vielen Zwänge auch keine Zeit mehr dazu. Früher, als sie noch gesund war, hat sie gern fotografiert. Folgende Abwehrmechanismen können wir bei ihr beobachten: Verschiebung, Verdrängung, Isolierung, Verleugnung, Ideologiebildung (Rationalisierung). Die Auslösesituation liegt schon einige Jahre zurück. Sie war mit ihrem Mann zu einem Betriebsfest gegangen, hatte sich sehr gefreut und sich richtig locker und frei gefühlt, die Musik war schön, die Leute, die sie zum Teil kannte, waren nett gewesen. Sie war in einer für ihre Verhältnisse ausgelassenen Stimmung. Ihr Mann saß mit anderen diskutierend in einem Raum. Sie blieb kurz dort, langweilte sich und ging wieder tanzen. Da kam ihr der Chef entgegen, ebenfalls in fröhlicher Stimmung und forderte sie zum Tanz auf. Voller Vergnügen ließ sie sich von ihm auf die Tanzfläche führen und vertraute sich seiner guten Tanzführung an. Er machte ihr Komplimente, und als er ihr einen zarten Kuß auf die Wange gab, fühlte sie, wie sie erglühte. Sie genoß diesen Abend. Als sie dann zu Hause waren, bemerkte sie ein leichtes Spannungsgefühl an der Stelle, an der sie diesen gehauchten Kuß bekommen hatte. Unauffällig ging sie ins Bad, meinte eine leichte Rötung zu bemerken und tat etwas Alkohol auf diese Stelle. Als ihr Mann in derselben Nacht mit ihr schlafen wollte, verspürte sie ein seltsames Unlustgefühl mit allen möglichen körperlichen Begleiterscheinungen. In der Nacht hatte sie einen Angsttraum, der sie aufweckte. Sie konnte sich nur noch daran erinnern, daß sie hingerichtet werden sollte. Sie fühlte sich hundeelend, konnte nicht mehr einschlafen. Im Bad besah sie ihr Gesicht, meinte, die Kußstelle sei ganz stark gerötet und bekam panische Angst, daß der Chef ihr „eine Geschlechtskrankheit angehext habe.“ Von nun an verstärkten sich die Symptome zusehends. Sie bekam Angst vor großen Plätzen, Straßenangst, Angst vor engen Räumen, Fahrstuhlangst, Höhenangst, aber vor allem Angst vor Bakterien, deren Allgegenwärtigkeit sie zur Verzweiflung bringen. Die Ursache der Erkrankung liegt in einer sogenannten sexuellen Verführungssituation, die dazu führte, daß unbewußt vorhandene Ängste vor und Wünsche nach sexuellem Kontakt aus Schuldgefühlen heraus massiv abgewehrt werden mußten.

Nun lesen Sie bitte noch einmal nach, was wir bereits über Eva wissen (S. 72f.). Zählen wir auf, was uns an Symptomen so alles einfällt.

Da zeigt sich als erstes ein starkes sexuelles Problem, ein Partnerschaftskonflikt. Wie ist das in so einer Situation möglich? Es fällt starke Religiosität auf, die diese beiden Probleme scheinbar unschwer verschwinden läßt. Des weiteren besteht ein massives Kontaktproblem; soziale Kontakte hat Eva überhaupt nicht. Man hat den Eindruck, sie habe sich direkt in ihre Krankheit fallenlassen, sie erscheint uns in einer Art Opferrolle, nimmt ihr „Leid", nämlich die Krankheit, geduldig an. Eine Lebensperspektive scheint für Eva nicht zu existieren, das reine Überleben, das geduldige Leiden scheinen die einzigen Ziele zu sein. Sie ist auf einen Minimallebensraum eingeengt, leidet unter Herzbeschwerden, fühlt sich ständig erschöpft. Die Vorstellung, als Frau einmal Mutter werden zu können, existiert für sie nicht, ebensowenig wie der Wunsch, irgendwann einmal einer Beschäftigung nachzugehen. Eva reagiert manchmal aggressiv, ist wehleidig, fordernd, in ihrer Hilflosigkeit erpresserisch, lieblos, Liebe einklagend, desinteressiert. Wir finden ein mangelndes Selbstwertgefühl, eine gestörte Beziehung zu ihrem eigenen Körper und bemerken, wie zwiespältig ihre Gefühle anderen Menschen gegenüber sind. Ihre Motorik ist erheblich eingeschränkt, selbst ins Bett oder auf den Sessel läßt sie sich tragen. Zum ersten Mal trat das Symptom der Angst in der Hochzeitsnacht auf, dann ständig wieder in wie auch immer gearteten sexuell verführerischen Situationen, so daß Sexualität als Ursache allen Übels bald völlig gemieden wurde. Aus dem anfänglichen Symptom der Herzangst beim Verkehr entwickelte sich im Laufe der Jahre die uns bereits bekannte Symptomatologie als Zeichen des Versagens der Abwehrkräfte der Psyche. Die Auslösesituation ist auch bei Eva natürlich nicht die Ursache für die Erkrankung, wir werden später die Zusammenhänge noch verstehen lernen.

Psychoanalytische Diagnostik

Nun wollen wir uns der psychoanalytischen Diagnostik zuwenden, zumindest soweit, daß wir die Zusammenhänge verstehen lernen. Sie dient dazu, die Probleme und Schwierigkeiten eines Menschen zu erkennen sowie deren Beziehungen zur Lebensgeschichte herzustellen.

Es gibt zwei Möglichkeiten der Diagnostik, einmal die biographische Anamnese, zum anderen das psychoanalytische Erstinterview. Dem Charakter dieses Buches angemessen werde ich die biographische Anamnese vorstellen. Die Darstellung der einzelnen Punkte erfolgt nicht so, wie die Anamnesesituation uns die Daten und Kenntnisse eröffnet, sondern in einer sortierten und geordneten Form. Zunächst sollten wir noch etwas über die Situation erfahren, in der die Anamnese durchgeführt wird. Das Gespräch findet in einer möglichst unauffälligen, eher privaten Atmosphäre in einem entsprechend gestalteten Raum statt. Die Atmosphäre sollte entspannt sein, der Ratsuchende sollte ungestört und frei von unnötigen äußeren Zwängen erzählen dürfen. Wir hören zu, sowohl auf der bewußten und realen Ebene ebenso wie mit dem dritten Ohr, wie Th. Reik es formulierte. Das heißt, wir sind gehalten, auch die Zwischentöne zu hören und die Gefühle zu registrieren, die in uns entstehen. Wir sollten Mimik und Gestik beobachten, registrieren, was im Gespräch ausgelassen wird, neben dem Inhaltlichen auch die formalen Aspekte der Erzählung wahrnehmen. Die später von uns gestellten Fragen sollten sich auf den bewußten oder unbewußten Teil des Gesprächs beziehen, keinesfalls darf es eine schematische Abfrage werden.

Bericht des Kranken

Breiten Raum nimmt zunächst die Schilderung der Dinge ein, die der Ratsuchende im Zusammenhang mit seinen Beschwerden und Problemen sieht. Gutes Zuhören, Beobachten und auch auf Zwischentöne zu hören sind wichtige Aufgaben in dieser Phase der Diagnostik. Einige wesentliche Kriterien sind: was wird erzählt, wie wird es erzählt, was wird vergessen, und mit welcher inneren Einstellung und Gefühlslage wird berichtet. Wenn Sie jetzt einzelne Gesichtspunkte gleich zweimal lesen, so unterstreicht dies die Bedeutung der Art und Qualität einer derartigen zwischenmenschlichen Situation. Gezieltes Nachfragen ergänzt diese Einstellung dann in der diagnostischen Situation.

Lebensgeschichte

Familienanamnese: Hier wollen wir die Auskünfte über Vater und Mutter, Großeltern sowie Geschwister vermerken, die im Zusammenhang stehen mit Fragen nach dem Vorkommen von Geistes-, Nerven- oder Gemütskrankheiten sowohl in der jetzigen Familie als auch bei den Verwandten und in den vorigen Generationen. Wir beschreiben, was wir über Suizidversuche, Aufenthalte in psychiatrischen Kliniken, Alkoholkrankheit, Kriminalität und sonstige Einzelheiten aus der Familiengeschichte erfahren. Hier ordnen wir alles ein, was uns Auskunft gibt sowohl über mögliche genetische Besonderheiten in der Familie als auch über das Auftreten besonderer Vorkommnisse, die psychosozialen Ursprungs sind und das Familienleben nachhaltig geprägt haben.

Eigenanamnese: Krankheiten, Kinderkrankheiten, körperliche Verletzungen, Unfälle, Operationen gehören hierher.

Suchtanamnese: Gebrauch von Suchtmitteln wie Alkohol, Tabletten, Nikotin, Drogen aller Art, Art und Dauer des Gebrauchs, Abhängigkeit, Entzugsversuche, Therapien und so weiter.

Gynäkologische Anamnese: Bei Frauen folgen die Fragen nach dem Alter beim Auftreten der ersten Periode (Menarche), Probleme im Zusammenhang mit der Periode, Schwangerschaften, Geburten, Fehlgeburten, Schwangerschaftsunterbrechungen, gynäkologische Operationen, gegebenenfalls Alter bei Beginn der Wechseljahre (Klimakterium).

Körperliche Untersuchung: Eine Aufzählung würde den Rahmen dieses Buches sprengen.

Sie haben sich vielleicht gefragt, welchen Sinn diese Teile der Anamnese im Zusammenhang mit der Klärung psychischer oder psychosozialer Probleme ergeben sollten. Gewiß können Sie sich vorstellen, daß es von Bedeutung ist, aus welcher Familiensituation ein Mensch kommt, welchen Einflüssen er ausgesetzt war. Ebenso ist es wichtig, ob ein Kind oft krank oder im Krankenhaus war, Operationen hat über sich ergehen lassen müssen, einen Unfall hatte, oder ob es an Erkrankungen litt, die eindeutig eine psychosomatische Komponente haben. Auch ist es wesentlich zu wissen, welche Suchtmittel wann genommen wurden, ob und wann welche Unregelmäßigkeiten in der sexuellen Entwicklung aufgetreten sind – mit all den Möglichkeiten des Einflusses auf die Lebenssituation.

Soziale Entwicklung:

Herkunftsfamilie: Klärung der familiären Situation wie Beruf von Vater und Mutter, Art der Berufstätigkeit, Wohnsituation, Zahl der Kinder, Stellung in der Geschwisterreihe, ob der Ratsuchende als Kind erwünscht oder unerwünscht war.

Frühkindliche Entwicklung: Auskunft über die Schwangerschaft der Mutter, gegebenenfalls über vorherige Schwangerschaften. Hier ist es beispielsweise sehr bedeutsam, wenn das Kind zuvor starb und der Kranke nun als Ersatz dienen sollte (um nur annähernd diesen Bereich zu problematisieren). Wichtig sind auch Komplikationen der Schwangerschaft, der unser Kranker entstammt, etwa verstärktes Schwangerschaftserbrechen. Wichtig sind auch Komplikationen im Zusammenhang mit der Geburt, Haus- oder Klinikgeburt, war der Vater dabei, Krankenhausaufenthalte des Kindes in den ersten Lebensjahren, insbesondere im ersten Lebensjahr, Ernährungsverhalten durch die Mutter wie Füttern nach Zeitplan oder nach Bedürfnis des Kindes, Stillen oder die Flasche geben, ständiges Überfüttern u.ä., Ernährungsstörungen, Fremdeln, Acht-Monatsangst, wann gehen und sprechen gelernt, Reinlichkeitserziehung durch die Mutter, Umgang der Eltern mit dem Kind in der Trotzphase, Umgang mit Eigensinn, traten Stottern, Dunkelangst, nächtliche Angstträume auf, gegebenenfalls noch heute erinnerlich oder noch vorkommend, Daumenlutschen, Nägelkauen, Bettnässen bis in die Schulzeit hinein, Umgang mit den Geschwistern.

Kindergarten: Wie war die Einstellung des Kindes zum Kindergarten – ging es gern hin, wie war das Verhalten zu beschreiben? War das Kind erzieherinnenorientiert oder eher zu den Gleichaltrigen hin offen, fügte es sich ein, war es ein Außenseiter, konnte es sich durchsetzen, wie sahen die Bewältigungsstrategien aus, gab es oft Tränen, fühlte es sich wohl, betrachtete es den Kindergarten als etwas Eigenes, vom Elternhaus Abgegrenztes, von dem die Eltern nicht mehr alles wissen sollten, übte es hier das Sich-Abnabeln durch woanders schlafen, oder herrschte der Sog nach Mamis Schürzenzipfel vor – alles wird unser Ratsuchender sicherlich nicht mehr wissen, vielleicht aber doch das eine oder andere, so daß wir in die Lage versetzt werden, uns ein Bild unseres Kranken in der Kindheit zu machen.

Schule: Wir lassen uns über diese Zeit berichten, achten darauf, womit im Gespräch begonnen wird. Hören wir zuerst etwas über die Leistungen oder über das Sozialverhalten? Beides interessiert uns, allerdings auch die Auswahl beim Erzählen. Bestanden Lern- oder Leistungsstörungen, Schwierigkeiten emotionaler Art den Lehrern gegenüber wie Angst, Gehorsam oder Trotz und Rebellion? Wie war der Umgang mit den Gleichaltrigen? Aus dieser Zeit wüßten wir gern etwas über die Stellung in der Gruppe, über Kampfverhalten, Fähigkeiten, andere zu interessieren, aggressive und erotische Verhaltensweisen, über Freundschaften, Interessen, Freizeitgestaltung, um nur einiges zu nennen.

Familiäre Situation in der Kindheit: Zu diesem Bereich der Lebensgeschichte gehört die Charakteristik von Mutter, Vater, gegebenenfalls Großeltern, anderen Erziehungs- und Bezugspersonen, Geschwistern sowie die Selbstcharakteristik. Wir möchten möglichst viel über die Art und Weise des Umgangs miteinander erfahren, ebenso, wie die Machtverhältnisse in der Familie waren, wie der Erziehungsstil oder die Erziehungsstile aussahen, welche Wertvorstellungen in der Familie vorherrschten, wie die Bewertung von männlich und weiblich aussah, wieviel Freizeit, wieviele Verpflichtungen es gab, ob die Eltern Anteil nahmen am Leben und Denken der Kinder, sich für die Hausaufgaben interessierten, Hilfestellung gaben, unternahmen sie gemeinsam etwas oder wurden die Kinder oft abgewimmelt? War die Grundlage der elterlichen Entscheidungen vorwiegend geprägt durch das Wahrnehmen und Achten der Interessen des Kindes oder dienten Verbote eher der eigenen Bequemlichkeit, hatte die elektronische Amme (Fernseher) die Herrschaft in der Familie, wie viele Gemeinsamkeiten und gemeinsame Unternehmungen gab es, und vieles mehr.

Schule und Beruf: An dieser Stelle richten wir unseren Blick auf den schulischen und beruflichen Werdegang mit all seinen persönlichen Besonderheiten. Wir wollen auch wissen, wie die Berufswahl zustande kam, welche Einflüsse eine Rolle gespielt haben, wie die Einstellung zu Arbeit und Beruf war und jetzt ist. Wichtig ist aber auch der jetzige Arbeitsplatz mit seinen Besonderheiten, seinen eventuellen Problemen und Konflikten beruflicher sowie persönlicher Art, sowie die Einflüsse des Berufslebens auf das Privatleben, gegebenenfalls mit sich daraus ergebenden Schwierigkeiten.

Sexuelle Entwicklung: Hier sammeln wir alle Informationen, die wir im Verlaufe unserer Gespräche zu diesem Thema bekommen haben. Wir interessieren uns für die kindliche Sexualität mit Doktorspielen, Selbstbefriedigung, Wetturinieren. Weiterhin gehören dazu Informationen über Menarche (Zeitpunkt der ersten Regelblutung), Stimmbruch, erstes Interesse am anderen Geschlecht, erste Schwärmereien, erste(r) Freund(in), Zeitpunkt der ersten intimen Beziehungen, die Zahl der ernsten Freundschaften, die Art des Umgangs miteinander, größere Aktivität oder Passivität, Schüchternheit oder eher die Tendenz, immer neue Eroberungen machen zu wollen, promiske Tendenzen (häufiger Partnerwechsel), Bedeutung der Sexualität im Kontext der Beziehung, Besonderheiten oder Probleme, was die erotischen Wünsche anbelangt ebenso wie die Partnerwahl. Hier sind auch die Feststellungen, ob eine eher homosexuelle Orientierung, eine rein homosexuelle Einstellung oder eine rein heterosexuelle Art des Erlebens besteht, zu vermerken. Es ist von Interesse, ob sich Angst vor der eigenen Sexualität oder der des anderen Geschlechts zeigt, wie auch Angaben über etwaige sadistische Lust (am Quälen) oder masochistische Lust (am Leiden), koprophile (Benutzung sogenannter schmutziger Ausdrücke bis hin zur körperlichen Beschmutzung) oder skoptophile Bedürfnisse (zwanghafter Drang zu Schauen, beispielsweise heimliches Beobachten durch Schlüssellöcher), um nur einige persönliche Besonderheiten zu nennen. Wir erfahren vielleicht, wie viele ernsthafte Beziehungen es vor der jetzigen Partnerschaft gab, woran die vorigen gescheitert waren, ob es da unter Umständen Auffälligkeiten oder Wiederholungen gibt. So ist es sicher ein Riesenunterschied, ob ein junger Mensch gleich aus dem Elternhaus in jungen Jahren in eine Ehe stolpert (um ein Beispiel zu geben, was uns dazu anleiten kann, über die Motive der frühen Bindung nachzudenken), oder ob er nach dem Kennenlernen verschiedener Menschen dann den wohl richtigen Partner findet. Dieses Thema leitet über zu dem der jetzigen Partnerschaft, wobei noch einmal betont werden muß, daß die Reihenfolge der Beschreibung natürlich nicht der Reihenfolge im diagnostischen Gespräch entspricht. Hier erfolgt nur eine sinngemäße Einordung und Zusammenfügung der Daten. Wenn eine Partnerschaft besteht, haben wir mit Sicherheit etwas erfahren. Wenn eine Partnerschaft besteht und wir erfahren ohne Nachfragen nichts, so ist dies sicher nicht zufällig. Wir hören zu diesem Thema entweder eine einigermaßen einleuchtende Beschreibung, eine idealisierende Schönfärberei oder vielleicht eine Anzahl von Anklagen oder manchmal auch Selbstanklagen. Wir erkennen Konfliktverarbeitungsstrategien, Familienideologien, spezielle Probleme im sozialen, aggressiven oder erotisch-sexuellen Bereich. Das große Problem besteht darin, nur das, was nötig ist, aber eben auch alles, was wichtig ist, anzusprechen.

Um nun das Theoretische zu verdeutlichen, wollen wir uns wieder einer konkreten Krankengeschichte zuwenden. Dazu schauen wir uns die Anamnese von Eva an (S. 72f.). Sie sollten sich vielleicht zuvor noch einmal alles, was wir bereits über sie wissen, sich ins Gedächtnis rufen und dann erst hier weiterlesen.

Biographische Anamnese am Beispiel von Eva

Familienanamnese: Beide Elternteile sind an Alterskrankheiten verstorben. Keine Geistes-, Nerven- oder Gemütskrankheiten in der Familie, insbesondere auch nicht in den vorigen Generationen bekannt.

Eigenanamnese: Kinderkrankheiten außer Masern und Windpocken nicht erinnerlich. Im ersten Lebensjahr Auftreten von Ernährungsstörungen, sie hat deswegen für kurze Zeit im Krankenhaus gelegen (ohne die Mutter). Von Kindheit an häufig Mandelentzündungen, mit sieben Jahren Mandeloperation, mit acht Jahren wurde der Blinddarm wegen häufiger Beschwerden entfernt. Sonst ist sie wohl nie ernstlich krank gewesen.

Gynäkologische Anamnese: Menarche mit 15, immer Beschwerden, die Periode ist sehr unregelmäßig, keine Geburten und Fehlgeburten, keine gynäkologischen Operationen.

Soziale Entwicklung: Eva wurde als Einzelkind von recht alten Eltern geboren, der Vater war bereits 54, die Mutter 44 Jahre alt. Die Schwangerschaft war komplikationslos, ebenso die Geburt. Eva war nicht erwünscht. Der Arzt hatte der Mutter erklärt, sie könne keine Kinder bekommen, dann war es eben doch geschehen – und das noch bei extrem selten stattfindenden sexuellen Kontakten, die aus religiösen Gründen als „sündhaft" erlebt wurden, die Schwangerschaft entsprechend als „peinliches Zeichen des Sündigens". Die Mutter fühlte sich von Anfang an überfordert, gab sich wohl alle nur erdenkliche Mühe. Eva wurde gestillt, nach Zeitplan und Wiegen vorher und nachher, „damit alles seine Ordnung hat." Es traten nicht näher zu beschreibende Eßstörungen auf, die für eine kürzere Zeit zu einem Klinikaufenthalt führten. Danach bekam Eva die Flasche, auf Anraten der Klinik, nach den Bedürfnissen von Eva und auch nicht mehr nach Zeitplan und abgewogen. Eva ist sehr früh „sauber" gewesen, seit dem neunten Lebensmonat setzte die Mutter Eva auf den Topf, den sie auf der Wickelkommode in die Ecke stellte, so daß Eva mit dem Rücken gegen die Wand gelehnt werden konnte. Mit 12 Monaten „war ich stubenrein", so äußerte sich Eva voller Stolz. Rechtzeitig hat Eva gehen und sprechen gelernt, lutschte lange am Daumen, stotterte eine kurze Zeit etwas, hatte Angst vor der Dunkelheit, wie auch heute noch, litt unter immer wiederkehrenden Angstträumen. Eingenäßt hat sie noch bis ins siebte Lebensjahr. Bis zum Schulbeginn, so hatte die Mutter immer wieder betont, sei Eva ein braves, stilles, schon sehr verständiges und reifes Kind gewesen, das nie gebockt habe und vor allem immer freundlich und verbindlich gewesen sei. Den Kindergarten durfte Eva nicht besuchen, „um von den bösen Kindern nicht verdorben zu werden." Die Einschulung erfolgte mit sechs Jahren. Eva verließ die Schule mit Hauptschulabschluß. Es schloß sich eine Lehre als Einzelhandelskauffrau an, die sie erfolgreich beendete. In der Schule war Eva still, ängstlich, ist oft gehänselt worden, sie hatte nie Freundinnen, manchmal durfte sie gnädigerweise mitspielen. Sie durfte auch nie Kinder mit nach Hause bringen, weil die Mutter leidend war, ebenso der Vater, der seit etwa 20 Jahren Kopfschmerzen hatte.

Sexuelle Anamnese: Was Doktorspiele sind, weiß Eva nicht, kindliche Selbstbefriedigung übte sie jedoch aus, solange sie sich zurückerinnern kann und bis in die heutige Zeit hinein. Diese „Beichte" kostet sie starke Überwindung, zumal sie die Selbstbefriedigung als „Sünde" erlebt. Um diese Selbstbefriedigung rankt sich der Leidensweg von Eva. Der Vater, der diese Selbstbefriedigung bei seiner Tochter bemerkte, beschimpfte Eva immer wieder, wenn er sie dabei überraschte. Er stellte ihr regelrecht Fallen, um sie zu „überführen", schielte durchs Schlüsselloch und führte dann hochnotpeinliche Verhöre durch. Eva mußte morgens als erstes ihre Hände Vater und Mutter zum Riechen hinhalten, damit diese feststellen konnten, ob sie wieder „gesündigt“ habe. Dies wiederholte sich, bis Eva schließlich das Elternhaus verließ. Mit 16 Jahren lernte sie ihren späteren Ehemann kennen, der damals 18 Jahre war, mit 19 Jahren heirateten sie. Am Tag der Hochzeit trat in der Nacht ein massiver Angstanfall mit Herzrasen und Durchfall auf. Die Angstzustände wiederholten sich ständig, so daß der Verkehr schon nach ganz kurzer Zeit als Krankheitsauslöser aufgegeben wurde. Eva hörte auf zu arbeiten, als Angstzustände auch auf der Straße, dann in der Bahn und schließlich auch am Arbeitsplatz auftraten.

Ehe: Beide Eltern waren Mitglieder einer Sekte, sehr religiös-fanatisch mit Sendungsbewußtsein und ganz starken sexuellen Skrupeln gegen die „Erbsünde“. Das ganze Leben der Eltern spielte sich um die Sektentätigkeit herum ab, die Religiosität prägte das Familienleben. So wurde auch Eva erzogen, die ihrerseits „von tiefem Glauben erfüllt ist“, ebenso wie der Ehemann, den sie nach einem Gottesdienst kennengelernt hatte. Auch er ist sehr religiös-fanatisch, voller sexueller Skrupel. Die übrigen Daten finden wir weiter vorn im Buch.

Vater: Sehr krank gewesen, viel leidend, aufopferungsvoll für die Familie, sehr sittenstreng, sehr gerecht, sehr genau und gewissenhaft, ein reiner Verstandesmensch.

Mutter: Liebevoll, aufopferungsbereit, war immer da, als Frau dem Mann dienend, leider oft Herzbeschwerden, sie habe seit der Kindheit einen Herzfehler gehabt, bei Aufregungen bekam sie immer Herzrasen, und ihr wurde schlecht. Sie sei eine sehr ordentliche, gewissenhafte, überpünktliche und extrem saubere Frau gewesen, man hätte bei ihr vom Boden essen können.

Krankheitszusammenhänge: Eva, die als eigentlich ungewolltes Kind einer zwangsstrukturierten, sexualfeindlichen Mutter und eines ebenfalls zwangsstrukturierten und von sexueller Prüderie geprägten Vaters aufwuchs, erlebte zwar eine gute Versorgung, konnte jedoch nicht die Erfahrung machen, geliebtes Kind einer liebenden Mutter zu sein. Die Eßstörungen sowie die Angabe, daß sie nach Zeitplan und mit überwachten Mengen gefüttert worden sei, sprechen dafür, daß die Beziehung zwischen Mutter und Kind erheblich gestört war, orientierte sich doch die Zuwendung der Mutter nicht an den Bedürfnissen des Kindes, sondern an festen und starren Regeln. Auch dürfte das eigene

Kind die Mutter stets an ihre „Schande“ erinnert haben, der „Sünde der Begehrlichkeit“ erlegen zu sein. Die Beziehung zur Mutter blieb sehr zwiespältig, die Anteile der „guten Mutter“ und der „bösen Mutter“ konnten von ihr nicht als zu einer Person gehörig erlebt werden. Eva spürte nie die Gewißheit einer verläßlichen, vorwiegend liebevollen Mutter, so daß massive Trennungsängste, als Zeichen der Angst, alleingelassen, verlassen zu werden, die Folge waren. Das frühe Reinlichkeitsdressat führte in der Zeit des Lebens, in der sich Autonomie, Eigenständigkeit und Eigensinn entfalten sollten, zu Unterwürfigkeit, Gehorsam und Anpassung. Die häufigen Erkältungskrankheiten und Mandelentzündungen sowie die Blinddarmentzündungen sind als psychosomatische Symptome einer kindlichen Depression zu werten. Die ödipale Zeit, die Zeit der ersten phantasierten Ehe, war für Eva schrecklich, da die Selbstbefriedigung von dem Vater (und auch der Mutter) extrem verfolgt und bestraft wurde, so daß erotische Impulse schuldhaft, Vater und Mutter als extrem triebfeindlich und bedrohlich erlebt wurden. Früh verließ Eva das Elternhaus, um ein eigenes Heim mit Liebe, Wärme und Warmherzigkeit zu gründen. Die Eheschließung, genauer die Hochzeitsnacht, löste die Krankheit auf Grund massiver Sexualängste und der Angst vor Liebesverlust aus. Es setzte eine chronifizierende Entwicklung ein.

Bewältigungsansätze

Um keine Mißverständnisse aufkommen zu lassen – es geht hier nicht darum, eine Behandlungsmethode zu beschreiben, die eine professionelle Therapie ersetzen könnte, sondern vielmehr darum, daß wir gemeinsam versuchen herauszufinden, welche Möglichkeiten ein laie hat, mit bestimmten Problemen ohne professionelle Hilfe fertig zu werden. Gelingt dies nicht, ist unbedingt eine Therapie notwendig. Aber es gibt es ganze Reihe von Techniken, die wir erlernen könne, um uns selbst aus bestimmten Problemsituationen und Konfliktkonstellationen herauszuhelfen und wohl auch, mit bestimmten Symptomen fertig zu werden.

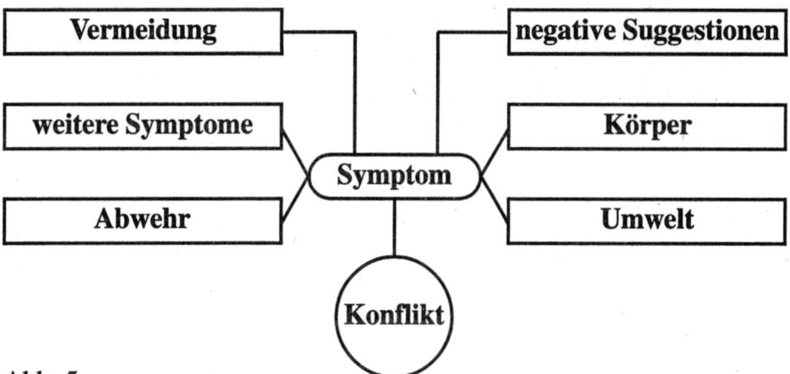

Abb. 5

Es geht nicht um den Ersatz einer professionellen Therapie, sondern wir wollen versuchen, mit laienhaften Methoden die Probleme zu lösen, die ohne fachliche Hilfe zu beeinflussen oder zu beseitigen sind, und zwar durch eigenständige, selbstverantwortliche Arbeit an uns selbst. Um dies zu erreichen, wollen wir uns bestimmter Kenntnisse der Fachleute und wissenschaftlicher Ergebnisse aus den verschiedensten Bereichen bedienen. Wir werden uns mit den unterschiedlichsten Theorien und den dazugehörigen Bewältigungsansätzen beschäftigen. Ziel sollte sein, aus eigener Kraft Veränderungen zu bewirken, die unter Umständen eine professionelle Therapie entbehrlich machen. Wir können dazu nur Mittel benutzen, die die eigenen Fähigkeiten nicht überschreiten. Hierher gehört zum Beispiel das Herstellen der Introspektionsfähigkeit, d.h. zu lernen und die Bereitschaft dazu zu entwickeln, sich selbst in Frage zu stellen, also eigene Einstellungen, Haltungen und Handlungen als hinterfragbar anzuerkennen. Bei anderen wiederum wird es wichtig sein, nicht immer sich selbst als das Übel aller Dinge anzusehen. Um dies zu ermöglichen, sollen Sie die Möglichkeit erhalten, bestimmte Techniken zu erlernen und zu beherrschen. Unter Umständen kann es auch sinnvoll sein, das soziale Umfeld (Partner/in), Freunde, Freundinnen) einzubeziehen. Der Ausgangspunkt unserer Betrachtungen wird das „hier und jetzt" sein, der jetzige Zustand mit all seinen Gegebenheiten. Zunächst müssen wir bereit sein, unser Symptom oder unsere Symptome als unser eigenes Problem zu begreifen, also zu erkennen, daß wir die Ursache sind und eigentlich auch den Schlüssel zur Lösung in uns selbst haben. Wir müssen verstehen, daß unser Symptom nicht nur Wirkungen auf uns selbst hat, sondern auch einen nicht geringen Einfluß auf die Umwelt ausübt. Die Schlußfolgerung dieser Erkenntnis ist zwingend: Nicht nur ich, sondern auch meine Umwelt ist durch meine Krankheit, durch mein Symptom betroffen, sei es gewollt oder nicht. Ich muß lernen, mit meinem Symptom umzugehen, bevor es abgeklungen ist, denn dies wird in den seltensten Fällen sofort geschehen. Beseitigen kann ich es, wenn es in meiner Macht steht, durch Trainieren, Umüben, Beeinflussen durch Suggestion und Auflösen durch andere Mittel.

Kontraphobisches Verhalten

Negative Suggestionen

Vorab möchte ich auf die negativen Suggestionen zu sprechen kommen. Was Suggestionen sind und welch unterschiedliche Grundtendenzen sie haben, wissen Sie bereits. Sie können positive, aber auch negative Wirkungen hervorrufen. Dies hängt unter anderem von der gefühlsmäßigen Grundgestimmtheit des Menschen ab, also ob es sich um einen Optimisten oder einen Pessimisten handelt. So wird der Pessimist beim Anblick einer halbvollen Pralinenschachtel denken: „Ach ja, wie schade, daß sie schon halbleer ist." Der Optimist wird dazu neigen, voller Freude zu bemerken: „Wie schön, die Schachtel ist ja noch halbvoll.“ Nun gibt es außer der grundsätzlich eher optimistischen oder pessimistischen Grundeinstellung viele Dinge im Leben, die unser Gefühl beeinflussen und somit auch die Betrachtungsweise ein und derselben Situation. Wir können uns vorstellen, daß diese gefühlsbetonte Einstellung durchaus in der Lage sein kann, einen autosuggestiven (selbstsuggestiven) Effekt auszuüben.

Ich will dies an einem Beispiel verdeutlichen: Stellen Sie sich vor, Sie hätten, so wie ich in meinem Therapieraum, zwei Teppiche, die im Abstand von etwa zwei Metern auf dem Boden liegen. Sie legen nun ein etwa einen Meter breites Brett von einem Teppich zum anderen und gehen über dieses Brett von einen zum anderen Teppich. Kein Problem, werden Sie berechtigterweise sagen. Stellen Sie sich jedoch vor, das Brett würde nicht diese beiden Teppiche verbinden, sondern zwei Hochhausdächer, die denselben Abstand voneinander haben. Würden Sie dann immer noch ohne Schwierigkeiten dieses Brett überqueren können? Nehmen Sie an, zwischen beiden Teppichen würde ein tiefer Abgrund klaffen. Die meisten Menschen werden unsicher, fangen an zu wanken und stolpern. Das liegt an der negativen Suggestion, die sich als „sich selbst erfüllende Prophezeiung“ zeigt (S. 84). Die Vorstellung des tiefen Abgrundes führt zu einer überhöhten Aufmerksamkeit mit besonders vorsichtigem Austarieren des Gleichgewichts und somit zwangsläufig zu leicht überschießenden Reaktionen, die hastig korrigiert werden, wegen der Hast aber ungenau sind und damit die Stabilität weiter verringern, bis genau das eintritt, was man vermeiden wollte. Gäbe es diese negative Einstellung (Suggestion) nicht, würde der Weg ebenso unproblematisch sein wie der Gang von einem Teppich zum anderen. Diese negativen Suggestionen bewirken genau das, was man vermeiden möchte. Wenn wir zum Beispiel in einer bestimmten Situation keine Angst bekommen möchten, so löst die Befürchtung, ich könne Angst bekommen, diese mit Sicherheit aus. Wenn das aber so ist, muß es mein Anliegen sein, herauszufinden, wann und wo bei mir welche negativen Suggestionen (Befürchtungen) auftreten. Wenn ich diese registriere, habe ich einerseits einen diagnostischen Anhaltspunkt, der mir zeigt, womit sie vielleicht zusammenhängen. Vor allem aber habe ich erst einmal die Möglichkeit, diese negativen Suggestionen zu bremsen, zu versuchen, sie mir zu verbieten oder dagegenzuhalten. Wie dies vor sich geht, werden wir später noch erfahren. Wenn uns dies gelingt, haben wir schon einen beachtlichen Erfolg errungen.

Antiregressives Verhalten

Den Abwehrmechanismus der Regression kennen Sie bereits. Sie wissen, ein bestimmtes Geschehen löst diesen Vorgang aus (Auslösesituation S. 103), bei dem der betreffende Mensch seelisch und geistig regrediert. Er kehrt so auf die Stufe der Entwicklung zurück, auf der ein Konflikt besteht, der ungelöst und für das Symptom verantwortlich ist. Denken, Fühlen und Handeln sind dann nur noch auf dieser Reifungsstufe möglich. Sollten wir die Möglichkeit erwerben können, Einfluß auf diese Regressionsneigung zu nehmen, wäre es ein weiterer gewaltiger Schritt nach vorn, denn in der Regression treten die meisten Symptome massiv auf. Wir müssen also zunächst mit detektivischer Genauigkeit uns selbst beobachten, um herauszufinden, wann solche regressiven Zustände auftreten, nicht nur, um vielleicht die Ursachen verstehen zu lernen, sondern vor allem, um zunächst einmal Klarheit darüber zu gewinnen, in welchen Situationen wir besonders auf uns aufpassen müssen. Stellt sich dann heraus, daß wir solche Situationen vorherahnen können, sind wir bereits gewappnet. Wir sollten nun versuchen, das Entstehen dieses Regressionsvorganges zu unterbinden. Am Anfang wird uns dies oft noch nicht gelingen, denn dazu geht das Ganze viel zu schnell vonstatten, und wir haben noch nicht die richtigen Techniken parat. Seien Sie also nicht allzu enttäuscht, wenn Sie einmal wieder feststellen müssen: „Dies war wieder so eine Situation, und ich bin hilflos hineingetappt.“ Beim nächsten Mal klappt es sicher schon besser. So werden Sie immer schneller die drohende Gefahr herankommen spüren und so immer eher in der Lage sein, in Abwehrposition zu gehen. Wie sieht diese nun aus? Im Grunde ganz einfach. Zunächst mal gar nichts tun, sondern versuchen, eine Pause einzulegen. Wie Sie dies machen, müssen Sie ausprobieren. Entweder Sie zählen bis 100 oder Sie denken an etwas ganz anderes. Die Hauptsache ist, das Geschehen wird entkoppelt, Sie gewinnen Zeit, wieder ruhig, wieder erwachsen und „Herr im eigenen Haus“ zu werden. Das heißt, schaffen Sie die Voraussetzungen dafür, daß wieder der Verstand die Kontrolle über ihre

Person erhält und Sie nicht mehr hilflos Ihren Gefühlen ausgeliefert sind. Am Anfang wird dies noch recht schwierig sein, denn Sie bemerken es wahrscheinlich erst, wenn der Regressionsvorgang bereits eingesetzt hat. Bei regelmäßigem Training werden Sie die Regression immer früher bemerken, und je früher Sie sich darauf einstellen können, um so leichter wird sich naturgemäß der Erfolg einstellen.

Phobische Einschränkung

Ein weiterer Ansatzpunkt für Ihre eigenen Bemühungen liegt bei der Tendenz der Vermeidung. Wir Menschen neigen oft dazu, Situationen, die uns Angst oder Unlust bereiten, zu vermeiden. Das ist an und für sich meistens auch nicht schlimm. Problematisch wird es jedoch, wenn wir diesen Mechanismus unkritisch dann einsetzen, wenn bestimmte Symptome den Wunsch entstehen lassen, bestimmte Dinge nicht mehr zu tun wie auf die Straße gehen, Geschlechtsverkehr zu haben, Auto zu fahren, eine Brücke zu überqueren, mit Menschen zu reden und anderes mehr. Es ist leicht einzusehen, daß diese Vermeidungstaktik dazu führt, daß wir unseren Lebensraum immer weiter einengen, bis dann schließlich so eine Situation entsteht, wie wir sie bei Eva (S. 72f.) oder auch Erwin (S. 71f.) kennengelernt haben. Wir müssen also diese Vermeidungstaktik unterbinden, uns geradezu kontraphobisch (gegen die Phobie gerichtet) verhalten, das heißt, wenn wir einer ängstigenden Situation begegnen, dieser nicht ausweichen, sondern uns ihr im Gegenteil ganz bewußt stellen. Dies ist leichter gesagt als getan. Wir werden später noch lernen, wie wir mit Hilfe von positiven Suggestionen oder solchen der Indifferenz (Gleichmütigkeit) diese Einstellung unterstützen können. Wichtig ist auch hier das ganz bewußte Dagegenhalten. Wir wollen uns nun den verschiedenen weiteren Ansatzmöglichkeiten zuwenden.

Introspektionsfähigkeit

Das ist die Fähigkeit, sich selbst in Frage stellen zu können. Wie so oft im Leben gibt es für viele Dinge eine Ursache, die eine Wirkung hervorruft. Ohne großes Überlegen neigen wir dazu, die Ursachen für irgendwelche Pannen in der Außenwelt zu suchen. Wer kommt schon gern zu dem Ergebnis, daß er irgend etwas vermasselt hat? Dieses Verhalten beobachten wir nicht nur bei uns, sondern auch bei unseren

Freunden und Arbeitskollegen, bei Partner(in), aber auch bei unseren Politikern – im Grunde genommen überall, denn es ist eben ein ganz nützlicher Schutzmechanismus gegen Kränkungen. Nur hat er durchaus seine Nachteile. Geben wir nämlich dem anderen ungerechterweise die Schuld an unseren Fehlern, ist der mit Sicherheit nicht sehr erfreut und wird auch entsprechend reagieren. Wir können dann das Spiel fortsetzen und sagen: „Na siehste, der ist wirklich so mies, wie ich dachte.“ Das führt zwangsläufig zu einer immer weitergehenden Eskalation. Ob wir das wollen? Der andere ist doch vielleicht sogar ein Freund, auf dessen Freundschaft wir nicht gern verzichten möchten. Außerdem hat das Ganze noch einen kleinen Schönheitsfehler. Wenn ein Mensch einen Fehler gemacht hat, sollte er es auch so sehen können. Er sollte versuchen herauszufinden, wie es dazu kam und wie er ihn in Zukunft vermeiden kann. Ich spreche hier wohlgemerkt nicht von solchen Zeitgenossen, die wissen, daß sie Mist gebaut haben, trotzdem aber meinen, Angriff sei die beste Verteidigung. Wie das zu beurteilen ist, überlasse ich Ihrer geneigten Einschätzung. Es geht vielmehr um die Fehleinschätzung von Situationen durch eigene Verzeichnung. Hier ist die Reaktion der Umwelt oft unerwartet und sollte zur Überprüfung der eigenen Position führen.

Xaver

Ein kleines Beispiel: Xaver geht mit seiner Freundin Aloisia in Schwabing spazieren. Er bemerkt, daß sie sich voller Interesse einen Mann anschaut, der ihnen entgegenkommt. „Ja, geht denn das schon wieder los?“ ist der bohrende Gedanke in Xavers Kopf und Herz. Zu Hause bekommt Aloisia ein herzhaft-männliches Donnerwetter zu hören Völlig unverständlich bleibt es Xaver, daß Aloisia ihm daraufhin nach einem Gruß die Wohnung zur alleinigen Nutzung überläßt. Wollen wir im Interesse der beiden hoffen, daß sich das Ganze aufklären läßt. Wir als Außenstehende wissen, Xaver gehört zu den eifersüchtigen Männern, die hinter jeder Geste sofort einen Versuch zum Fremdgehen sehen. Verfügte Xaver über die Fähigkeit zur Introspektion, würde ihm zumindest jetzt dämmern, daß er vielleicht die Ursache für dieses Fiasko ist. Es ist jedoch zu befürchten, daß er Aloisia unter der Rubrik „unzuverlässige Frau“ kategorisieren wird.

Wir können erkennen, daß es ganz nützlich sein kann, sich von Zeit zu Zeit über uns und unser Denken, Fühlen und Verhalten klarzuwerden. Es geht also darum, nicht nur die Außenwelt zu beobachten und zu interpretieren, sondern auch die eigene Person. Wir müssen uns immer wieder klarmachen, daß wir uns selbst, so wie wir sind, nicht als unabänderliche Gegebenheit betrachten dürfen, sondern als etwas, das man (beziehungsweise ich) von den verschiedensten Seiten anschauen und auch verändern kann. Xaver wäre gut beraten, die Erkenntnis zu gewinnen, ein eifersüchtiger Mensch zu sein, der auf Grund seiner Eifersucht vieles falsch interpretiert. Dann könnte er seine Freundin richtiger einschätzen und seine Freundschaft vielleicht retten.

Herstellen der kritischen Beobachtung der eigenen Lebenssituation

Um noch mal kurz auf Xaver zurückzukommen: Die Ursache für seine Eifersucht liegt natürlich in einem inneren Zweifel an seiner Männlichkeit, der üblicherweise in der Kindheit entsteht. Sie erinnern sich: in der Zeit der phantasierten ersten Ehe (S. 119). Auch jedes andere Symptom ist nicht isoliert zu betrachten, sondern hat etwas mit unserem Lebensweg, unserem Werdensprozeß zu tun, der sich aus kleinen Anfängen immer differenzierter entwickelt und vielen Störmöglichkeiten ausgesetzt ist. Diesen Störmöglichkeiten nachzuspüren ist eine ganz wichtige Aufgabe, wenn wir versuchen wollen, mit unseren Problemen anders umzugehen und damit vielleicht besser mit unserem Leben klarzukommen. Suchen wir also unseren Lebensweg nach für uns erkennbaren Konflikten ab; versuchen wir, zunächst mal hypothetisch anzunehmen, daß unsere momentanen Schwierigkeiten etwas mit dem gefundenen Konflikt zu tun haben könnten, und versuchen, dies in irgendeiner Weise zu verstehen. Gelingt uns das, sind wir einen großen Schritt weiter, denn die Erkenntnis über Zusammenhänge läßt oft genug auch die Entwicklung zu neuen Möglichkeiten zu. Gelingt es noch nicht, hilft vielleicht Weitersuchen, bis wir die zusammengehörigen Dinge gefunden haben. Wir neigen zu oft dazu, Ereignisse unkritisch als allein von außen kommend zu betrachten, beispielsweise körperliche Krankheiten als etwas Schicksalhaftes hinzunehmen. Wir müssen diese Betrachtungsweise verlassen, um die Ursache oder zumindest den Auslöser zu verstehen, vielleicht aber auch nur die Möglichkeiten von Zusammenhängen zu diskutieren.

Ein kleines Beispiel hilft uns auch hier weiter: Wie jeden Tag sitzt Gernot, etwa Mitte 40, an seinem Schreibtisch im Büro. Er hat viel zu tun gehabt und legt jetzt gerade eine Pause ein. Seine Sekretärin bringt ihm eine Tasse Kaffee, er ißt ein paar Kekse. Während er ißt, fällt sein Blick auf das Bild seiner Familie, das seit Jahren auf seinem Schreibtisch steht. Er bekommt Herzstiche, Herzrasen, fängt an zu schwitzen, wird unruhig, öffnet den Kragen, ruft seine Sekretärin, die den Notarzt. Schauen wir uns nun die lebensgeschichtliche Verankerung dieses Vorganges an: Vor etwa vier Wochen kam eine neue Kollegin in den Betrieb, die Gernot sehr interessiert. Es geht eine Faszination von ihr aus, und obwohl er fest entschlossen ist, weiterhin treu zu bleiben, beschäftigt sie ihn recht stark. Am Vortag, während eines Gespräches nach einer Besprechung, lud sie ihn zu einer privaten Feier in der nächsten Woche ein. Ohne viel nachzudenken, hatte er zugesagt. Das wars! Vom Unbewußten gesteuert, hatte er für einen Moment die rationale Kontrolle über sich verloren, eine Verführungssituation mit allen Möglichkeiten tut sich ihm auf. Der Anblick seiner Familie läßt nun seine Gewissensinstanz wirksam werden, Triebwunsch (eine Beziehung) und Gewissensimpuls (seiner Frau treu zu bleiben) gerieten in Konflikt, das Ergebnis ist das Symptom, das sowohl Strafmotiv als auch Schutz vor dem Triebimpuls bedeutet. Hier ist der Zusammenhang ganz deutlich, wir haben das alle sicher verstanden. Nur Gernot nicht. Obwohl ihm alle Fakten bekannt waren – er hat sie mir ja schließlich selbst erzählt –, kam er nicht auf den Gedanken, einen Zusammenhang herzustellen. Nach Hinweis auf diese Zusammenhänge wurde es ihm dann klar. Sein Symptom verlor an Aktualität, es konnte bald darauf aufgegeben werden. Falls Sie sich über die merkwürdige Formulierung wundern – sie ist absichtlich gewählt, denn wir müssen auch unserem Unbewußten zugestehen, daß es absichtsvoll in unser Erleben und Verhalten eingreift, es tut das nämlich pausenlos. Nach Aufarbeitung des Konflikts war dieses Symptom nicht mehr nötig, weder zur Strafe noch zum

Schutz vor einem drohenden Triebdurchbruch, so daß es als unnötig von der Schutzinstanz aufgegeben werden konnte.

Eigene Hemmungen beobachten

Mit den eigenen Hemmungen ist das so eine Sache. Viele unserer Hemmungen sind uns bekannt, wir akzeptieren sie mehr oder weniger, finden uns oft genug mit ihnen ab, obwohl es sicher manchmal recht sinnvoll wäre, sie auf irgendeine Weise loszuwerden. Denken Sie beispielsweise nur an die Hemmung, jemandem zu sagen, daß man ihn gern oder gar liebhabe, daß man mit der Arbeit eines bestimmten Menschen sehr zufrieden ist, oder daß man etwas Bestimmtes haben möchte. Diese Hemmungen sind störend, oft sogar schädigend, sie sind uns jedoch bewußt. Neben den offenkundigen gibt es oft welche, die viel gefährlicher sind, weil wir selbst sie gar nicht bemerken. Nehmen wir etwa einen Menschen, der sich durch seine Friedfertigkeit auszeichnet. Es ist immer verbindlich, um Kompromisse bemüht, stets in Grenzen zum Nachgeben bereit, versöhnlich, mancher ist sogar ein wenig aufdringlich in seiner „edlen, friedfertigen" Art. Hinter dieser Friedfertigkeit verbirgt sich häufig die Unfähigkeit, zu kämpfen. Die Friedfertigkeit ist letztlich keine höherwertige ethische Eigenschaft, sondern eine Hemmung, die im Gewande einer sozial positiv zu bewertenden Verhaltensweise daherkommt. Es ist nicht einmal sicher, ob dieses Verhalten nun wirklich immer so gut ist, denn manchmal ist Streiten und Kämpfen nicht nur nicht schlecht, sondern unbedingt positiv. Es gibt neben der Hemmung, aggressiv zu sein, noch viele andere Hemmungen, etwa die, triebhaft zu sein, sich gern nackt zu zeigen, einen Seitensprung zu wagen oder gar die Liebe in der eigenen Partnerschaft ungeniert zu bekennen. Nehmen wir noch einmal die Angst vor Rivalität. Oft zeigt sich diese in einer permanenten, situativ nicht angepaßten Friedfertigkeit, die recht viele Probleme schaffen kann, unter anderem auch Symptome der Angst. Wir müssen also zunächst dieses Fehlverhalten registrieren, hinter dem Symptom der falschen Friedfertigkeit wieder die Angst vor Rivalität entdecken und diese dann gezielt beseitigen. Welche technischen Möglichkeiten es dafür gibt, werden wir später hören. Die Hemmung vor Triebhaftigkeit versteckt sich oftmals hinter einer strengen Moral und deren Absicherung, manchmal durch ein ganzes ideologisches Argumentationsgebäude. Auch hier müssen wir die zugrunde liegende Hemmung herausfinden und uns das Abgewehrte unter neuen Gesichtspunkten noch einmal anschauen, um gegebenenfalls ein ungestörteres Verhältnis zur eigenen Triebhaftigkeit gewinnen zu können. Hinter der Hemmung, sich unbekleidet zu zeigen, versteckt sich nicht selten die (so einfach nicht mehr wahrnehmbare) Angst aus den Kindertagen, uns unbeschwert und lustvoll nackt zu zeigen. Dabei handelt es sich gar nicht selten um Verhaltensweisen wie Unsportlichkeit, sich nicht sonnen zu mögen, oder die Neigung, eher verhüllende Kleidung zu tragen, oder stets mit nach vorn gebeugten Schultern zu stehen und zu gehen. Die Abwehr dieser exhibitionistischen Tendenzen führt nicht nur zu den beschriebenen Auffälligkeiten, sondern kann sich hinter allen möglichen Verhaltensweisen verbergen, letztlich sogar hinter einer Prüfungsangst oder ähnlichem, wo man diese Ursache kaum vermuten würde. Es wäre also recht wichtig, eine derartige Hemmung abzubauen, nicht zuletzt auch deshalb, weil dies zu einer deutlichen Verbesserung unseres Lebensgefühls beitragen dürfte. Es ist nicht meine Absicht, zu einem Seitensprung zu ermuntern, wenn ich die Hemmung, einen Seitensprung zu begehen, hier zum Thema mache. Vielmehr will ich damit einen Blick hinter die Kulissen ermöglichen. Sicher sind hier nicht die meisten Menschen, die es mit der Treue sehr genau nehmen, gemeint, sondern solche, bei denen sich hinter der betonten Treue die Angst vor den recht deutlich gespürten Impulsen verbirgt, einen Seitensprung begehen zu wollen. Diese Menschen sind oft nicht nur ausgeprägt treu, sondern leiden häufig auch unter starker Eifersucht. Andere wiederum sind gekennzeichnet durch ungeselliges Verhalten bis hin zu geringen Kontakten zu anderen Menschen im privaten Leben. Schauen wir uns die möglichen Ergebnisse dieser Hemmung an, werden wir unschwer erkennen, daß sie verschwinden sollte und eine Klärung der Beziehung – unter Umständen der Einstellung zur eigenen Triebhaftigkeit – dringend anzuraten wäre. Bei all den Beispielen, die wir zuletzt erörtert haben, war der Abwehrmechanismus der Reaktionsbildung am Werke (S. 102). Da wurde das Gegenteil von dem, was eigentlich als Wunsch vorhanden war, in der Realität gelebt oder vertreten.

Lernen, auf verschiedene Weise ein und dasselbe Thema zu betrachten

Bleiben wir noch ein wenig beim Thema Partnerschaft, und schauen wir uns die Situation eines Ehekonfliktes an. Bill und Kate leben seit einiger Zeit in Unfrieden. Sie kommen nicht mehr miteinander klar. Alles am anderen regt auf, nichts kann er/sie mehr richtig machen, sie gehen sich fürchterlich auf die Nerven. „Ach, hätte ich doch diese Partnerwahl nie getroffen.“ denken beide immer wieder. Ganz klar, im „hier und jetzt“ erleben beide den anderen als den Schuldigen, selbst sind sie nicht verantwortlich für die Misere. Sowohl Bill als auch Kate denken über ihre Ehe nach und finden viele Verfehlungen des Partners in der Vergangenheit, die ganz deutlich werden lassen: „Auch damals schon war das doch ganz klar; wie konnte ich nur so dumm sein und mich auf diesen Menschen einlassen?“ So oder ähnlich verläuft es in den meisten Fällen. Wir wollen es jedoch nicht bei der Beschreibung belassen. Unser inzwischen geschultes Denken erkennt sofort: Hier wird ein Bild von beiden Seiten entworfen, das man am besten so umschreiben könnte, daß es da einen Täter und ein Opfer gibt. Das Opfer ist natürlich der jeweilige Betrachter selbst, der andere hingegen ist der Bösewicht. Nun gibt es sicher auch einmal Lebenssituationen, bei denen eine eindeutige Zuschreibung von Verantwortung möglich ist; das ist jedoch meist die Ausnahme. Vielmehr entdecken wir hier ein weiteres Bausteinchen, das uns interessieren sollte, nämlich die Neigung, einen bestimmten Sachverhalt nur von einer Seite aus zu betrachten – natürlich aus der, die für die eigene Person am günstigsten ist. Solche Situationen führen letztlich zu nichts anderem als zu unversöhnlicher Konfrontation. Hier heißt es, einen Standpunktwechsel vorzunehmen, einen Schritt zurückzutreten und zu versuchen, das Ganze mit etwas mehr Abstand und Kritik zu betrachten. Auch könnte man einen Rollenwechsel vornehmen, sich in die Position des anderen versetzen; wenn wir die Position und die Argumente des anderen sehr ernst nehmen, bekommt das Ganze eine völlig neue Dimension. Auch in weniger dramatischen Situationen ist es oft sinnvoll, eine Angelegenheit aus verschiedenen Blickwinkeln zu betrachten. Das setzt allerdings voraus, daß ich bereit bin, mich selbst und meine Argumente in Frage zu stellen.

Erklärungs- und Begründungsargumente betrachten

Wir Menschen sind ja so stolz auf unseren Verstand! Es gibt nichts Edleres, als eben diese Funktion zu benutzen. Wir sind stolz darauf, Gründe für alles Mögliche – so auch für unser Handeln – zu kennen. Diese teilen wir dann auch gern mit. Daß wir gerade diese Fähigkeit recht oft dazu benutzen, um eine „gezielte Desinformation" sowohl unserer eigenen Person als auch anderer zu betreiben, ist uns in den seltensten Fällen klar. Doch an den Begründungen, die wir geben, können wir oftmals erkennen, was eigentlich verschleiert werden soll. Immer wieder liegt irgendeine Situation vor, die Angst macht. Diese vermeiden wir rein instinktiv und begründen dann diese Vermeidungshaltung scheinbar ganz logisch. Formal logisch ist das dann oft auch in Ordnung, aber bei genauerem Hinsehen inhaltlich ziemlich schwach. So fühlen wir uns bei solchen Vermeidungshaltungen geradezu verpflichtet, eine Begründung für unser Handeln zu liefern nach dem Muster, „ich war gestern nicht bei der Arbeit, weil ...". Es gibt also zwei Aspekte, zum einen den Begründungszwang und zum anderen die Begründungen selbst. Betrachten wir noch einige Beispiele: „Ich gehe nicht schwimmen, weil ...", und dann folgen Begründungen wie „... ich eine Chlorallergie habe, ... das Wasser unappetitlich ist, ... ich den Lärm nicht schätze, ... ich das albern finde, ... ich allein bin... ". Nun müssen wir bei den Begründungen die sinnvollen und richtigen von den verschleiernden trennen; das ist gar nicht so einfach. Da wir uns selbst kennen, sollte es jedoch bei sehr selbstkritischer Betrachtungsweise möglich sein. So entdecken wir vielleicht hinter unserer Begründung die Angst vor Wasser, oder die Angst, sich anzuvertrauen, die Angst, sich nackt zu zeigen oder die Angst zu kämpfen. Daraus ergibt sich natürlich der Ansatzpunkt unseres weiteren Vorgehens, denn es ist offensichtlich, diese Ängste müssen weg! Nun noch kurz zum Begründungszwang. Wer gewohnt ist, bei vielem, was er tut, eine Begründung mitzuliefern, signalisiert damit, daß er die kindliche Angst vor Autoritäten beibehalten hat, welche Eigenständigkeit und Eigensinn nicht zulassen wollten. Wer frei und selbstsicher seine Einstellung vertritt und keine Angst vor seinem Gegenüber hat, teilt sich mit. Begründungen gibt es, wenn es sinnvoll ist – auf keinen Fall reflexhaft und unaufgefordert. Auch daran kann man arbeiten.

Bewußte Gefühle registrieren, eigene Reaktion darauf beobachten

Wenn wir an uns arbeiten wollen, müssen wir auch lernen, auf unsere Gefühle zu achten und darauf, wie wir reagieren. Untersuchen wir einmal ein paar dieser Gefühle etwas näher.

- ***Angst***

Wie reagieren wir auf Angst? Weichen wir angstmachenden Situationen aus, oder gehen wir gerade auf sie zu? Versuchen wir, Angst durch Dagegenhalten niederzuzwingen, oder beobachten wir an uns eher psychosomatische Reaktionen wie Bluthochdruck, niedrigen Blutdruck, Ohnmacht, Durchfall, Schwitzen oder Harndrang? Diese Aufzählung ist natürlich nicht vollständig, zeigt aber die Unterschiedlichkeit des Umgangs mit Angst. Menschen, bei denen psychosomatischen Reaktionen vorherrschen, müssen lernen, die Angst zu entdecken und ihre Reaktionen auf den Sinn hin zu überprüfen. Daraus ergeben sich dann Bewältigungsziele.

- ***Unlust***

Wie reagiere ich auf das Gefühl der Unlust? Vermeide ich unlusterzeugende Situationen, soweit es möglich ist, überwinde ich meine Unlustgefühle oder vermeide ich die unlusterzeugende Handlung und erhebe das Gegenteil zum Ideal? Letzteres ist uns ja schon vertraut. Bereiten mir Auseinandersetzungen Unlustgefühle, vermeide ich Auseinandersetzungen und erkläre Friedfertigkeit zum Ideal menschlichen Verhaltens?

- ***Peinlichkeit***

Auch hier die Frage, ob ich vermeide, überspiele oder verleugne, also die Peinlichkeit gar nicht wahrnehme. Außerdem kann ich den Mechanismus der Verkehrung ins Gegenteil benutzen, so daß ich keinerlei Gespür mehr für peinliche Situationen habe, sondern die Peinlichkeit nur aus den Reaktionen der anderen rückschließen kann, wenn ich selbstkritisch genug bin. Sie sehen, wir haben viele Handhaben, mit bestimmten Gefühlen umzugehen. Bleiben wir bei der letzten Möglichkeit. Es sollte die Chance bestehen, den Prozeß rückgängig zu machen, Peinlichkeit wieder zu spüren, und sei es auch zunächst nur, daß ich die

Reaktionen der anderen ernst nehme und mich selbstkritisch hinterfrage.

• ***Scham***
Meide ich Situationen, die Scham entstehen lassen, oder tendiere ich dazu, sie innerlich zu entschärfen; stelle ich den Eindruck von Selbstverständlichkeit her, oder reagiere ich durch die Verkehrung ins Gegenteil geradezu schamlos – zumindest nach Meinung der anderen –, durch Witzeleien oder ähnliche Äquivalente? Auf jeden Fall sollten wir das Vorhandensein der Angst vor den eigenen Schamgefühlen bei uns entdecken, um die sich daraus ergebenden Folgen abbauen, gegebenenfalls auch, um eine natürlichere Einstellung zu diesem Gefühl gewinnen zu können.

• ***Wut***
Wir können Wut ausleben, solche Situationen geradezu suchen, Situationen meiden, in denen die Gefahr besteht, daß wir wütend werden, oder wir können statt Wut Freundlichkeit empfinden und die Wut dann an einer anderen Stelle – scheinbar sinnlos hereinbrechend – erleben. Bekannt ist das Beispiel: Der Chef schimpft ungerechterweise auf den Vater, der kommt nach Hause und schimpft die Mutter aus, diese das Kind und das wiederum den Hund. Der Wunsch, der Hund möge nun den Chef beißen, bleibt leider fast immer unerfüllt. Natürlich ist ein derartiges Umgehen mit Affekten nicht sinnvoll. Konflikte müssen dort ausgetragen werden, wo sie entstehen. Sollte dies nicht möglich sein, so müssen wir versuchen, andere Wege der Konfliktverarbeitung zu entwickeln. Uns interessiert hier vor allem die möglicherweise bestehende Angst, sich einer Auseinandersetzung zu stellen. Wir sollten lernen, diese Angst zu überwinden, und das nicht nur im eigenen Interesse. Schwieriger wird es, wenn die Wut sich gegen die eigene Person richtet, beispielsweise in Form von Kopfschmerzen, Kreuzschmerzen, Bluthochdruck, depressiver Verstimmung oder dem Gefühl der inneren Lähmung. Hier müssen wir erst die hinter diesen Beschwerden liegende Wut wiederentdecken, sie erlebbar machen, erst dann können wir auch lernen, damit umzugehen. Die Schmerztablette ist da keine Lösung!

● ***Sexuelle Erregung***

Auch bei diesem Gefühl gibt es verschiedene Wege des Umgangs damit. Wir können dieses Gefühl ausleben, ins Körperliche verschieben mit der Folge von physischen Symptomen psychischer Ursache (Konversionssymptome), wir können ängstlich die ersten Anzeichen registrieren, um dann Abwehrmaßnahmen zu ergreifen. Da gibt es ebenfalls vielfache Möglichkeiten. Ich möchte hier eine herausgreifen, bei der es über eine Triebregression zu einer Verschiebung auf eine andere Ebene kommt. Ein Beispiel soll dies verdeutlichen: Ein junger Mann, John, drahtig, muskulös, der eigentlich Chancen bei Frauen haben müßte, gesteht mir, daß er mit seinen 25 Jahren noch nie eine Freundin gehabt habe, daß er noch „Jungfrau" sei. Zwar liebe er durchaus Erfolg bei Frauen, wenn es dann aber ernst und die Beziehung enger werde, überfalle ihn unwiderstehlicher Drang, sich sportlich bis aufs Letzte zu verausgaben, so daß er darüber die Frau ganz vergesse. Wenn dieser „Rappel" dann abgeklungen sei, wolle die Frau von ihm nichts mehr wissen. Wir finden bei der Triebregression ebenso auch „Moralapostel", die durch hartnäckiges Beobachten des Verhaltens anderer auffallen – denken Sie nur an den Vater von Eva (S. 72f.), die durch ihr Verhalten sowohl das Sexualverbot durch peinliches Verfolgen als auch die Triebbefriedigung durch voyeuristisches Verhalten sicherstellen können. Außerdem existiert noch die Form der Sublimierung, bei der die sexuelle Energie desexualisiert und damit für andere, kulturell wertvolle, sozial positive Bestrebungen verfügbar gemacht wird. Lernen Sie sich beobachten, stellen Sie fest, wie Sie damit umgehen. Gibt es da Vermeidungen, Einschränkungen, Verschiebungen oder Ähnliches? Daraus lassen sich dann entsprechende Bewältigungsansätze formulieren.

Handlungsimpulse registrieren, die zugrundeliegenden „Begründungen" erkennen

Bei dem Versuch, uns selbstkritisch zu betrachten, kann es nützlich sein, die eigenen Handlungsimpulse und deren Begründungen zu beobachten. Einige der üblichen Handlungsimpulse will ich jetzt ansprechen und mit Ihnen ein paar dazu gehörige Begründungen anschauen.

Flucht / Vermeidung / Rückzug

Nehmen wir aus der Vielzahl der Möglichkeiten nur eine heraus und denken an die Situation der Auseinandersetzung mit dem Vorgesetzten. Hierbei sind recht unterschiedliche Handlungsimpulse denkbar. Ich will einige aufzählen: die Neigung zu Gehorsam, die Neigung, sich anzupassen, sich schwach zu fühlen, des Handlungsimpuls als gefährlich zu erleben mit dem daraus resultierenden Impuls, nachzugeben. Die Begründung lautet dann: „Der Klügere gibt nach", „ich will ihn nicht verletzen", oder „ich will ihn ja nicht absägen". Die dahinterliegende Angst ist klar, nämlich die Angst vor Auseinandersetzung in einer solchen Situation, möglicherweise auf Grund einer Verzeichnung, die den Gegner viel stärker und mächtiger erscheinen läßt, als er ist. Die Begründungen zeigen die innere Einstellung, mit der Wahrheit umzugehen, und könnten durchaus ein Anlaß zum Nachdenken sein. An diesem Beispiel sollen die Bewältigungsansätze verdeutlicht werden. Welche Ängste können beispielsweise hinter der Begründung „ich bin gehorsam" stecken? Ich will einige aufzählen: Angst vor Autoritäten, Angst vor Auseinandersetzungen, Angst, Sympathie zu verlieren, Angst, gekündigt zu werden (verlassen, weggeschickt zu werden). Auf einen Nenner gebracht: Ich bin schwach, hilflos, fühle mich ausgeliefert. Der Bewältigungsansatz ergibt sich aus dem Umgang mit den bei mir vorhandenen Ängsten. Einige Möglichkeiten dafür sind: Angst abbauen, lernen mit Autoritäten zu kämpfen, ausprobieren lernen, ob bei Auseinandersetzungen wirklich Sympathie verlorengeht, lernen, sich nicht wegschicken zu lassen.

Trennung

Folgende bewußte Motive wollen wir in diesem Zusammenhang betrachten: Der andere ist mies, ich bin es nicht wert, das bringt mir nichts, die wollen mich nicht, uninteressant und blöd ist der andere, streitsüchtig, klebt an mir, will mich sexuell anmachen. Die hier aufgeführten Begründungen müssen natürlich zunächst auf ihre Stichhaltigkeit hin überprüft werden. Stellt sich dann bei kritischer Betrachtung heraus, daß es „Be"-gründungen, also „gesuchte Gründe" sind, können wir uns Gedanken machen, warum es gerade diese und keine andere ist. So hat es sicher seine tiefere Bedeutung, wenn ich die Begründung wähle, der andere sei streitsüchtig, wenn es doch offensichtlich nicht stimmt. Oder warum wähle ich gerade die Begründung, der andere klebe so an mir? Suche ich mehr Freiheit, habe ich Angst vor einer engen oder festen Bindung? Da gibt es viel zu überdenken.

Neubeginn nach Abbruch

Nehmen wir hier als ein Beispiel den Bereich Partnerschaft. Natürlich kann die Ursache im eigenen Versagen, im Versagen des anderen oder auch an beiden gelegen haben. Manchmal passen Menschen einfach nicht zusammen. Die Begründungen haben jedoch, wie wir wissen, fast immer den Charakter, uns als Opfer erscheinen zu lassen. So hören wir oft: Hat mich betrogen, ist lieblos, ungerecht, langweilig, sexuell unfähig und so fort. Auch diese Begründungen geben häufiger Auskunft über denjenigen, der sie liefert, als über den, auf den die Anschuldigungen gemünzt sind. So hilft auch hier selbstkritisches Hinterfragen, Wege zur Änderung zu entdecken.

Friedfertigkeit

Auch hier existiert eine breite Palette von Begründungen: Ich verabscheue Gewalt", wie kann man sich von niedrigen Gefühlen leiten lassen, Vernunft macht friedfertig, Zank/Streit/Kampf ist minderwertig, usw. Überlegen wir, was dahintersteckt. Sind Gefühle niedrig? Macht Vernunft wirklich friedfertig? Das sind nur einige Fragen. Oft steckt hinter solchen Äußerungen ein eigenes Problem, wie die Angst vor Auseinandersetzungen, Angst vor dem Alleinsein oder ähnliches. Zudem können die Begründungen weitere Schwierigkeiten aufdecken. So läßt beispielsweise die Formulierung „niedrige Gefühle" den Verdacht zu, daß der sie Äußernde die Schwierigkeit hat, mit den eigenen Gefühlen vorurteilsarm umgehen zu können.

Streitsucht

Ich beginne wieder mit etlichen Begründungen: Der andere ist „lahmarschig", das ist ungerecht, ich werde reingelegt, andere werden reingelegt, man will mich angreifen, man will mich anmachen usw. Diese Formulierungen lassen die Ängste und Nöte des die Begründungen Liefernden deutlich werden, wie Angst vor Ungerechtigkeit, Unehrlichkeit, Angst, reingelegt zu werden, angegriffen zu werden, sexuell attackiert zu werden. Hier ist der Ansatzpunkt für das Bemühen um Veränderung relativ klar.

Erobern

Erörtern wir auch hier einige Argumente: Es reizt mich, ich will fertigmachen, ich will ausprobieren, ich will Ansehen, Sex, ich suche Liebe, ich suche Zärtlichkeit, will kuscheln. Auch diese Begründungen lassen unschwer die dahinterliegenden Sehnsüchte, Ängste oder auch anderen Gefühle oder Wünsche erkennen. Man muß nur genau hinschauen.

Rivalisieren

Begründungen dafür könnten sein: Ich will etwas wegnehmen, der/die bildet sich was ein, er/sie meint mehr zu können, schöner, klüger, mehr Sexappeal zu haben, nur Widerlinge rivalisieren, rivalisieren ist primitiv. Ich überlasse es Ihrem Spürsinn, die dahinterliegenden Einstellungen und eventuellen Probleme zu erkennen.

Hilfe einfordern

Ihnen bekannte Begründungen sind sicher folgende: Ich bin krank, hilflos, einsam, habe Schmerzen, werde ungerecht behandelt, ich brauche Rücksicht oder Schutz. Die dahinter versteckten Ängste lassen sich unschwer identifizieren als Sexualangst, Minderwertigkeitsangst, Unterlegenheitsangst, Angst, verlassen zu werden, Angst, nichts wert zu sein, Angst, nicht liebenswert zu sein, Angst, nicht geliebt zu werden. Daraus ergeben sich, für uns leicht erkennbar, die Ansatzpunkte für Veränderung.

Lebenssituation vergegenwärtigen

Bei diesem Thema geht es um die Bereiche Beruf, Familie, Freizeit. Wir können uns etwa nachstehende Fragen stellen: „Wo bin ich und wo will ich hin?“, „Wie bin ich und wie will ich werden?“, „Mit wem bin ich und mit wem möchte ich sein?“ Ein Beispiel zur Erläuterung: Tanja ist verheiratet, hat zwei Kinder, ihr Mann trinkt seit Jahren, sie hat

Schwierigkeiten, ist friedfertig, gibt immer wieder nach, hat Angstzustände, ist aggressionsgehemmt, kann nicht allein sein, hat sexuelle Probleme und keine Freundinnen. Was sollte da geschehen? Sie selbst kommt nach einiger Zeit auf folgende Ziele: Ich will die Scheidung, will mit den Kindern allein leben, muß meinen Charakter ändern, und ich muß lernen, Kontakte zu anderen Menschen zu knüpfen.

Frühe Erinnerungen und deren Bedeutung

Wir wollen uns jetzt nicht so sehr um die offensichtlichen Inhalte der Erinnerungen kümmern, sondern um die Phantasien, Ängste, Wünsche, Nöte, die sich darum ranken. So tauchen die Fragen auf: „Welche frühen Erinnerungen habe ich?", „Womit haben die etwas zu tun?", und „Was hat das Ganze in mir bewirkt?" Ich nenne auch dazu ein paar Beispiele:

- Der Vater schlägt die Mutter,
- Vater kommt betrunken nach Hause,
- Ich wache auf, bin allein zu Hause,
- Keines der Kinder spielt mit mir,
- Ich fühle mich häßlich,
- Ich mußte am Tisch sitzen bleiben, bis ich aufgegessen hatte,
- Ich bekam Schläge.

Dies sind einige Erinnerungen, die ich des öfteren höre. Dahinter verbergen sich die unterschiedlichsten Phantasien, Ängste, Wünsche oder Nöte. Selbst wenn zwei Menschen die gleiche frühkindliche Erinnerung schildern, kann der Hintergrund und/oder die Verarbeitung der zugrunde liegenden Erfahrungen recht unterschiedlich sein. Eine direkte Zuordung zwischen Erinnerung und Problem und dessen Verarbeitung ist nur in den seltensten Fällen möglich. Fachleute können aus solchen frühen Erinnerungen im Zusammenhang mit allen anderen Erkenntnissen über einen Menschen gegebenenfalls gewisse Rückschlüsse auf Ursache und Umgang mit dem Konflikt ziehen. Wir wollen hier eine wesentlich einfachere und weniger tiefgreifende Sicht dieser Dinge versuchen. Schauen wir uns das etwas genauer an. Wenn wir über uns einige neue Gesichtspunkte bei solchen frühen Erinnerungen erfahren können, dienen diese als Ausgangspunkt für unsere Bemühungen, unser Erleben und Verhalten zu verändern. Bei der Erinnerung „Vater schlägt die Mutter“ sollten wir versuchen, die im Zusammenhang mit ihr auftretenden Gefühle und Phantasien ebenfalls zu erinnern, um verstehen zu lernen, welchen Einfluß diese Erfahrung auf das weitere Leben gehabt hat. Entstand eine immer wiederkehrende Angst, die Neigung, in bestimmte Situationen zu flüchten, die Tendenz, das Heil im Angriff zu suchen, entwickelte sich ein massiver Beschützerinstinkt, wie ist meine Einstellung Männern gegenüber, um nur einige Möglichkeiten zu erwähnen. Was verbirgt sich hinter „Der Vater kommt betrunken nach Hause“? Hier geht es um all das Elend und Leid, das durch eine derartige Erinnerung angesprochen wird, ebenso wie um unsere Reaktion auf dieses Geschehen, die Reaktionen, die unmittelbar Folge waren und vielleicht auch heute noch fortwirken. Wann und wo zeigen sich bei mir solche Reaktionen? Entsteht die Erinnerung „Ich wache auf und bin allein zu Hause“, sollten wir versuchen herauszufinden, welche Gefühle habe ich bei dieser Erinnerung, wie ist das heute mit dem Alleinsein, wie gingen die Eltern mit mir und meinen Wünschen um? Welche Fragen kann das noch für meine Entwicklung gehabt haben? Daraus ersehe ich dann vielleicht Ansatzpunkte zur Änderung. Sieht die Erinnerung etwa so aus wie „Kein Kind spielt mit mir“, interessieren Fragen wie: War das oft so, war/bin ich ein Einzelgänger, wie fühlte ich mich, war ich ängstlich, zu anspruchsvoll, streitsüchtig oder langweilig? Es gibt sicher noch weitere Möglichkeiten. Welche Probleme habe ich heute im Umgang mit anderen Menschen? Wo setze ich an, um etwas zu ändern? Wie schaffe ich es beispielsweise, von einem ängstlichen zu einem aktiven Menschen zu werden? Wenn die Erinnerung lautete „Ich fühle mich häßlich“, stellt sich natürlich die Frage, wie es heute damit aussieht, mag ich mich, meine ich, andere mögen mich nicht, oder fühle ich mich abgewiesen ...? Wenn ich als Erinnerung habe, „Ich mußte am Tisch sitzen bleiben, bis ich aufgegessen hatte“, sollte es schon wichtig sein, darüber nachzudenken, wie es zu Hause mit der „Freiheit“ aussah, wie die Erziehung war, wie erlebe ich Druck, wie gehe ich mit Druck um, wie gehe ich mit Essen um? Dann ahne ich schon, wo ich ansetzen kann. Ist die Erinnerung „Ich bekam Schläge“, so lautet die Frage doch wohl, welche Gefühle kommen da in mir hoch – Angst, Wut, Not, Unterwürfigkeit oder gar die Einstellung, „ich habe es wohl verdient gehabt“? Diese Gefühle dürften dann noch heute mein Leben maßgeblich beeinflussen. In welchen Situationen und wie zeigt sich das? So finde ich dann Ansatzpunkte zur Änderung.

Versuchen, spezielle Kernkonflikte zu erkennen

Wir haben, als wir uns mit der Entwicklungspsychologie beschäftigten, bestimmte Kernkonflikte kennengelernt, die unser Leben nachhaltig beeinflussen (S. 121ff.). Ich will einiges davon in zwangloser Form noch einmal in Erinnerung rufen. Mißtrauen beziehungsweise nicht vertrauen zu können gehört hierher ebenso wie Angst vor Feinden, Angst, allein zu sein, aber auch Angst, nicht liebenswert zu sein oder nicht geliebt zu werden. Die Angst vor Macht, die Neigung oder der Zwang, sich zu unterwerfen, gehören ebenso dazu wie die Tendenz zu trotzen, ein ausgeprägter oder auch fehlender Eigensinn. Weiterhin können wir aufzählen: Mißgunst, Neid, Eifersucht, Rivalität, Unterordnung sowie sexuelle Probleme. Nehmen wir einen Bereich heraus, beispielsweise das Mißtrauen. Uns ist natürlich klar, daß dieses Gefühl sehr störend sein kann und deshalb besser einer eher vertrauensvollen Art weichen, zumindest eine etwas freundlichere, positivere Einfärbung erhalten sollte, denn ein gesundes Mißtrauen ist ja nichts Falsches. Folglich müßte da, wo reflektorisch (automatisch) das Mißtrauen auftritt, eine Änderung stattfinden – hin zu etwas mehr Vertrauen. Der andere ist nicht automatisch Gegner oder Feind, sondern nur dann, wenn es wirklich erwiesen ist; vielleicht ist er ja sogar freundlich gesinnt, und nur unser mißtrauisches Auf-ihn-Zugehen macht ihn abweisend.

Kindliche Bedürfnisse in der Erwachsenenwelt

Aufgrund unserer persönlichen Entwicklung kann es passieren, daß bestimmte kindliche Bedürfnisse bis in die Erwachsenenzeit hinein erhalten bleiben, hier in unveränderter Form weiterwirken oder aber auch andere Funktionen übernehmen. Dies zu ergründen, ist ebenfalls sehr sinnvoll. Ich nenne nur ein paar kindliche Bedürfnisse: kuscheln, bocken und spielen; Das sind nicht alle, sie werden hier nur stellvertretend erwähnt. Einige Fragen sind in diesem Zusammenhang wichtig: „Wie zeigen sie sich?“, „Wo zeigen sie sich?“, „Was sollen sie bewirken?“, „Was bewirken sie wirklich?“, und schließlich:„Wie gehe ich damit um?“ Von all diesen nehmen wir uns das Kuscheln heraus. Obwohl dieser Wunsch sehr verständlich ist, kann er doch auch mißbraucht werden. Wann taucht dieser Wunsch auf, soll er etwa etwas vermeiden, beispielsweise Sex, Auseinandersetzung oder Arbeit? Es kommt immer wieder vor, daß ein Mensch in Situationen, in denen kämpferisches Auseinandersetzen gefordert wäre, statt dessen versucht, durch Kuscheln und Schmusen etwas zu erreichen. Hier wird dann ein kindliches Verhalten benutzt, um kindliche Wünsche beim anderen zu befriedigen und etwas zu erreichen, das anders nicht geglückt wäre. Möglicherweise klappt das zwar, hat aber langfristig sicher nicht die gewünschten Effekte. Also heißt es, eine Veränderung bei sich selbst einzuleiten. Was habe ich vermieden? Wie lerne ich das? Das bringt uns die Erkenntnis, ich muß lernen zu kämpfen, und zwar mit angepaßten Mitteln, muß gegebenenfalls lernen, auch mal einen Mißerfolg einzustecken, und/oder meine Kampftechniken verbessern.

Art und Form der Gespräche

Wenden wir uns nun unserer Fähigkeit zu, mit anderen Menschen zu reden. Wie führen wir Gespräche, in welcher Form, mit wem und mit wem nicht? Welche Fehler unterlaufen uns da möglicherweise, und wie korrigiere ich die? Bin ich zu passiv, sollte ich aktiver werden, neige ich dazu, im Gespräch anzugreifen, sollte ich vielleicht lernen, mehr und geduldiger zuzuhören? Weiche ich in Gesprächen aus, wäre es wichtig, mich mehr einzulassen? Bin ich einer von denen, die andere „totreden“, sollte ich von meiner Neigung zum Monolog abgehen und mich hinentwickeln zur Fähigkeit, Dialoge zu führen, also zuhören lernen und andere auch mal reden zu lassen, selbst wenn eine innere Kraft mich scheinbar zum Reden treibt? Neige ich zur Empfindlichkeit, sollte ich lernen, etwas verbindlicher zu bleiben, bis ich meine Empfindlichkeit abgebaut habe? Wenn ich zu den Leuten gehöre, die es, wie auch immer, schaffen, eine Polarisierung im Gespräch mit Frontenbildung und Streit herbeizuführen, müßte ich die Fähigkeit erwerben, etwas kooperativer und kompromißbereiter vorzugehen. Bin ich extrem verbindlich, müßte ich lernen, Position zu beziehen. Fühle ich mich leicht angegriffen, sollte ich gelassener werden. Wenn ich die gleichen Techniken in Beruf und Privatleben benutze oder in jeder Situation immer nur einige wenige Verhaltensweisen nutze, muß ich mich von dieser undifferenzierten Art verabschieden und ein neues, der Situation angepaßtes Verhalten, einüben.

Beziehungen

Werfen wir noch einen kurzen Blick auf unsere Beziehungen. Welche Beziehungen haben wir, wie sehen sie aus, in welcher Form finden sie statt, welche Inhalte bestimmen sie, welche Gefühle erlebe ich? Das sind viele Fragen. Ich will nur auf einige Fehler hinweisen. Bin ich autoritär, neige ich dazu, unterwürfig zu sein, entwickeln sich meine Beziehungen immer wieder zu Kampfbeziehungen, neige ich zum Klammern, sind meine Beziehungen eher recht distanziert, versuche ich, alle meine Beziehungen eher rational zu gestalten, oder sind sie eher immer etwas zu sehr sexualisiert oder das Gegenteil, blende ich die erotische Komponente zu sehr aus, sind meine Beziehungen gerechte Formen des Miteinanderumgehens, wie sieht es mit der Aufgabenverteilung aus? Dies sind wenige Fragen, die nur ganz oberflächlich die Vielfältigkeit dieses Bereiches beleuchten sollen.

Abwehrmechanismen

Über die Abwehrmechanismen haben wir bereits einiges gelernt. Wir wissen, daß sie oft notwendig sind, um uns vor verdrängten Inhalten zu schützen. Andererseits prägen sie weitgehend unser Leben und können so störend werden, daß es sinnvoll sein kann, den einen oder anderen abzubauen. Vielleicht lesen Sie sich das Kapitel noch einmal durch (S. 97ff.) und versuchen, sich das für Sie Interessante näher anzuschauen. Versuchen wir, daran zu arbeiten, wird es uns nur dort gelingen, wo es für unsere innere Stabilität ungefährlich ist, sonst klappt es nicht! Wir werden diese Mechanismen registrieren, beobachten, wann sie auftreten und dann gegebenenfalls an ihrer Auflösung arbeiten. Treten Angstimpulse auf, sollten wir diese beachten und aus ihnen heraus neue Teilziele formulieren.

Widerstandsverhalten

So wie es in der Therapie innere Widerstände in bestimmten Situationen gegen das Bewußtwerden oder Aufgeben bestimmter Gedanken oder Verhaltensweisen gibt, tritt dieses Gefühl auch bei Ihren eigenen Bemühungen auf. Es gibt einige Regeln, die Sie beachten sollten: Wo ich mit meinen Gedanken nicht hin will, ist etwas los, deshalb muß ich genau da hin! Wenn ich mit meinen Gedanken oder auch mit meinem Verhalten unbedingt woanders hin will, ist das ein Alarmsignal. Warum will ich weg? Der andere Weg wäre doch leichter und ungefährlicher. Deshalb wäre er eine Sackgasse, wenn es um die Lösung eines Problems geht. Ausweichen sollte ich nach Möglichkeit nicht, sondern meine Vermeidungen in Denken und Handeln beobachten, um den Grund für mein Widerstandsverhalten zu finden. Das heißt, wenn ich eigene Blockaden erkannt habe, muß ich innehalten und versuchen, die dahinterliegenden Sorgen zu erkennen und mit dieser Erkenntnis Teilziele für meine Veränderung entwickeln.

Methoden

Psychagogischer Ansatz

Psychagogische Beeinflussung heißt Seelenführung. Neben den zuvor beschriebenen analytischen Aspekten wollen wir nun die psychagogischen Möglichkeiten ins Auge fassen. Wichtig ist hier vor allem die Möglichkeit, mit den eigenen gesunden ICH-Anteilen an sich selbst zu arbeiten. Wiesenhütter, ein bekannter Analytiker, betonte, daß er die psychagogischen Anteile auch in der analytischen Arbeit verwende. So führe er so lange eine analytische Behandlung durch, bis sich ein festes Vertrauensverhältnis gebildet habe, und schalte dann, wenn ein bestimmter Reifegrad erreicht sei, auf psychagogische und synthetische Arbeit um. Für uns ist die Frage von Interesse, wieweit kann ich selbst für mich Verantwortung übernehmen und verantwortlich an mir arbeiten. Kronfeld betonte bei der Beschreibung seiner reedukativen Therapie, daß die Arbeit der eigenen Person unter Einbeziehung selbst erkannter Besonderheiten ungeheuer wichtig sei. Diese aus dem Unbewußten beeinflußten Eigenheiten, seien an Träumen, Gewohnheiten und Symptomhandlungen erkennbar. Die Arbeit an diesen Eigenheiten kann gegebenenfalls mit unseren gesunden ICH-Anteilen recht erfolgreich geführt werden.

Es wird darum gehen, eine Veränderung im Sinne der Psychosynthese durch das Erlernen der Selbsterziehung zu erreichen. Dies kann mittels Eigenverantwortlichkeit und synthetischem Willenstraining geschehen. Es ergeben sich folgende Ansätze:

- Registrieren der persönlichen Eigenheiten (selbst erkannt, von anderen beschrieben),
- Einschätzung dieser Eigenheiten in ihren Folgen,
- Verantwortung für die eigene Person übernehmen,
- an selbst gesuchten Veränderungswünschen arbeiten.

Es geht also um Eigenverantwortlichkeit, Arbeit an der eigenen Person und Arbeit an bestimmten Verhaltens- und Denkmustern, um auch Veränderungen in der Weltwahrnehmung, -interpretation und damit auch den eigenen Gefühlen zu erreichen. Weiterhin gehört hierher der Begriff des Willenstrainings. Aus diesem Ansatz läßt sich etwa folgendes Vorgehen beschreiben:

- Registrieren der persönlichen Eigenheiten,
- Einschätzung dieser Eigenheiten in bezug auf die sich ergebenden Folgen,
- Veränderungswunsch formulieren.

Wenn wir Veränderungen erarbeiten wollen, müssen wir uns ein Ziel setzen. Oft wird ein Ziel nicht ausreichend sein, manchmal lassen sich bestimmte Ziele erst über Teilziele (Teilerfolge) erreichen. Nach der Formulierung eines Zieles müssen wir die Teilziele festlegen und eins davon zu erreichen suchen durch uns zur Verfügung stehende Techniken, die wir noch besprechen werden. Dann müssen wir den erreichten Erfolg überprüfen, die sich daraus ergebenden Konsequenzen einschätzen und entweder einen neuen Versuch wagen, bis der Erfolg erreicht ist, oder wir wenden uns dem nächsten Teilziel zu. Weiterhin muß es darum gehen, Gespräche zu suchen und die Beziehungen zu klären, in denen wir leben, soweit dies notwendig ist. Wir werden dies im weiteren Verlauf durch Beispiele etwas verdeutlichen.

Verhaltenstherapeutischer Ansatz

Wir befassen uns mit dieser Technik nur insoweit, als wir einige Gedanken dieser Methode möglicherweise bei dem Bemühen um eine Selbsttherapie nutzen können. Es geht also nicht um eine genaue Methodenbeschreibung, um diese Therapie anwenden zu können.

Die behavioristische Technik geht davon aus, daß man Verhalten und Erleben durch Bestrafung und Belohnung beeinflussen kann. Dies ist der Ansatz der klassischen Konditionierung. Normalerweise verschwindet eine Angstreaktion dann wieder, wenn sie über einen längeren Zeitraum nicht mehr auftrat. Dies nennt man Extinktion (Löschung des das Verhalten auslösenden Reizes). Diese Extinktion ist bei Angst und wohl auch bei vielen anderen durch innerseelische Vorgänge motivierten Symptomen nicht möglich. Hinzu kommt, daß bei Angst erlernte Vermeidungsreaktionen dafür sorgen, daß die als gefährlich vermutete Situation vermieden wird, also gar nicht erst die Möglichkeit besteht, die eventuell inzwischen wieder ungefährlich gewordene Situation zu erleben. Ich darf Sie in diesem Zusammenhang an die Forderung erinnern, sich kontraphobisch zu verhalten (S. 160 ff.). Um Angst abzubauen, werden in der Verhaltenstherapie Angsthierarchien aufgebaut und durch eine langsam ansteigende Konfrontation mit dem Angstauslöser fraktioniert das heißt „scheibchenweise" desensibilisiert. So etwa sieht ein Angstbewältigungstraining aus: Es wird Entspannung geübt, dann wird ein Angstauslöser angeboten, dann sofort wieder die Entspannung geübt, um auf diese Weise die vegetativen (körperlichen) Begleitsymptome der Angst zu beseitigen. Dieser Vorgang wiederholt sich mit ansteigenden Reizen bis zum Therapieerfolg. Ein weiterer sehr wichtiger Ansatz ist der Umbau von Verhaltensweisen nach vorherigem Planen, beispielsweise durch Rollenspiel. Im Prinzip geht es darum, Probleme zu erkennen, Lösungsmodelle zu erarbeiten und dann diese Lösungen einzuüben.

In der kognitiven Verhaltenstherapie ist die Vorgehensweise wesentlich differenzierter. Ich möchte jedoch nicht näher darauf eingehen, da es sich bei dieser Therapie um eine professionelle Hilfe handelt, die, wie noch am Ende des Buches kurz angedeutet werden wird, immer dann in Betracht gezogen werden sollte, wenn Eigenhilfe sich als nicht ausreichend erweist.

Hypnose, Suggestion

Dieses Thema ist für unsere Betrachtunsgweise sehr wichtig. Die Methoden der Suggestion, zumindest bestimmte, sind durchaus zur Selbstbehandlung geeignet. Aus diesem Grunde wollen wir uns etwas genauer damit befassen. Wir können autosuggestive Verfahren erlernen und eigenverantwortlich anwenden. Auch werden wir eine Menge über innerseelische Vorgänge und deren Beeinflußbarkeit erfahren.

Den meisten von uns ist der Begriff Hypnose zumindest aus den Medien oder von Jahrmärkten her bekannt. Auch finden wir beim Durchblättern bestimmter Illustrierten immer wieder Anzeigen, in denen angepriesen wird, man möge doch einen Fernkurs belegen, um Hypnotiseur zu werden. Gelegentlich finden wir dabei Zeichnungen, die vortäuschen sollen, der Hypnotiseur verfüge über gewaltige und wohl auch übersinnliche Kräfte, mit denen er sich die Menschen untertan machen könne. Insgesamt ist der Begriff fälschlicherweise von einer Aura des Magischen, Übernatürlichen, Besonderen umgeben.

Es gibt zwei grundsätzlich voneinander unterschiedene Formen der Suggestion:

- ***Fremdsuggestion:*** Wie der Begriff es schon andeutet, wird hier ein Mensch oder eine Menschengruppe durch einen anderen Menschen suggestiv beeinflußt.
  In diesen Bereich gehört die Hypnose, sei es die Jahrmarkthypnose, oder die seriöse Technik der ärztlichen oder psychologischen Hypnose, die zu therapeutischen Zwecken angewendet wird.
- ***Autosuggestion:*** Der Begriff Autosuggestion beschreibt einen Vorgang, bei dem der Suggerierende und der Suggerierte ein und dieselbe Person sind. Das sind die Methoden, bei denen wir selbst durch das Erlernen bestimmter Techniken die Möglichkeit haben, auf uns und unsere Psyche selbst und eigenverantwortlich Einfluß zu nehmen. Autosuggestive Techniken sind beispielsweise das autogene Training oder die computergestützte Suggestion.

Dies ist die äußerliche Beschreibung der beiden Formen der Suggestion. Um aber die Vorgänge verstehen zu können – und dies sollte gewährleistet sein, wenn man selbst eine dieser Techniken anwenden möchte –, müssen wir uns noch ein wenig mit der Theorie beschäftigen.
Die ursprüngliche Vorstellung über den Suggestionsvorgang kann man etwa so darstellen und beschreiben:

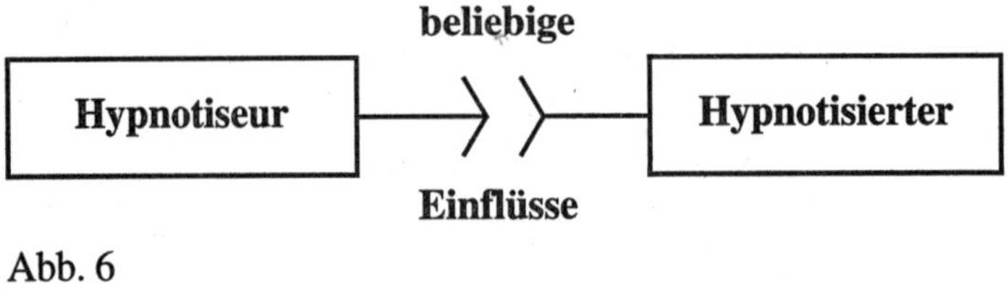

Abb. 6

Dem Hypnotiseur wurden früher geheimnisvolle Kräfte zugeschrieben, mit denen er Einfluß auf seinen Probanden ausübte. Wir wissen heute jedoch, daß nicht der Hypnotiseur über übersinnliche Kräfte verfügt, die den Hypnotisierten zwingen, das zu tun, was suggeriert wird, sondern daß der Suggerierte selbst diesen Zustand herbeiführt. Dem Hypnotiseur kommt lediglich die Rolle eines Helfers zu, der dem Probanden die Möglichkeit eröffnet, bei sich selbst diesen Vorgang auszulösen und zu entwickeln. Aus diesem Grund bestehen keine grundsätzlichen Unterschiede zwischen Fremd- und Autosuggestion.

Weiterhin werden die Suggestionsformen in wachsuggestive und hypnoide Verfahren unterteilt. Zu den wachsuggestiven Methoden gehören Trösten, Beruhigen, Bagatellisieren, Ignorieren, Ermutigen, Überreden (Persuasion), Überrumpeln (autoritatives Vorgehen) als Methoden zur Beeinflussung der inneren Haltung. Als Techniken zur Beeinflussung der äußeren Haltung gelten moralische Abhärtung, Abstinenz, Askese, Milieuwechsel, Isolierung, Übungstherapie (verschiedene Formen). Zu den hypnoiden Verfahren gehören die verschiedensten Formen der Hypnose, der Selbsthypnose, aber auch einige Verfahren, die uns schon bei den wach-suggestiven Methoden begegnet sind. Um den Vorgang der Suggestion besser zu verstehen, vorab etwas Theorie.

Wahrnehmung der Welt

Wir nehmen die Welt mit unseren fünf Sinnen, Sehen, Hören, Riechen, Schmecken und Fühlen, auf.

Abb. 7

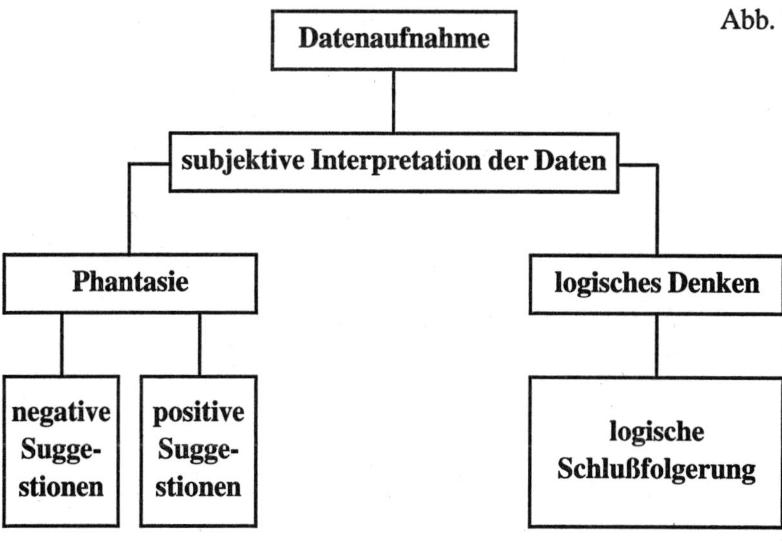

Diese Signale sind zunächst rein körperliche Werte, die anschließend in unserem Gehirn bewertet werden. Wie diese Bewertung aussieht, ist von vielen, vor allem aber auch ganz subjektiven Faktoren abhängig. Dazu gehören zum Beispiel alle ganz persönlichen Einflußgrößen, die wir zum Teil schon angesprochen haben. Wenden wir uns in diesem Zusammenhang den Phantasien zu: Es gibt, wie Sie wissen, positive und negative Phantasien. Denken Sie an unser Beispiel mit der halbgefüllten Pralinenschachtel. Je nach Art der Phantasie ist der Einfluß auf meine Befindlichkeit unterschiedlich, andererseits ist die Wahl der Suggestionsform abhängig von meiner momentanen Stimmungslage oder inneren Haltung.

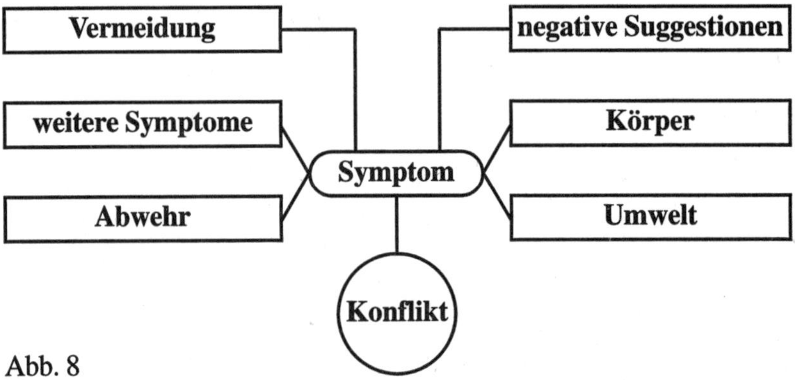

Abb. 8

Die Form und der Inhalt der Interpretation können ganz unterschiedlicher Art sein. Auch hier wollen wir ein Beispiel bemühen. Sie begegnen Ihrem Freund Holger, der mit verschlossenem Gesichtsausdruck an Ihnen vorbeigeht. Wenn Sie mit sich selbst beschäftigt sind, wird Ihnen das vielleicht gar nicht auffallen. Warten Sie jedoch auf eine Reaktion von ihm, weil Sie ein Gespräch beginnen möchten, bekommt dieses gleiche Verhalten für Sie eine ganz andere Bedeutung. Ein anderes Beispiel verdeutlicht einen weiteren Gesichtspunkt. Am folgenden Tag begegnen Sie Holger wieder. Diesmal kommen Sie mit ihm ins Gespräch. Plötzlich beschimpft Holger Sie wegen Ihrer angeblichen Unhöflichkeit vom Vortag. Für Sie ist diese Situation unverständlich. Falls Sie selbst zuvor Ärger oder vielleicht Zahnschmerzen hatten, fühlen Sie sich zu Unrecht angegriffen und reagieren heftig. Sind Sie jedoch guter Laune oder verliebt oder haben gerade erfahren, daß Sie eine Gehaltserhöhung bekommen werden, registrieren Sie, daß Holger wohl ein Problem hat, und bleiben freundlich, denn Sie beziehen sein Verhalten nicht auf sich. Zweimal ist es fast die gleiche Situation, zweimal die gleiche Wahrnehmung, jedoch jedesmal eine unterschiedliche Interpretation und damit auch Reaktion. Wir können daraus ersehen, daß die Welt nicht unbedingt so ist, wie wir sie wahrnehmen, es handelt sich immer um eine Interpretation, die von sehr vielen Faktoren abhängig ist. Ich glaube, Sie werden mir zustimmen, wenn ich die Vermutung äußere, daß Phantasien sowohl krank als auch gesund machen können. So ist es vielleicht auch verständlich, daß es Möglichkeiten gibt, die Interpretation der empfangenen Daten bewußt und absichtlich in einer bestimmten Weise zu beeinflussen. Es ist leicht einzusehen, daß die Interpretation der empfangenen Daten nicht nur von äußeren, sondern auch von inneren Faktoren abhängig ist. Innere Faktoren sind Einflüsse, die aus uns selbst, unserer eigenen Psyche hervorgehen.

Es gibt nun verschiedene Techniken der Suggestion, die wir uns im einzelnen anschauen wollen. Sie bedienen sich sowohl der Wachsuggestionen als auch der hypnoiden Suggestionen. Sie erinnern sich, wir nehmen die Reize aus der Außenwelt mit unseren fünf Sinnen auf. Es erfolgt dann eine Interpretation dieser Reize, die von vielen subjektiven Faktoren, aber auch von Wissen und Erfahrung abhängig ist. Entsprechend unterschiedlich fällt dann auch unsere psychische und/oder intellektuelle Reaktion aus.

Das Ganze spielt sich vorwiegend im bewußten Bereich ab, soweit nicht aus dem Unbewußten Störimpulse ausgesendet werden. Um die tieferen Schichten der Psyche zu erreichen, benötigen wir die Techniken der Suggestion, die folgende Aufgaben erfüllen müssen:

- Herstellen einer Situation, die den Erfolg ermöglicht,
- kritisches Wachbewußtsein abblenden,
- an der Abwehr (dem Zensor) vorbei in die Tiefe gelangen,
- das Suggerierte in der Tiefe verankern, so daß es akzeptiert und umgesetzt wird.

Wir gehen in diesen Ausführungen selbstverständlich von den autosuggestiven Methoden aus, denn unser Anliegen lautet ja, selbst und eigenverantwortlich Veränderungen bei uns bewirken zu wollen. Daraus folgt, der die Suggestion Entwickelnde und Anbietende ist zugleich auch der Proband. Das bedeutet, daß in einer derartigen Situation zumindest auf der bewußten Ebene eine positive Einstellung zur Suggestion besteht.

Herstellen der erfolgversprechenden Situation
Entscheidend wichtig für das Gelingen ist die Entspannung. Wir werden versuchen, die Außenreize soweit es geht einzuschränken. Auch sollten wir die Reize aus der Innenwelt so gestalten, daß sie unterstützend statt störend wirken. Wir nehmen uns Zeit. Zeitdruck ist schädlich.

Beim Autogenen Training erfolgt in dieser Phase die Ruhetönung, das heißt, der Betreffende stellt sich eine schöne entspannende Situation vor und genießt das Nichtstun. Nun handelt es sich bei dem Autogenen Training um eine Methode, in der der hypnoide Effekt ausgesprochen wichtig und wirksam ist.

Autogenes Training
Diese Methode nutzt die Erkenntnis, daß der Hypnotiseur nur die Situation vorbereitet, die Suggestionen jedoch vom Probanden selbst eingestellt werden. Diese Technik wird inzwischen schon längst nicht mehr nur zur Therapie verwendet, sondern hat Eingang in die verschiedensten Bereiche unserer Gesellschaft gefunden und wird immer dann angewendet, wenn es darum geht, Einfluß auf eigenes Verhalten und Erleben zu nehmen. Diese Technik, von der Hypnose abgeleitet, ist eine Form der Selbsthypnose, so nannte sie jedenfalls K. Thomas. Entsprechend den Suggestionen bei der Leerhypnose (Hypnose ohne spezielle Befehle) hatte J. H. Schultz Formeln entwickelt, die der Übende sich selbst immer wieder vorstellen sollte, ohne den Erfolg jedoch erzwingen zu wollen, denn es sollte Entspannung erreicht werden und nicht Leistung. Die Formeln sind weltbekannt geworden, wir nennen sie Schwere-, Wärme-, Herz-, Atem-, Sonnengeflecht- und Stirnübung. Erreicht wird beim erfolgreichen Einstellen dieser Formeln ein der Leerhypnose vergleichbarer Zustand mit all den Möglichkeiten, die

diese Methode bietet. Werden auch noch Vorsatzformeln benutzt, können sehr viele Erfolge der Hypnose erreicht werden. Diese Technik ist leicht erlernbar, entsprechende Kurse werden immer wieder angeboten. Bei der Firma mental design soft in Köln (Prof. Dr. P. Ziese, Institut für Verhaltenstraining, Persönlichkeitsentwicklung und Sozialtraining, Hölderlinstr. 64, 50858 Köln) ist eine Demonstrationskassette erhältlich die die Methode vorführt und zeigt, wie Sie ohne fremde Hilfe (und später ohne die Kassette zu benutzen) diese Methode erlernen können.

Computersuggestion

Diese Methode ist wohl eher den wachsuggestiven Verfahren zuzurechnen. Verwendet wird die Methode des Blitzens, das heißt, es werden optische Reize unterschwellig angeboten, während der Übende einer anderen Tätigkeit nachgeht. Unterschwellig nennen wir einen Reiz, der gerade noch erkannt werden kann, dann sofort wieder verschwindet. Bei Untersuchungen mit diesen Reizen konnte man feststellen, daß neutrale Begriffe, also Begriffe ohne negativen Gefühlsaspekt, schneller und sicherer erkannt werden als negative, also solche, die einen Widerstand hervorrufen. Daraus ergibt sich, daß die geblitzten Reize nicht nur ins Bewußtsein aufgenommen werden, sondern auch in die Tiefe der Psyche dringen und je nach Bedeutungsgehalt Abwehrreaktionen hervorrufen oder nicht. Das heißt, die Abwehrreaktion ist um so stärker, je größer die Konfliktnähe ist. Um diese Reize in der Tiefe zu verankern, gibt es grundsätzlich zwei Möglichkeiten. Zum einen können wir die Aufmerksamkeit durch Herstellen eines leichten hypnoiden Zustandes abblenden, zum anderen das bewußte ICH durch Zuteilen einer Arbeit ablenken. Ergänzt werden muß dies durch eine Technik, die sicherstellt, daß die Suggestion dauerhaft verankert wird. Um dies zu erreichen, bedienen wir uns zweier Techniken. Einmal geht es um die formelhafte Darbietung des erwünschten Effekts, zum anderen um die wiederholte Darbietung dieser Formeln. Formelhaft heißt, daß die Suggestion mit immer den gleichen Worten angeboten wird. Die Formelhaftigkeit wirkt durch ihre Prägnanz und dadurch, daß Formeln die Eigenschaft haben, sich in der Psyche gleichsam wie Gesetze festzusetzen. Diese Formeln sollen kurz, prägnant, unmißverständlich, positiv formuliert sein und aus emotional nicht belasteten Begriffen bestehen. Es sollten nur wenige Formeln gleichzeitig angewendet werden, sie müssen ethisch korrekt sein, um wirksam werden zu können, der intellektuellen Einstellung entsprechen, realisierbar sein (ein drittes Bein werden wir uns nicht wachsen lassen können). Bei der Computersuggestion gibt es nun verschiedene Formen der Darbietung der Suggestionen, die in unregelmäßigen Abständen angeboten werden. Ein Beispiel soll die Kriterien einer sinnvollen Vorsatzformel verdeutlichen. Nehmen wir die Formel „ich bin gelassen.“ Sie ist kurz, denn sie lautet ja nicht: „Ich möchte erreichen, daß sich bei mir ein Gefühl der Gelassenheit einstellt.“ Im Gegensatz zu der eben aufgeführten ist unsere Formel prägnant und unmißverständlich formuliert. Sie ist positiv formuliert, denn sie lautet nicht: „Ich möchte meine Angst und Unsicherheit verlieren.“ Hinzu kommt, daß es sich bei unserer Formel nicht um gefühlsmäßig belastende Begriffe handelt, die zu vermeiden sind, denn beim Üben dieser Formel werden die Begriffe „Angst“ und „Unsicherheit“ vermieden, die beim Üben ja immer gerade die Gefühle herbeiführen würden, die therapeutisch beseitigt werden sollen. Ethisch korrekt ist diese Formel auch, denn Sie üben ja nicht: „Ich will lernen, kühl morden zu können.“ Intellektuell dürfte diese Formel auch die eigene Einstellung wiedergeben, denn sie schließt ja nicht aus, daß wir in bestimmten Situationen durchaus einen „heiligen Zorn“ entwickeln können. Unmögliches beinhaltet diese Formel ebenso nicht, denn die Realisierung dieser Charaktereigenschaft liegt im Bereich des Möglichen. Zuvor jedoch müssen wir uns noch einmal klarmachen, was denn so in uns vorgeht, wenn wir uns ändern wollen. Die Programme aus der Reihe Computersuggestion erhalten Sie bei der Firma mental design soft (Prof. Dr. P. Ziese, Institut für Verhaltenstraining, Persönlichkeitsentwicklung und Sozialtraining, Hölderlinstr. 64, 50858 Köln). Wie gehen wir nun vor, wenn wir unabhängig davon, welche Methode wir anwenden, eine bestimmte Änderung erreichen wollen? Wenn wir geklärt haben, was wir ändern wollen, nehmen wir uns etwas vor. Wir fassen den Vorsatz, zum Beispiel das Rauchen einzustellen. Dies versuchen wir dann durchzusetzen. Gelingt es nicht, gehen wir noch einen zweiten oder auch dritten Versuch an, um dann doch noch zum Ziel zu kommen. Der Vorgang sieht also so aus:

Klärung — **Vorsatz** — **Überprüfung** — **Nachhelfen** — **Erfolg?**

Abb. 9

Das ist zunächst nichts Neues. Zwei Dinge sind es, auf die ich Sie dabei hinweisen möchte: Einmal geht es um den Vorsatz. Ich nehme mir vor, mir ein bestimmtes Verhalten anzueignen. Dieser Vorsatz kehrt bei autosuggestiven Verfahren in Form der Vorsatzformel wieder. Zum anderen möchte ich Ihr Augenmerk darauf richten, daß unser Versuch in wachem Zustand abläuft. Wir sind im Vollbesitz unserer geistigen Kräfte, aber leider funktionieren auch alle Abwehrmaßnahmen unserer Seele, die es uns leichtmachen, den Erfolg zu verhindern. Unser Vorsatz dringt nicht in die tiefen Schichten unseres Bewußtseins ein, sondern verfängt sich in den oberflächlichen Schichten unserer Psyche und wird zum Spielball unserer widersprüchlichen Wünsche (ich will aufhören zu rauchen, das Rauchen schmeckt). Vorsatz und Bewußtseinszustand sind die beiden wichtigen Dinge, denen wir uns jetzt zuwenden werden. Als erstes müssen wir wissen, was wir an uns ändern wollen. Wenn wir eine klare Vorstellung davon haben, entwickeln wir uns eine Vorsatzformel. Sie werden verstehen, daß es ganz unmöglich ist, Ihnen jetzt eine Aufzählung von Vorsatzformeln zu liefern, aus der Sie sich dann diejenige heraussuchen, die für Sie geeignet ist. Wenn Sie die von mir angesprochenen Regeln beachten, sind Sie sicher in der Lage, für sich die geeignete Vorsatzformel selbst zu entwickeln. Ich will noch kurz erklären, warum diese Techniken besser geeignet sind als einfache Versuche der Selbstbeeinflussung. Durch die Suggestion geraten Sie in einen unterwachen Zustand. In Ihrem Gehirn, und damit auch in Ihrer Psyche, geht eine Veränderung vor. Die Bereiche, die im Wach-Zustand gut funktionieren, sind selbstverständlich noch da, aber in ihrer Funktion verändert. So ist nicht nur Ihr kritisches Denken herabgesetzt, sondern auch die Abwehr gegen Veränderungen in der Psyche. Sie sind suggestibel (beeinflußbar) geworden, die Vorsatzformeln dringen in tiefere Schichten Ihrer Psyche ein. Ähnlich ist es bei den mehr ablenkenden Verfahren. Hier ist zwar der suggestive Anteil geringer, wohl aber gelingt es, durch Ablenkung von den Suggestionen und die Konzentration auf etwas anderes einen ähnlichen Vorgang herzustellen, wie er im Zusammenhang mit der Suggestion erreicht wird. Die Vorsatzformeln unterliegen nicht mehr der Kontrolle durch den Verstand, und die Abwehr als Schutz für das Unbewußte und vor den Inhalten des Unbewußten für unser Bewußtsein (sie funktioniert in beide Richtungen) ist herabgesetzt. In diesen tieferen Schichten setzen sich die Vorsatzformeln fest, werden integraler Bestandteil unserer Psyche. Durch regelmäßiges Üben wird diese Verankerung sicherer und die Wirkung stärker. Da es sich ja um Veränderungen handelt, die Sie zumindest mit einem Teil Ihrer Persönlichkeit auch wollen, bestehen gute Chancen, daß diese in den Tiefen Ihres Bewußtseins verankerten Vorsätze Ihr Denken, Fühlen und Handeln in der gewünschten Weise beeinflussen.

Nach diesem Ausflug in Details der verschiedenen Techniken möchte ich nur noch kurz darauf hinweisen, daß die formelhaften Vorsätze, die Sie entwickeln können, zwei verschiedene Aufgaben erfüllen: Zum einen handelt es sich um solche, die eher stabilisierende Suggestionen darstellen, während die anderen eher modifizierenden Charakter haben werden. Aus all den vorgestellten Methoden wollen wir uns das heraussuchen, was uns am besten geeignet erscheint, als Techniken zur Selbsthilfe angewendet zu werden. Einige Beispiele sollen diese Kapitel abrunden und abschließen.

Elvira

Ihr Hauptproblem war, als sie zu mir kam, eine kaum beherrschbare Katzenphobie (S. 129f.). Sie ist eine stille, freundliche junge Frau, die zwar verschiedene Kontakte hat, aber eigentlich immer die Gebende ist. Sie ist freundlich, also in ihren aggressiven Möglichkeiten gehemmt, mag nicht streiten, ist versöhnlich, immer zu Kompromissen bereit, kann nicht allein sein, braucht immer einen Menschen in ihrer Nähe. Einen Freund hat sie zur Zeit nicht, „die gehen immer wieder, weil ich sie mit meiner Liebe überschütte." Sex ist ihr nie wichtig gewesen, sie will lieber Zärtlichkeit, möchte kuscheln, geht gern mit einem Freund essen, Einer habe schon einmal gesagt, was sie brauche, sei eine Mutti, aber keinen Mann, weiß sie kopfschüttelnd zu berichten. Eine Erinnerung aus der Kindheit, die ihr heute noch unangenehm ist, sieht so aus: „Ich wachte auf, suchte meine Eltern, die Wohnung war leer, keiner war da, ich wollte raus, die Tür war abgeschlossen, ich bekam Angst, ich bin dann ins Bett der Mutter gekrochen und habe geweint." Sie erzählt, daß sie immer darüber grübelt, ob sie etwas falsch macht, wie es weitergehen soll. Es läge wohl allein an ihr selbst, daß sie nicht so recht auf die Füße käme. Ängstlich sei sie eigentlich immer gewesen, selbst heute noch ertappe sie sich manchmal dabei, daß sie den Daumen in den Mund stecke, wenn etwas sehr aufregend sei oder sie sich allein fühle. Friedlich sei sie, weil sie wisse, wie schlimm es sei, wenn die anderen aggressiv seien, das wolle sie niemandem antun. Die von ihr bevorzugt benutzten Abwehrmechanismen sind Introjektion, Projektion, Verdrängung, Verleugnung, Reaktionsbildung, Verschiebung. Elvira wurde erfolgreich psychoanalytisch behandelt. Aber schauen wir doch einmal, was wir hätten tun können, wenn eine derartige Therapie nicht möglich wäre. Folgende Symptome können wir bei ihr feststellen: Katzenangst, Angst vor dem Alleinsein, Kontaktprobleme, Aggressionshemmung, sexuelle Probleme, Rivalitätsprobleme, um nur einige zu nennen. Ansatzpunkte genug, um selbst zu versuchen, eine Änderung herbeizuführen. Sie erinnern sich, die Frage lautet: „Wo bin ich, wo will ich hin?" Nach der Bestandsaufnahme, repräsentiert durch Symptome, Abwehrmechanismen und augenblickliche Lebenssituation, stellt sich die Frage, was will ich ändern, womit fange ich an und welche Techniken wende ich an? Obwohl Elvira aus gutem Grund eine psychoanalytische Behandlung durchführte, wollen wir anhand der Angaben, die wir über sie haben, überlegen, wie ein Konzept der Selbsthilfe aussehen könnte. Beginnen wir mit den Symptomen und wägen ab, was sich aus ihnen ergibt:

Katzenphobie	→	abbauen
Ängstlichkeit	→	Gelassenheit, Mut, Zuversicht üben
aggressiv gehemmt sein	→	kämpfen lernen
kann nicht allein sein	→	lernen, allein sein zu genießen
immer die Gebende sein	→	lernen, zu nehmen
überschüttet andere mit Liebe	→	loslassen können
Neigung zu Selbstvorwürfen	→	kritischere Einstellung
Friedfertigkeit	→	kämpfen lernen

So ungefähr könnten die zu formulierenden Ziele im Zusammenhang mit den Symptomen aussehen. Schauen wir uns noch die bevorzugt benutzen Abwehrmechanismen an:

Introjektion	→	nicht mehr alles schlucken
Projektion	→	nachfragen, statt vermuten
Verdrängung	→	nicht angehbar
Verleugnung	→	hinschauen lernen
Reaktionsbildung	→	auflösen
Verschiebung	→	durchschauen lernen

Daraus könnten wir Ansatzpunkte finden, die die als Möglichkeit angegebenen Teilziele erkennen lassen.

Nun bliebe lediglich noch zu klären, mit welchen Mitteln wir versuchen könnten, die einzelnen Teilziele zu erreichen. Ohne professionelle Hilfe bieten sich hier vor allem die psychagogischen Methoden an.

Auch die autosuggestiven Methoden wie autogenes Training oder Computersuggestion sind anwendbar.

Günther

Günther läßt durch seine Sekretärin einen Termin ausmachen, erscheint pünktlich, strahlt Gesundheit und Aktivität aus. Er füllt mit seiner sonoren Stimme den Raum und macht auch sonst den Eindruck eines kerngesunden, aktiven, erfolgreichen Geschäftsmannes. So berichtet er auch zunächst von seinen beruflichen Aufgaben, nicht ohne seine Erfolge kräftig herauszustreichen. Als ich ihn nach einiger Zeit frage, was ihn denn zu mir führe, meint er: „Ach ja , da gibt es bei mir ein kleines Problem, ich habe nämlich Angst vor engen Räumen, das macht nicht nur beim Autofahren, sondern auch bei manchen geschäftlichen Transaktionen Schwierigkeiten." Aber, so fährt er fort, ansonsten sei er topfit, alles bestens, keine Probleme. Das ganze Verhalten macht einen machohaften Eindruck. Eine kleine Sequenz möge dies verdeutlichen: „Da war ich letzte Woche bei einem Geschäftskollegen, der hatte seine Tochter mit dabei, die himmelte mich geradezu an, peinlich, peinlich. Sie müssen wissen, die sieht aus, naja, als hätte der Vater beim Lieben beim letzten Spritzer gedacht, warum machen wir eigentlich keinen Jungen ..." Schallendes, dröhnendes Gelächter schließt diese Erzählung ab. Erst durch Nachfragen erfahre ich schließlich, daß er verheiratet sei. Seine Frau habe eine tolle Figur, sei einmal Mannequin gewesen. Erst viel später gesteht er mir, daß sich zwischen ihnen schon seit Jahren „nichts mehr abspielt". Das liege eindeutig an ihr, er habe immer wieder tolle Freundinnen, da sei alles bestens, beste Empfehlungsschreiben könne er da liefern, wenn ich wolle. Ach ja, eine Tochter habe er auch, die sei natürlich toll, sehe fantastisch aus und werde gerade Bürokauffrau. Das sei alles im Grunde klar, er sehe ja gut aus, seine Frau sowieso, und auch seine Mutter habe eine tolle Figur gehabt, auch jetzt sei sie noch attraktiv. Er sei Einzelkind, ihm sei es immer gutgegangen, der Vater sei streng, aber gerecht gewesen, die Mutter lieb und schön.

Was machen wir aus diesem Bericht? Günther wirkt „übernormal", ist ein Machotyp, hat Angst vor der eigenen männlichen Rolle, was er überkompensiert. Er zeigt kaum verhüllten Frauenhaß mit Abwertung der Frau (und der Mutter) und keinerlei Introspektionsfähigkeit. Welche Möglichkeiten gibt es denn wohl für Günther, um sein Symptom – denn er meint ja nur eins zu haben – nämlich seine Phobie, loszuwerden? Für eine aufdeckende Therapie war er nicht geeignet und im übrigen auch daran nicht interessiert.

Diese Lebensgeschichte macht sicher deutlich, daß bei Günther nur eine Möglichkeit besteht, ihm zu helfen, nämlich eine Methode zu wählen, mit der es ihm gelingt, von seiner Angst befreit zu werden. Alles andere lehnt er ja ab. Aus diesem Grunde wurde mit ihm eine verhaltenstherapeutische Behandlung im Sinne der klassischen Konditionierung durchgeführt und zwar mit – soweit beurteilbar – bleibendem Erfolg. Unabhängig davon wollen wir auch hier versuchen, anhand der Symptome und Abwehrmechanismen Behandlungsziele zu formulieren. Zunächst wieder die Symptome:

Fehlende Introspektionsfähigkeit	—>	lernen, sich selbst zu hinterfragen
Angst vor engen Räumen	—>	abbauen
„Übernormalität“	—>	Unsicherheit zulassen, Selbstzweifel zulassen
Machotyp	—>	sexuelle Unsicherheit lernen
Frauenhaß	—>	Angst vor Frauen abbauen

Als bevorzugte Abwehrmechanismen fallen ins Auge:

Verdrängung	—>	nicht beeinflußbar
Introjektion	—>	nicht mehr alles schlucken, Traurigkeit wieder spüren
Projektion	—>	Vermutungen durch Nachfragen ersetzen lernen

Auch bei Günther kämen die gleichen therapeutischen Möglichkeiten in Frage wie bei Elvira. Am Anfang jedoch stünde die Aufgabe, überhaupt erst einmal die Erkenntnis entstehen zu lassen, daß eine selbstkritische Auseinandersetzung mit der eigenen Person notwendig ist, um eine weitergehende Änderung zu erreichen. Aber gerade dies wurde von ihm ja nicht gesehen. Oft schafft erst das Scheitern im weiteren Verlauf des Lebens die Voraussetzungen, damit ein Mensch wie Günther erkennt, daß eine Veränderung seiner Persönlichkeit notwendig ist.

Professionelle Hilfe

Dieses Buch ist ein Ratgeber, nicht mehr, aber auch nicht weniger. Es kann sicher in vielen Fällen helfen, Verständnis für die eigene Situation zu gewinnen, mit eigenen Problemen umgehen zu lernen, ja damit fertig zu werden. Aber das eine ist klar: Ein derartiges Buch kann keine Therapie ersetzen. Wenn eine richtige Krankheit besteht, sollte der Weg auf alle Fälle in eine psychotherapeutische Behandlung führen.

Zu den heute in den psychotherapeutischen Praxen durchgeführten Methoden gehören die der „großen Psychotherapie", wie es im Gesetzestext heißt, das heißt die psychoanalytische und die verhaltenstherapeutische Technik. Durchgeführt werden diese Behandlungen in Form von Einzel- oder Gruppentherapien. Neben diesen Techniken gibt es noch die der „kleinen Psychotherapie", die begrenzten Therapiezielen dient. Im Gegensatz zu den selbsttherapeutischen Möglichkeiten erfolgt im professionellen Bereich fachkundige Anleitung und Hilfe bei der Arbeit an den eigenen Problemen und Symptomen. Die Kosten für psychotherapeutische Behandlung werden von den Krankenkassen unter bestimmten Voraussetzungen übernommen, nämlich immer dann, wenn es sich bei den Störungen um solche im Sinne der Richtlinien der Krankenkasse handelt. Von diesen Kriterien hängt es auch ab, ob die Kosten für eine „große" oder „kleine" Psychotherapie übernommen werden. Die Kostenübernahme für eine psychotherapeutische Behandlung erfolgt über das sogenannte Gutachterverfahren und wird dann bei für die Psychotherapie zugelassenen ärztlichen und psychologischen Therapeuten durchgeführt. Sie vereinbaren einen Termin bei einem zur Kassenbehandlung zugelassenen ärztlichen oder psychologischen Psychotherapeuten (eine Liste hat Ihre Krankenkasse). Dieser führt die

Diagnostik durch und erstellt das Gutachten, das zur Kostenübernahme führt.

Ob eine Selbsttherapie ausreichend oder ob professionelle Hilfe geboten ist, kann so allgemein schlecht beschrieben werden. Mit Sicherheit sollte die Stärke der Beschwerden ein Kriterium sein, ebenso wie ein vergeblicher Versuch, selbst eine Veränderung zu erreichen. In diesen Fällen ist eine entsprechende Praxis aufzusuchen, um zumindest die Diagnostik durchführen zu lassen. Damit ist dann geklärt, ob professionelle Hilfe notwendig ist. Manchmal verbergen sich hinter Störungen im Fühlen, Denken oder Handeln auch körperliche Krankheiten, so daß gegebenenfalls auch eine medizinische Diagnostik dringend anzuraten ist. Die Wahl der professionellen Hilfe sollte man nicht ausschließlich den Profis überlassen, obwohl diese im allgemeinen die richtige Empfehlung geben dürften. Andererseits kann es durchaus sein, daß dem einen oder anderen eine bestimmte Therapieform nicht zusagt. Dann ist es wichtig, dies zumindest anzusprechen und zu versuchen, eine Klärung herbeizuführen. Auch sollte möglichst zu Beginn geklärt werden, ob die menschliche Beziehung positiv genug ist, um sich einer Therapie anvertrauen zu können.

Eine grundsätzliche Entscheidung, ob eine verhaltenstherapeutische oder psychoanalytische Therapie angezeigt ist, kann so in diesem Rahmen nicht gegeben werden. Je komplexer die Problematik ist, umso eher sollte man sich einer aufdeckenden, analytischen Therapie anvertrauen. Wenn eine verhaltenstherapeutische Behandlung in Erwägung gezogen wird, sollte man zumindest eine kognitive verhaltenstherapeutische Behandlung einer klassischen behavioristischen vorziehen. Diese Dinge sollte man dann aber vertrauenvoll in einer psychotherapeutischen Praxis besprechen.

Schlußbemerkung

Dieses Buch ist als Ratgeber konzipiert, der einen allgemeinen Überblick über das Wissen und die Kenntnisse zu diesem Thema vermitteln soll. An der Auswahl der Themen ebenso wie an der Art, wie ich sie abhandelte, ist deutlich erkennbar, daß ich in meinem Denken psychoanalytisch geschult bin. Andererseits erlaubte ich mir schon immer Blicke über den Zaun in den Nachbargarten anderer Konzeptionen, um auf diese Weise eine gewisse Vielschichtigkeit sowohl im theoretischen Verständnis als auch im ratgeberischen Teil vermitteln zu können. Den Vorwurf des Eklektizismus nehme ich dafür gern in Kauf. Auch zeigt sich, daß mein therapeutisches Vorgehen nicht auf eine bestimmte Technik bzw. theoretische Fundierung festgelegt ist. Dies ist besonders wichtig in den Passagen, wo es um die Vermittlung von eigenen Ansätzen zur Bewältigung von Symptomen, Beschwerden und Konflikten geht. Dieser Ratgeber ersetzt kein Lehrbuch, kann nicht alles abhandeln, ist in manchen Bereichen zu kurz. Einiges mußte auch ganz unberücksichtigt bleiben, deshalb dürfte der Fachmann mit seinen Ansprüchen zu kurz kommen. Ich bemühte mich jedoch, die Dinge anzusprechen, die ein Laie wissen sollte, um das Werkzeug an die Hand zu bekommen, selbst- und eigenverantwortlich etwas für sich zu tun. Natürlich könnten Akzente auch anders gesetzt und andere Möglichkeiten zur Selbsthilfe aufgezeigt werden, aber ich hoffe und wünsche mir, daß ich mit diesem Ratgeber eine brauchbare Möglichkeit angeboten habe.

Persönlichkeitstests

Tests: Die hier vorgestellten Tests sind Eigentum des Verfassers und dürfen nur mit ausdrücklicher Genehmigung anderweitig genutzt werden. Es handelt sich um die extrem verkürzte Globalauswertung eines computergestützten Persönlichkeitstests. Die hier angeführten Ergebnisse sind grundsätzlich richtig, die vollständigen Tests ergeben ein wesentlich differenzierteres und aussagekräftigeres Egebnis. Diese Tests geben Ihnen jedoch die Möglichkeit an die Hand, einiges über Ihre eigene Persönlichkeit zu erfahren. Dies kann im Zweifelsfalle wichtig sein, um eigene Ängste oder Schwierigkeiten besser einordnen zu können.

Zur Durchführung: Lesen Sie bitte die einzelnen Antworten zu der jeweiligen Frage durch, und wählen Sie, ohne lange zu überlegen, die Antwort. Notieren sie die Punkte. Diese Punkte addieren Sie am Ende des jeweilgen Tests und schauen die Auswertung unter Ihrer Punktzahl nach.

Schizoidie

Frage 1: **Wie sehen Ihre Kontakte zu anderen aus?**

Ich bin fast immer allein. Meine Versuche, mit Menschen in Kontakt zu kommen, haben mir gezeigt, daß ich abgelehnt werde. (40)

Ich kenne viele Menschen, die Beziehungen sind jedoch locker und oft unverbindlich. (35)

Meine Beziehungen zu Menschen gehen immer wieder auseinander, ich finde nicht die richtigen. (30)

Manchmal meine ich, die Menschen sind einfach austauschbar, ich komme mit allen zurecht. (20)

Ich habe einige tiefe Freundschaften und bin bei anderen beliebt. (1)

Frage 2: **Wie sind Sie im Umgang mit anderen Menschen?**

Ich traue grundsätzlich keinem Menschen. (40)

Ich muß den anderen erst kennenlernen, ehe ich ihm vertraue. (35)

Ich bin offen für andere, aber vorsichtig. (20)

Ich gebe zunächst einen Vertrauensvorschuß und komme so immer gut zurecht. (1)

***Frage 3:* Wie sehen Ihre sozialen Beziehungen aus?**

Ich möchte gern selbständig und unabhängig von anderen Menschen leben. (40)

Im Zusammenleben mit anderen entstehen Abhängigkeiten, die ich nicht schätze. (35)

Ich schätze es, möglichst wenig in meinen Meinungen und Entschlüssen von anderen behindert zu werden. (20)

Ich finde es gut, im Freundeskreis mich selbst und meine Wünsche und Handlungen in Frage stellen zu lassen. (1)

***Frage 4:* Reden wir über Ihre Gefühle!**

Ich bin schrecklich empfindlich, sofort gekränkt, ziehe mich dann zurück oder werde wütend. (30)

Ich bin leicht zu kränken und deshalb vorsichtig im Umgang mit anderen. (25)

Ich höre manches über mich nicht gern, bin gekränkt, aber im nachhinein sehe ich manches davon sogar ein. (10)

Ich weiß eigentlich gar nicht, was gekränkt sein heißt. Ich bin es nie. (1)

***Frage 5:* Und noch einmal Gefühle.**

Viele Menschen bleiben mir unvertraut, aber die wenigen, mit denen ich ständig beisammen bin, lerne ich kennen und kann abschätzen, wie sie reagieren. (35)

Einige, wenige Menschen sind mir so vetraut, daß ich mich ihnen auch gelegentlich anvertrauen kann. (30)

Die Menschen bleiben mir fremd, ich kann mich kaum in sie hineinfühlen, habe Angst, Gefühle zu zeigen, weil ich befürchte, enttäuscht zu werden. (40)

Ich spüre recht schnell, zu welchen Menschen ich offen sein kann, bin das dann gern. (1)

***Frage 6:* Reden wir von Menschenkenntnis**

Ich frage gern andere, was sie denken oder meinen, ich muß ihnen ja nicht unbedingt glauben. (1)

Ich weiß fast immer, was andere denken oder wollen, ich spüre das, ich fühle mich total in den anderen ein. (40)

Oft kann ich aus der Situation heraus erkennen, was andere denken und wollen. Das macht manchmal Ärger. (8)

Ich habe ein gewisses Gespür dafür, was andere denken und meinen, ohne daß sie das sagen müssen. (2)

Damit habe ich schon viele erstaunt, manche erschreckt (wenige empört). (0)

***Frage 7:* Schauen wir mal hinter die Fassade!**

Ob alles, was uns geschieht, durch unseren Verstand erklärbar ist, weiß ich nicht. Es kommt jedoch immer wieder vor, daß heimlich Menschen gegen ihren Willen beeinflußt werden. (10)

Es gibt Dinge, die uns der Verstand nicht erklären kann, magische Dinge, Beeinflussung, ja sogar Verfolgung. (15)

Wir Menschen leben in einer Welt, die durch uns unbekannte Mächte fremdgesteuert ist. Wir sind ihr hilfloser Spielball. (20)

Es gibt nichts Unnatürliches. Ich glaube nicht an übersinnliche, magische oder sonstige Kräfte. (1)

***Frage 8:* Wie erleben Sie sich?**

Es gibt Augenblicke, da scheint es mir fast so, als ob ich neben mir stünde, mich beobachtete und hörte. Das dauert nur ganz kurze Zeit. (30)

Ich habe schon erlebt, daß für Bruchteile von Sekunden alles etwas ferner, leiser wurde. (5)

Ich stehe mit beiden Beinen ganz in dieser Welt. Fremde oder feindliche Gefühle der Welt gegenüber kenne ich nicht. (1)

Manchmal habe ich das Gefühl, nicht wirklich dazusein, alles ist fremd, auch ich mir selbst. Das vergeht jedoch wieder. (40)

***Frage 9:* Noch einmal Gefühle.**

Ich denke gelegentlich darüber nach, welchen Sinn mein Leben hat, komme aber nicht immer zu einem befriedigenden Ergebnis. (3)

Ich fühle mich innerlich lebendig und genieße das Leben. Gelegentliche Zweifel schwinden rasch wieder. (1)

Ich fühle mich oft leer, unbeteiligt an den Ereignissen um mich herum. Manchmal sehe ich keinen Sinn im Leben. (20)

Ich bezweifle manchmal, daß das Leben überhaupt einen Sinn hat, vieles läßt mich unbeteiligt. (15)

***Frage 10:* Sind Sie ein Verstandesmensch?**

Bei mir herrscht das Denken vor. Gefühle gibt es natürlich auch, aber ich versuche nach Möglichkeit, objektive Entscheidungen zu treffen. (8)

Für alles gibt es logische Erklärungen. Gefühle verfälschen nur unnötig das Bild. Im Zweifelsfall bringt nur der Verstand eine Klärung. (10)

Denken ist wichtig, das Fühlen aber ebenso. Nur eine Mischung aus beidem macht menschliches Zusammenleben erst möglich. (1)

Bedauerlicherweise entziehen sich bestimmte Bereiche des Lebens der verstandesmäßigen Erfassung und Planung. (6)

Auswertung:
0 bis 51 Punkte:

Sie sind ein intelligenter, verbindlicher Mensch, der von allen wohlgelitten ist. Sie sind freundlich, ohne sich anzubiedern, hilfsbereit, ohne sich aufzudrängen. Sie vertrauen auf die Anständigkeit der anderen Menschen, ohne jedoch blauäugig unkritisch zu sein. Warmherzig und zugewandt erleben Sie die Menschen Ihrer Umwelt als Mitmenschen oder Partner(innen). Obwohl fähig zur kritischen Durchleuchtung, setzen Sie diese nur ein, wenn es wirklich notwendig ist. Sollte es nötig sein, sind Sie durchaus in der Lage, Ihre Interessen zu formulieren und auch durchzusetzen. Mit welchen Mitteln auch immer Sie dies tun, an einer Eskalation von Konflikten ist Ihnen nicht gelegen. Sie setzen auf Freundlichkeit, Menschlichkeit und Geschick.

Wichtige Themen:
- Distanz – Nähe,
- Kritische Sicht – sich auf andere verlassen,
- Kampf – Anpassung,
- Alleinsein,
- Partnerschaft,
- Freundschaften.

52 bis 134 Punkte:
Wesentliche Merkmale Ihres Charakters sind Klugheit, Vernunft, Überlegtheit und Klarheit. Sie interessieren sich für alles, was Ihren Intellekt herausfordert. Sie sind ein Mensch, der schon früh seine Selbständigkeit gesucht und auch gefunden hat. Sie brauchen Eigenständigkeit, Freiheit zum Atmen, und eine vertrauenswürdige Umgebung, um sich voll entfalten zu können. Ihre hohe Sensibilität für alles, was um Sie herum vorgeht, zeichnet Sie als hervorragende(n) Beobachter(in) aus. Ihre Einfühlsamkeit ist manchen Menschen schon fast unheimlich, auch wehren sich natürlich einige gelegentlich, da sie sich Ihnen gegenüber wie nackt vorkommen. Sie haben Ihre Lektion sicher gelernt und gehen mit Ihrer Gabe vorsichtig und mit Bedacht um. Gelegentlich können sich ja auch mal Vermutungen zwischen die Beobachtungsgabe schummeln, und dann sind Sie im Unrecht. Sicher ist Ihnen dies bewußt. Sie wählen Ihre Freundschaften mit Bedacht aus, und wenn Sie einmal eine Beziehung eingehen, sind Sie ein(e) verläßliche(r) Partner(in).

Wichtige Themen:
- Verstand – Gefühl,
- Mißtrauen – Vertrauen,

- Nähe – Distanz,
- Freundschaft – Feindschaft,
- Intuition – Vermutungen,
- Offenheit – Vorsicht.

135 bis 181 Punkte:
Intelligenz, Vernunft und kühle Überlegung kennzeichnen Ihren Charakter. Sie schätzen klare Situationen und Problemstellungen, ebenso wie Beziehungen zu anderen Menschen für Sie geklärt sein müssen. Sie legen Wert auf große Selbständigkeit; das muß eigentlich schon als Kind so gewesen sein. Sie sind ein Mensch mit recht empfindlichen Antennen, durch die Sie stets über Ihre Umwelt orientiert sind. Das schafft viele Erkenntnisse und großes Wissen, aber auch oft Verletzlichkeit mit entsprechenden Kränkungsgefühlen. Einiges sollte man vielleicht doch nicht wissen, das wäre unter Umständen besser. Manches beruht ja auch auf Vermutungen und nicht auf Wissen! Da kommen wir zu einem weiteren Punkt: Wie sieht es mit Ihrem Vertrauen zu anderen Menschen aus? Zweifeln Sie nicht eher, sind vorsichtig, kritisch, mißtrauisch, meinen vielleicht allzu oft, der/die andere sei Ihnen feindselig gesonnen? Das alles spielt im Bereich Freundschaft – Liebe – Partnerschaft eine Rolle und bereitet Ihnen sicher nicht wenige Probleme.

Wichtige Themen:
- Mißtrauen,
- Empfindlichkeit – Verletzlichkeit,
- Überentwicklung des Verstandes, um die (eigenen) Gefühle zu kontrollieren,
- Vorsicht vor den eigenen Gefühlen und den Gefühlen anderer,
- Alleinsein – Beziehungen,
- Sozialverhalten,
- Sinn des Lebens.

182 bis 215 Punkte:
Sie sind ein sehr vernünftiger Mensch, bei dem das Denken eine große Rolle spielt. Sie sind nicht nur intelligent, Sie setzen diese Fähigkeit auch permanent ein. Sie lassen sich nicht durch Gefühle verwirren,

sondern klären jede Situation so, daß Sie sie logisch erfassen können. Sehr aufmerksam beobachten Sie, wie andere Menschen sich Ihnen gegenüber verhalten. Sie lassen Vorsicht walten, wenn Sie sich Gesprächspartner suchen. Sie hüten sich, unkontrolliert Freundschaften zu beginnen, denn ein bedeutender Wesenszug von Ihnen ist die Vorsicht, ja vielleicht sogar Mißtrauen. Sie leben nach dem Motto: Lieber zehnmal zu oft überprüft, als einmal reingefallen. Sie haben früh gelernt, ganz auf sich allein gestellt mit dem Leben zurechtzukommen und notfalls auf niemanden angewiesen zu sein. Ihre große Empfindlichkeit führt nicht selten zu Schwierigkeiten, denen Sie jedoch meist mit Geschick begegnen. Andererseits führt diese Sensibilität auch zu einem großen Einfühlungsvermögen in andere, so daß Sie in vielen Menschen wie in einem offenen Buch lesen können.

Vor allem feindselige Absichten „riechen Sie schon 10 Meilen gegen den Wind." Der ganze Bereich Freundschaft – Liebe – Partnerschaft ist für Sie recht problembehaftet. Große Schwierigkeiten bereitet Ihre Angewohnheit, immer wieder Vermutungen anzustellen, anstatt zu fragen. Eine abwehrende Reaktion des anderen, weil er sich mißverstanden fühlt, deuten Sie wohl zu oft als schlechtes Gewissen und Bestätigung Ihrer Vermutung. Aus dieser auch für Sie unbefriedigenden Situation müssen Sie heraus.

Also an die Gefahr des Vermutens denken!

Wichtige Themen:

- Rationale Kontrolle des Lebens,
- Hypertrophie (Überbetonung der intellektuellen Seite),
- Wert oder Gefährlichkeit eigener Gefühle,
- Mißtrauen – Feindseligkeit,
- Rationales überprüfen müssen oder sich darauf einlassen können,
- Distanz – Nähe – Kühle – Ferne,
- Kränkbarkeit,
- Sinn des Lebens,
- Empathie,
- Vermuten – wissen – Gewißheiten,
- Partnerschaften,
- Sozialverhalten.

216 bis 319 Punkte:
Bei Ihnen nimmt das Denken die zentrale Position im Leben ein. Intelligenz ist für Sie die beste Versicherung gegen die als feindlich erlebte Umwelt. Kontinuierliche Kontrolle durch den Verstand charakterisiert Ihr Verhalten anderen Menschen und Situationen gegenüber. Dadurch wirken Sie bedächtig und nachdenklich. Nur leider stimmen die zugrunde liegenden Hypothesen oft nicht.

Sie lassen sich nicht durch Gefühle verwirren, sondern klären jede Situation so, daß Sie sie logisch erfassen können. Sehr aufmerksam beobachten Sie, wie andere Menschen sich Ihnen gegenüber verhalten. Sie lassen Vorsicht walten, wenn Sie sich Gesprächspartner suchen, Sie hüten sich, unkontrolliert Freundschaften zu beginnen, denn ein bedeutender Wesenszug von Ihnen ist die Vorsicht, ja vielleicht sogar Mißtrauen. Sie überprüfen alles und jeden, um nicht zu Schaden zu kommen. So sind Sie letztlich auf sich selbst gestellt und bewältigen Ihr Leben aus eigener Kraft. Auf Grund Ihrer Empfindlichkeit gibt es immer wieder Irritationen, die Sie jedoch gelernt haben auszuräumen. Ihre Sensibilität garantiert ein gutes Einfühlungsvermögen. So erahnen Sie recht schnell feindselige Impulse.

Da Sie auf Grund Ihrer vorsichtigen Art immer wieder Vermutungen anstellen, anstatt durch Fragen Information zu erhalten, entwickeln sich Freundschaften und Partnerschaften recht problematisch. Allzu oft vermuten Sie Falsches hinter dem Verhalten des anderen. Der fühlt sich mißverstanden, und Sie deuten dies als schlechtes Gewissen. Das ist eine Fehlinterpretation – das müssen Sie ändern, denn ständig fühlen Sie sich angegriffen, der andere wird als Feind(in), Gegner(in) erlebt, Sie erwarten das Eingeständnis der von Ihnen vermuteten Meinungen, Haltungen und Handlungen. Das klappt schon dann nicht, wenn der andere so etwas nicht tat oder dachte, erst recht natürlich nicht, wenn es stimmen sollte. Dieses von Ihnen provozierte Verhalten interpretieren Sie dann wieder als Beweis für Ihre These – eine unhaltbare Situation für beide. Die mißtrauische Grundeinstellung kann sich soweit verselbständigen, daß die Gewißheit entsteht, daß es Menschen, Organisationen oder Gruppen gibt, die durch üble Machenschaften schaden wollen, es kann die Vorstellung entstehen, verfolgt zu werden. Wenn die Angst vor der Welt (die man selbst oft gar nicht erlebt) sehr stark ist, bleibt als Folge nur der Rückzug.

Die Folge:
- Alleinsein,
- vereinsamen.

Wichtige Themen:
- Rationale Kontrolle des Lebens,
- Hypertrophie (Überbetonung) der intellektuellen Seite,
- Wert oder Gefährlichkeit der eigenen Gefühle,
- Mißtrauen – Feindseligkeit,
- Rationales überprüfen müssen oder sich darauf einlassen können,
- Distanz – Nähe – Kühle – Ferne,
- Kränkbarkeit,
- Sinn des Lebens,
- Empathie,
- Vermuten – wissen – Gewißheiten,
- Partnerschaften,
- Sozialverhalten.

Depressivität

***Frage 1:* Reden wir über Aktivität!**

Ich bin stets aktiv, kann nicht ruhig sitzen. (2)

Ich bin ein lebhafter, aktiver Mensch, der jedoch auch seine besinnlichen Zeiten hat. (5)

Ich bin ein ruhiger Typ. Ich lasse alles langsam angehen. (10)

Ich habe Schwierigkeiten etwas zu tun. Ich muß mich direkt dazu zwingen. (15)

Ich fühle mich fast nicht mehr fähig, überhaupt noch etwas zu tun. (20)

***Frage 2:* Bin ich ein friedfertiger Mensch?**

Ich zanke und streite mich gern. Das macht Spaß. (2)

Wenn es nötig ist, streite ich mich schon. (10)

Ich gehe Streit am liebsten aus dem Wege. (14)

Ich kann mich nur streiten, wenn ich angegriffen werde. (16)

Ich kämpfe nur für andere, für mich kann ich das nicht. (18)

Streiten macht mir angst. (20)

Frage 3: **Können Sie allein sein?**

Ich bin gern allein, auch über längere Zeit. (2)

Kurze Zeit kann ich allein sein, dann brauche ich aber wieder Kontakte. (15)

Alleinsein fällt mir sehr schwer. (18)

Wenn ich allein bin, werde ich ganz traurig, fühle mich vereinsamt, kann es kaum aushalten. (20)

Frage 4: **Wie gehen Ihr(e) Partner(in) und Sie miteinander um?**

Ich brauche ihn (sie) ständig um mich, und wir müssen alles gemeinsam tun. (30)

Ich bin nur sehr ungern mal einen Tag ohne meine(n) Partner(in). (20)

Wir machen vieles gemeinsam, aber jeder tut auch gern etwas für sich allein. (10)

Wir machen oft jeder etwas anderes, freuen uns dann, wenn wir mal wieder etwas gemeinsam tun. (2)

Wir leben mehr oder weniger jeder für sich allein. (0)

Frage 5: **Reden wir über die Stimmung!**

Ich bin in der Stimmung recht ausgeglichen. (3)

Mich überkommt manchmal grundlose Traurigkeit, ich kann mich nicht mehr freuen, manchmal fühle ich mich auch innerlich wie leer. (5)

Wie aus heiterem Himmel bekomme ich manchmal Angst. (16)

Ich bin oft mutlos, habe keine Freude mehr am Leben. (15)

Die Stimmung wechselt leicht, meistens geht sie nach unten. (10)

Ich bin fast immer gut gelaunt, ein Optimist. (5)

Die Stimmung ist blendend, nichts macht mich traurig. (1)

***Frage 6:* Wie erleben Sie sich selbst?**

Ich mag mich so, wie ich bin. (2)

Ich finde mich in Ordnung, aber Kritik anderer läßt mich schon an mir zweifeln. (5)

Ich zweifle gelegentlich an meinem Wert, finde selbst einiges nicht gut an mir. (10)

Ich neige dazu, an mir zu zweifeln, mich für weniger wert zu halten als die anderen. Manchmal komme ich mir vor wie „zweite Wahl". (15)

Ich meine, nichts wert zu sein, weiß nicht, warum ich überhaupt lebe, kann es nicht glauben, wenn mir jemand sagt, daß er mich mag. (20)

***Frage 7:* Welche Pläne haben Sie?**

Im Moment habe ich keine Vorstellungen, wie mein Leben weitergehen soll. (30)

Manchmal denke ich über die Zukunft nach, aber so richtig plane ich nicht. (20)

Ich denke oft über die Zukunft nach, komme dann aber leicht ins Träumen. (10)

Ich habe feste Pläne, weiß allerdings nicht, ob ich sie verwirklichen kann. (3)

***Frage 8:* Wie sind Sie im Umgang mit anderen?**

Ich schenke gern, um Freude zu machen, schenke lieber, als zu bekommen, bin friedfertig, weil ich das gut finde, verzichte gern zugunsten anderer, setze mich gern für die Interessen anderer ein, mehr als für die eigenen. (30)

Ich schenke zwar gern, bekomme aber ebenso gern etwas geschenkt. (10)

Ich streite mich, wenn es nötig ist, um meine Rechte, möchte das mir Zustehende bekommen. (5)

Ich vertrete zwar auch die Interessen anderer, aber zunächst mal meine eigenen. (2)

Frage 9: **Wie ist das so mit dem Essen?**

Ich esse sehr gern sehr viel. (5)

Ich esse sehr gern, nicht unbedingt viel, aber gut. (2)

Ich nehme das Essen nicht so wichtig. (8)

Ich vergesse schon mal zu essen. (10)

Essen ist mir manchmal eine Last. (15)

Wenn ich Kummer habe, fehlt mir jeglicher Appetit. (20)

Wenn ich Kummer habe, fresse ich wie wild. (19)

Frage 10: **Sind Sie ein ängstlicher Mensch?**

Ich weiß kaum, was Angst ist. (2)

In gefährlichen Situationen habe ich Angst. (5)

Ich habe oft Angst vor bestimmten Situationen, obwohl es nicht nötig wäre. (10)

Ich habe vorwiegend Angst vor Tieren, Höhe, fliegen, spitzen Gegenständen, bestimmten Menschen und so weiter. (20)

Mich überkommt manchmal ein Angstgefühl, ich weiß gar nicht wovor. (30)

Frage 11: **Wie ist es mit Ihrem Verantwortungsgefühl?**

Ich fühle mich für alles selbst verantwortlich. (5)

Ich fühle mich vor allem verantwortlich für die Dinge, die nicht klappen. (13)

Ich fühle mich manchmal schuldig und weiß gar nicht, warum. (15)

Wenn etwas schiefläuft, meine ich immer, ich sei schuld daran. (20)

Ich fühle mich durchaus nicht für alles verantwortlich. (0)

Frage 12: **Wie steht es um Ihr körperliches Befinden?**

Obwohl mein Arzt sagt, ich sei gesund, fühle ich mich seit einiger Zeit matt, abgeschlagen, nicht leistungsfähig. (30)

Meine Leistungsfähigkeit und Spannkraft hat in letzter Zeit etwas nachgelassen, ohne daß ich krank wäre. (10)

Ich fühle mich körperlich und geistig voll leistungsfähig. (2)

In letzter Zeit habe ich das Gefühl, Bäume ausreißen zu können, nicht mehr schlafen zu müssen, alles zu schaffen, ich fühle mich ganz toll leistungsfähig. (1)

Auswertung:

0 bis 34 Punkte:

Sie sind ein hoffnungsloser Optimist. Sie strahlen ein Gefühl massiver Stabilität und körperlicher Gesundheit aus. Mitreißende Fröhlichkeit, lebhafte Konversation, freundliche Hilfsbereitschaft kennzeichnen Sie ebenso wie Großzügigkeit im Umgang mit sich und auch mit anderen. Sie sind überall beliebt, ein gern gesehener Gast, erwünschte(r) Partner(in). Gelegentlich kann es passieren, daß Sie hören, jemand fühle sich von Ihnen bedrängt oder eingeengt, obwohl Ihnen das eigentlich – zumindest bewußt – fernliegt. Sie können streiten, tun dies, wenn es nötig ist, sind jedoch schnell wieder zur Versöhnung bereit. Empfindlichkeit ist nicht Ihre Art. Aufpassen müssen Sie jedoch, daß Sie mit Ihren Gedanken nicht zu hoch hinaus gelangen, denn die Tendenz, sich auf den Schwingen der Phantasie davontragen zu lassen, ist zumindest ansatzweise vorhanden.

Wichtige Themen:

- Rationale Kontrolle – Gefühlssteuerung,
- Planung – Intuition,
- Verläßlichkeit,
- Einfühlungsvermögen,
- Freundschaft – Kameradschaft,
- optimistisches Weltbild – Nachdenklichkeit – kritische Durchleuchtung,
- Partnerschaft,
- Geld – Besitz,
- Macht.

35 bis 74 Punkte:

Ausgeglichenheit,Freundlichkeit und Hilfsbereitschaft sind Kennzeichen Ihres Charakters. Man hat Sie gern, schätzt Ihren Rat, weiß Ihre Tatkraft zu würdigen. Sie können:

- sich warmherzig zuwenden,
- nachdenklich verweilen,
- aktiv zupacken,
- manchmal Schicksal spielen,

ganz wie die Situation es erfordert.

Sie sind eher optimistisch, allerdings verlieren Sie nie die Realitäten des Lebens aus den Augen. Sie arbeiten gern, genießen aber ebensogern Urlaub und Freizeit.

„Alles mit Maßen, aber gern" könnte das Motto Ihres Lebens sein. Allgemeine Aufgeschlossenheit kennzeichnet Sie ebenso wie die Fähigkeit, sich zurückgelehnt dem Verweilen und Genießen hinzugeben.

Wichtige Themen:
- Sozialverhalten,
- Einsatzfreudigkeit,
- Eigeninteressen – Interessen anderer,
- Verhältnis: Gefühlsleben – Verstand,
- Friedfertigkeit – kämpfen,
- Gelassenheit – Engagiertheit.

75 bis 145 Punkte:
Sie sind ein ernster, kritischer Mensch, der, wenn es nötig ist, seine Interessen auch kämpferisch wahrnimmt. Sie kommen gut mit allen zurecht. Ihre Stimmung ist im wesentlichen ausgeglichen. Selbstverständlich kennen Sie Situationen, in denen die Stimmung nicht so gut ist, Sie sind auch schon mal traurig, aber eigentlich nie ohne Grund. Mit diesen Stimmungen werden Sie recht gut fertig, verstehen es, anstehende Konflikte anzupacken und wenn möglich zu lösen. Kritische Äußerungen anderer nehmen Sie ernst, sie machen Sie manchmal betroffen. Sie versuchen, Ihr Leben vernünftig zu planen und sich am Machbaren zu orientieren.

Wichtige Themen:
- Verläßlichkeit – Zuverlässigkeit,
- intellektuelle Steuerung – Gefühlsebene,
- sich einlassen können,

- Nähe,
- Kritik.

146 bis 162 Punkte:
Sie sind ein sehr liebevoller, herzensguter Mensch und bekannt dafür, daß man zu Ihnen kommen kann, um seinen Kummer und seine Sorgen abzuladen. Sie haben immer Zeit für andere, bemühen sich, Ihren Mitmenschen eine Freude zu bereiten. Sie freuen sich sehr, wenn Sie anderen etwas schenken können, haben aber Schwierigkeiten, Geschenke anzunehmen, ohne sich gleich verpflichtet zu fühlen.

Bei Streitigkeiten schlichten Sie gern, um Frieden und Freundlichkeit um sich zu haben. Ihre eigenen Wünsche lassen Sie oft nicht recht zu, überlegen viel eher, welche Wünsche Ihr(e) Partner(in) haben könne, damit Sie sich darauf einrichten. Sie würden auch gern etwas bekommen, haben es nur unendlich schwer, Ihre Wünsche laut anzumelden. Sie passen sich gern an, möchten auf alle Fälle vermeiden, allein zu sein. Sich selbst schätzen Sie nicht sehr hoch ein, meinen, andere seien mehr wert als Sie. Obwohl Sie gern optimistisch wären, schleichen sich immer wieder pessimistische Gedanken ein, die die Welt und die Zukunft grau erscheinen lassen. Diese dunklen Gedanken, die manchmal auch zu einer Lähmung des Antriebs führen können, verschwinden jedoch, wenn ein liebevoller Mensch in Ihrer Nähe ist. Allein sein heißt für Sie einsam sein, und dies bedeutet traurig sein, sich verlassen und minderderwertig fühlen. In der Partnerschaft sind Sie gern verwöhnend, suchen andererseits aber auch jemanden, an den Sie sich anlehnen können, der immer für Sie da ist. Wenn Sie nicht für sich und die Ihren arbeitsam und fleißig sein können, sind Sie unglücklich und fühlen sich hilflos. Arbeit schafft Ablenkung und Stabilität (auch Freude), selbst wenn sie manchmal wie ein Berg vor Ihnen liegt. Sie kennen Gefühle grenzenloser Traurigkeit und Hilflosigkeit ebenso wie Verzweiflung und Not. Trotz dieser Erfahrungen bewältigen Sie Ihr Leben in erstaunlicher Weise.

Wichtige Themen:
- Angst vor Alleinsein,
- Angst vor Streit – Friedfertigkeit,

- eigene Bedürfnisse – Bedürfnisse anderer,
- Angst, nicht geliebt zu werden,
- Angst, verlassen zu werden,
- Traurigkeit – Fröhlichkeit,
- Mut – Verzweiflung,
- mächtig sein – hilflos sein,
- liebenswert sein,
- sich selbst mögen – sich Selbstvorwürfe machen,
- Gutmütigkeit – Eigensinnigkeit.

163 bis 227 Punkte:
Sie neigen zu pessimistischer Betrachtungsweise. Sie kennen Gefühle wie grenzenlose Traurigkeit und Hilflosigkeit, ebenso wie zweifelndes Erwarten der Zukunft. Oft wurden Sie enttäuscht vom Leben, von Menschen. Trotz dieser Erfahrungen haben Sie den Mut nicht aufgegeben und sind ein gerngesehener, geliebter Mensch. Man achtet und ehrt Sie wegen Ihres Fleißes, Ihrer Verläßlichkeit, Ihrer Friedfertigkeit und Hilfsbereitschaft. Alleinsein schätzen Sie nicht, gern haben Sie einen geliebten Menschen um sich. Es kommt vor, daß Sie sich mühsam zwingen müssen, die Aufgaben Ihres Lebens zu erfüllen. Es ehrt Sie, daß Sie sich immer wieder aufraffen und erfolgreich sind. Streitereien und Kämpfen gehen Sie nach Möglichkeit aus dem Wege, versuchen auch gelegentlich schlichtend einzugreifen. Sie sind immer für andere da, hören ihnen zu, wenn sie Sorgen und Kummer haben, auch dann, wenn es Ihnen nicht gutgeht. Sie springen ein, wenn irgendwo Hilfe nötig ist, machen jedoch die Erfahrung, daß Sie, wenn Sie in Not geraten, manchmal allein sind. Sie stehen derartige Krisen jedoch erfolgreich durch. Alle Achtung!

Wichtige Themen:
- Traurigkeit – Fröhlichkeit,
- nehmen – geben,
- verzichten,
- kämpfen – friedfertig sein,
- Mut – Verzweiflung,
- Angst, verlassen zu werden,

- Angst, nicht geliebt zu werden,
- Hilfsbereitschaft – haben wollen.

228 bis 290 Punkte:
Sie schildern sich als einen Menschen, der zur Traurigkeit neigt, der wenig Schönes erlebt und wahrnimmt, von der Last des Lebens gebeugt ist. Sie fühlen sich oft allein und verlassen. Allein sein und verlassen werden sind für Sie schier unerträgliche Zustände.

Das Leben hat oft für Sie keine schönen Seiten, so daß sich für Sie schon mehrfach die Frage nach dem Sinn des Lebens gestellt hat.

Sie sehnen sich nach Nähe, Wärme, Geborgenheit, suchen Frieden, verabscheuen Zank und Streit, möchten sich am liebsten an einen geliebten Menschen ankuscheln.

Auch kennen Sie durchaus den Wunsch, mit einem geliebten Menschen zu verschmelzen, eins zu sein. Ständig leben Sie in der Angst, die Liebe Ihres Partners oder gar Ihren Partner selbst zu verlieren. Oder wenn Sie zu den einsamen, allein lebenden Menschen gehören, dann ist die Angst, niemals einen Menschen zu finden, der Sie liebt und zu Ihnen hält. Gelegentlich können auch Gedanken auftauchen, nichts wert zu sein, oder daß andere Menschen meinen, Sie seien nichts wert. Das tägliche Leben ist für Sie oft eine Last. Der Tag ist wie ein Berg, der erklommen werden muß, der Körper, aber auch die Seele fühlt sich überfordert, den Verpflichtungen nachzukommen. Oft wirkt die Welt auf Sie wie ein Bild in grauen Farbtönen. Schönes können Sie nicht erkennen, auch wenn es da sein sollte. Es wird einfach ausgeblendet, nicht wahrgenommen. Nichts bereitet Freude, alles wird zur Last. So heißt für Sie, wenn die Sonne scheint, die Konsequenz nicht: „Der Tag ist schön, ich genieße einen Spaziergang", sondern: „Weil die Sonne scheint, muß ich spazierengehen."

Wenn Menschen Ihnen sagen, daß sie Sie mögen, können Sie das nicht glauben, zweifeln daran, „weil ich ja nichts wert bin".

Ihr Gesicht ist oft verschlossen, Sie wirken abweisend, obwohl Sie sich einsam fühlen und nichts sehnlicher wünschen als menschlichen Kontakt.

So kennen Sie Zeiten, in denen Sie Fluchttendenzen plagen. Alles ist Ihnen zuviel, Sie möchten sich zurückziehen, einige Tage einfach schlafen und nichts denken müssen, oder es kommt sogar manchmal der Gedanke: Ich möchte gar nicht mehr da sein, tot sein. Andererseits gehören Sie zu den besonders wertvollen Menschen. Sie sind verantwortungsbewußt, immer einsatzbereit, immer bereit, für andere dazusein. Fleiß, Ausdauer und Anpassung sind so extrem entwickelt, daß Sie sich oft selbst überfordern oder sich ausnutzen lassen. Wenn andere Menschen Kummer, Sorgen oder Probleme haben, kommen sie gern zu Ihnen, um sich bei Ihnen auszusprechen. Sie selbst haben aber niemanden, denn Sie wollen andere „ja nicht mit meinen Problemen belasten". Warmherzigkeit, Hilfsbereitschaft und stille Verläßlichkeit machen Sie zu einem angenehmen Menschen, der nur leider für sich selbst nichts nehmen kann. Sie helfen gern anderen Menschen, obwohl Sie selbst dringend Hilfe brauchen. Ich meine, Sie sollten sich dieses Bedürfnis wirklich eingestehen und sich zumindest anderen Menschen anvertrauen, vielleicht sogar professionelle Hilfe in Anspruch nehmen.

Wichtige Themen:

- Angst vor Alleinsein – Suche nach Nähe,
- Angst vor Abhängigkeit – Anklammerungstendenzen,
- Lebensüberdruß – Suche nach Liebe und Zärtlichkeit,
- das Bedürfnis anderen zu helfen – eigene Hilflosigkeit,
- Friedfertigkeit – Angst zu streiten,
- Angst, die Liebe des Partners (der Partnerin) zu verlieren,
- Angst, den geliebten Menschen zu verlieren,
- Festhalten – Angst, losgelassen zu werden.

Zwanghaftigkeit

***Frage 1:* Zu den Aufgaben des Lebens gehört auch das Saubermachen.**

Ich finde Schmutz eklig, unhygienisch und erheblich störend. (10)

Ich bin für Sauberkeit und bemühe mich, dafür Sorge zu tragen. (8)

Ich finde übertriebene Sauberkeit überflüssig und halte das für eine Marotte bestimmter Menschen. (3)

Dreck reinigt den Magen, Staub macht die Wohnung erst wohnlich. (2)

Frage 2: **Es gibt viele schöne Dinge im Leben …**

Alles, was mir gefällt, möchte ich haben und behalten. Mir reicht mein Platz oft nicht aus. (10)

Es gibt vieles, was ich für mich aufheben möchte, um es später auch noch zu haben. (8)

Vieles ist schön und vielleicht auch noch zu gebrauchen, aber man kann nicht alles aufheben. (3)

Ich hebe nur Dinge auf, die ich wirklich benötige, um mich nicht unnötig zu belasten. (2)

Frage 3: **Wir möchten gern mehr wissen, als wir normalerweise wissen können.**

Um das zu errreichen, lese ich mein Horoskop, oder versuche, „magische Handlungen" durchzuführen wie in der Kindheit, oder versuche, meine Träume als Zukunftsplan zu verstehen. (2)

Mich interessiert mein Horoskop, ich bin auch neugierig auf alles, was außerhalb des üblichen Wissens sich abspielt. (3)

Ich halte nicht viel von Horoskopen, schaue jedoch hin und wieder rein,wundere mich, daß es manchmal stimmt. (9)

Horoskope sind Unsinn, ich erkenne nur das an, was ich sehe. (10)

Frage 4: **Wie erlebe ich Autoritäten?**

Meistens sind es unangenehme Menschen, Karrieretypen und egozentrisch. (10)

Man muß sich mit ihnen arrangieren, so schlimm sind sie auch wieder nicht. (4)

Es gibt recht nette Menschen darunter. Sie erfüllen eine Funktion, so wie ich auch. (3)

Autoritäten sind oft hervorragende Menschen, von denen ich lernen möchte, weil sie so viel können. (2)

Frage 5: **Manchmal gibt es Situationen, die Ärger bereiten.**

Mich überkommt dann eine ungeheure Wut, die ich nicht steuern kann. (10)

Ich ärgere mich maßlos, schaffe es aber, niemanden etwas merken zu lassen. (8)

Ich spüre meinen Ärger und teile ihn mit. (4)

Ich stehe über den Dingen, wundere mich höchstens, wenn andere sich aufregen. (2)

Frage 6: **Wie fällen Sie Ihre Entscheidungen?**

Ich überlege mir alle Einzelheiten ganz genau, wäge das Für und Wider ab. (10)

Ich überlege mir die verschiedenen Gesichtspunkte, berücksichtige aber auch meine manchmal unvernünftigen Wünsche. (8)

Ich entscheide mich aus einem Gespür für das Richtige heraus. (2)

Ich lasse mich oft von meinen Gefühlen zur Entscheidung führen. (1)

Frage 7: **Nun interessiert Ihre Art, sich zu entscheiden.**

Die Menschen, die mich kennen, wissen, daß meine Entscheidungen immer nach bestimmten Prinzipien erfolgen.
Ich bin daher sehr gut berechenbar. (10)

Es gibt einige wesentliche Meinungen, die ich vertrete und die meine Entscheidungen beeinflussen. Ich lasse mich jedoch auch überzeugen. (6)

Ich bin bekannt für meine Fähigkeit, Entscheidungen von Mehrheiten zu meinen eigenen zu machen und auch durchzusetzen. (3)

Prinzipienhaftigkeit ist mir ein Greuel. Ich schätze die Freiheit der flexiblen Entscheidungen. (2)

Frage 8: **Wie halten Sie es mit der Ordentlichkeit?**

Bei mir ist immer alles aufgeräumt und exakt an seinem Platz, nach dem Motto „Ordnung ist das halbe Leben". (12)

Meistens herrscht bei mir Ordnung. Gelegentlich muß ich etwas nachhelfen. (8)

Ich bin nicht sehr ordentlich, aber das stört mich kaum. (3)

Ordnung kann ich nicht halten, aber ich finde mich in meiner Unordnung immer zurecht. (2)

Frage 9: **Bei Verabredungen zu einer bestimmten Zeit:**

Komme ich fast immer zu früh. (12)

Bin ich auf die Minute genau da. (10)

Komme ich in etwa pünktlich. (2)

Komme ich fast immer zu spät. (6)

Frage 10: **Jetzt interesiert uns Ihr Umgang mit dem Geld.**

Ich bin sehr sparsam, manche sagen, ich sei geizig. (10)

Ich spare gern, um wohlhabend zu werden. (8)

Ich spare, um mir etwas Bestimmtes anzuschaffen. (6)

Sparen fällt mir schon etwas schwer, ich muß mich dazu zwingen. (2)

Mein Geld rinnt mir durch die Finger, ich weiß nie, wo es bleibt. (1)

Frage 11: **Im Gespräch treten manchmal unterschiedliche Auffassungen auf.**

Ich weiß, daß ich recht habe, und kämpfe dafür. (10)

Ich meine, recht zu haben. Wenn ich nicht überzeugen kann, behalte ich meine Meinung, streite jedoch nicht stundenlang. (4)

Mir ist „recht haben wollen" nur manchmal wichtig, nämlich wenn es um existentiell wichtige Dinge geht. (3)

„Recht haben wollen" ist ein Zeichen von Schwäche. (2)

Wer recht haben muß, meint, sonst nicht gemocht zu werden. (1)

Frage 12: **Manchmal wird mir gesagt was ich tun soll (Chef, Vorgesetzter).**

Ich ärgere mich dann oft und weigere mich, auch wenn ich Nachteile in Kauf nehmen muß. Ich verrenne mich dann oft wie ein „bockiges" Kind. (12)

Ich ärgere mich und weigere mich nur am Anfang, das zu tun, auch wenn es Nachteile mit sich bringt. (10)

Ich ärgere mich über die Art und Weise, führe die Anweisungen aber aus. (4)

Es ist ganz natürlich, wenn Anordnungen getroffen werden. (3)

Anordnungen müssen sein, Vorgesetzte können ihre Worte nicht auf die Goldwaage legen. (0)

Auswertung:
0 bis 29 Punkte:

Sie zeichnen ein interessantes Bild von sich. So schildern Sie sich als: unkonventionell, allen Regeln des Lebens mißtrauend, spontan, oft unkontrolliert, recht aktiv.

Prinzipien kennen Sie zwar, schätzen sie aber nicht. Sie verstehen sie als eine Form der Aufforderung zu überangepaßtem Verhalten. Sie sehen in ihnen eine Einengung des Denkens und Handelns.

Freiheit in jeder Art und Weise, Ungebundenheit in vielen Dingen sind besonders wichtig für Sie. Ihre Impulsivität, Ihre Unkonventionalität tragen manchmal schon leicht chaotische Züge. Ihre Gefühlswelt spielt bei Ihnen eine große Rolle. Oft entscheiden Sie sich „aus dem Bauch heraus", das heißt, Sie spüren, wie Ihre Entscheidung aussehen soll. Gelegentliche Komplikationen nehmen Sie gern in Kauf. Insgesamt schildern Sie sich als einen Menschen, der für einen angepaßten, braven, ordentlichen, gewissenhaften, peniblen, vom Kopf gesteuerten Bürger erschreckend ist. Sie mögen diese Art von Menschen wohl auch nicht so recht, oder? Ihre liebevolle, spontane Art ist ansteckend, erfrischend, bringt oft Bewegung ins Leben, stellt eine echte Bereicherung für Ihren Freundeskreis dar.

30 bis 49 Punkte:

Sie gehören zu den flexiblen Menschen, die vieles locker angehen lassen. Prinzipien kennen Sie zwar, aber vorwiegend bei anderen. Sie passen sich nicht unbedingt den Forderungen der Allgemeinheit an, sondern wählen Ihren eigenen, durchaus eigenwilligen, aber liebenswerten Weg. Manche von Ihnen sind jedoch recht unkonventionell, es gibt auch einige unter Ihnen, die recht unzuverlässig sind. Ich denke, Sie wissen, wie Sie sich hier einzuordnen haben. Es ist nicht immer leicht, mit Ihnen ohne Probleme zurechtzukommen, das heißt jedoch nicht, daß das kritikwürdig wäre.

Wichtige Themen:
- Vernunft – Gefühl,
- Prinzipienhaftigkeit – Flexibilität,
- Spontaneität – Überlegtheit,
- Chaos – Ordnung,
- Anpassung – Protest,
- Angst vor und Protest gegen Autoritäten,
- Kreativität.

50 bis 60 Punkte:
Sie gehören zu den Menschen, auf die man sich gern verläßt. Vernünftig und überlegt führen Sie nicht nur Ihr eigenes Leben, sondern Sie sind auch als Ratgeber immer dann gefragt, wenn klärende, ordnende Hilfe notwendig ist.

Sie lassen sich selten von Ihren Gefühlen überwältigen. Gelegentliches Aufbrausen ist die Ausnahme. Nicht momentaner Wunsch, sondern weitergesteckte Ziele bestimmen Ihr Denken und Handeln, das heißt, Sie können warten und zielstrebig auf etwas hinarbeiten. Ein ganz klein wenig Aberglaube scheint bei einigen von Ihnen schon eine Rolle zu spielen. Ihre positiven Eigenschaften sind Sparsamkeit, Korrektheit, Pünktlichkeit, Verläßlichkeit, Ordnungsliebe.

Wichtige Themen:
- Rationalität – Gefühlsbetontheit,
- sich einlassen können,
- Vertrauen – Zweifel in bezug auf das Verhalten und Fühlen anderer,
- Prinzipienhaftigkeit – Flexibilität,
- Irrationalität,
- Macht – Ohnmacht,
- Besitz.

61 bis 75 Punkte:
Sie sind ein sehr ordentlicher und pünktlicher Mensch, auf den man sich zu jeder Zeit verlassen kann. (Es gibt jedoch auch solche Menschen unter Ihnen, die unter Pünktlichkeit immer eine bestimmte Zeit zu früh oder zu spät meinen). Sie gehören eher zu den Verstandesmenschen, die sich ungern von Gefühlen treiben lassen. Planen, Überlegen und vorheriges Durchdenken gehören zu Ihrer Natur. Sehr kritisch beobachten Sie alles, was um Sie herum vorgeht, und verstehen es, sich ein treffendes Bild zu machen, wenn auch andere Menschen manchmal an Ihren Urteilen zweifeln. Viele von Ihnen neigen zu großer Sparsamkeit, manche werden sogar geizig genannt. Sie gehen sehr sorgfältig mit Ihrem Besitz um. Einige von Ihnen sind eher angepaßt und verbindlich, andere bekommen immer mal wieder Ärger mit Autoritäten. Auch Rechthaberei soll gelegentlich vorkommen. Obwohl Sie sich für einen Verstandesmenschen halten, finden sich bei einigen von Ihnen auch irrationale Anteile wie Glaube an Astrologie oder andere übersinnliche Dinge. Aber wie gesagt, nur bei einigen von Ihnen.

Wichtige Themen:
- intellektuelle Steuerung,
- Prinzipienhaftigkeit,
- Einfluß der Gefühle auf Ihr Leben,
- Aggressivität,
- Mißtrauen – Zweifel – Vorsicht – Vertrauen,
- Eigensinn - Gemeinsinn,
- Besitz – Eigentum,
- Irrationalität,
- Partnerschaft.

76 bis 100 Punkte:
Sie sind ein Mensch, der sehr stark vom Verstand gesteuert ist. Überlegungen und Planungen bestimmen auf weite Strecken Ihren Charakter. Vernunft und Rationalität sind Ihre wichtigsten Werte. Am liebsten würden Sie Ihre Welt berechnen und katalogisieren. Nichts soll dem Zufall überlassen bleiben. Steril, sauber und keimfrei soll die Welt sein, in der Sie leben, Prinzipien von Ordnung, Sauberkeit, Fleiß, Pünktlich-

keit bestimmen Ihr Denken und Handeln. Daran messen Sie auch die Menschen Ihrer Umgebung. Feste Wertvorstellungen werden ergänzt durch systematische Weltbetrachtung mit vielen verbindlichen Regeln. Sie sind ein ideologischer Geist. Zu Machtverhältnissen haben Sie eine besondere Beziehung. Einige von Ihnen erleben sich oft als Unterlegene, Unterdrückte, und meinen, sich entsprechend kämpfend wehren zu müssen, während andere davon ausgehen, bestimmend auf die Menschen ihrer Umwelt Einfluß nehmen zu müssen. Es finden sich neben Dauerprotestierern auch Diktatoren, ewig Aufgebrachte ebenso wie stille, fügsame, friedfertige und verbindliche Menschen. Viele von Ihnen sind sehr aufmerksame Beobachter und neigen dazu, Vermutungen über die Gedanken und Absichten anderer anzustellen. Damit bekommen einige von Ihnen zunehmend Schwierigkeiten. Vielleicht aus diesem Grund dieser Test ?

Es dürfte Ihnen eigentlich nicht schwerfallen, sich in dieser Aufstellung wiederzufinden. Es kann immer nur ein Teil sein, der auf Sie zutrifft. Sie mögen mir verzeihen, daß ich Ihnen hier einen Teil der Arbeit selbst überlasse.

Wichtige Themen:

- Überentwicklung und Überschätzung des Verstandes,
- Angst vor Gefahren,
- Prinzipienhaftigkeit – Spontaneität,
- Angst vor Planlosigkeit,
- Aggressivität – kämpfen,
- Macht-Ohnmachtgefühle,
- Mißtrauen – Vorsicht,
- Partnerschaft,
- Besitz – Eigentum.

101 bis 126 Punkte:

Wenn Sie wirklich so sind, wie Sie sich geschildert haben, dann sind Sie ein Ausbund an Vernunft, Überlegtheit und Ordentlichkeit. Sie sind sehr genau, pünktlich, gewissenhaft und verantwortungsbewußt. Der Verstand beherrscht weitgehend Ihr Leben, alles muß überlegt, geplant, abgewogen werden, nichts soll dem Zufall überlassen sein. Sie sind für

Sauberkeit, Gewissenhaftigkeit. Sparsamkeit gehört ebenfalls zu Ihren Tugenden. Sie haben es zu einer gewissen Meisterschaft gebracht, Ihr Geld zu vermehren oder zumindest das Optimum damit zu erreichen. Sie können gut diskutieren, sind für Ihre Argumentationen bekannt. Immer wieder hört man gern Ihren Rat, wenn es um vernünftige Entscheidungen geht. Gefühle haben Sie natürlich auch, nur zeigen können Sie sie nicht so leicht, das heißt, Sie tragen Ihr Herz nicht auf der Zunge. Es dauert schon ein Weilchen, bis Sie sich öffnen, Vertrauen gefaßt haben, sich anvertrauen können. Ein klein wenig mißtrauen Sie auch Ihren Gefühlen und erst recht denen anderer. Am liebsten wäre es Ihnen, wenn Sie die Gefühle mit dem Verstand erfassen und lenken könnten. Ein wenig umständlich sind Sie wohl schon manchmal, zumindest wird es der eine oder andere schon behauptet, vielleicht sogar vom „Umstandskrämer" gesprochen haben. Das ist vielleicht ein wenig übertrieben, aber es dauert bei Ihnen schon ein wenig länger als bei anderen, bis Sie sich entschieden haben – bei Ihrer Gründlichkeit ja auch kein Wunder. Sie können aber von sich sagen, zumindest versucht zu haben, alles gründlich überlegt und abgewogen zu haben. Was Ihnen an Spontaneität und Flexibilität fehlt, gleichen Sie durch Beständigkeit und Verläßlichkeit aus. Ihr ausgeprägtes Gerechtigkeitsgefühl macht Sie oft zum Anwalt der Schwächeren, läßt Sie vielleicht auch das eine oder andere Mal zu Unrecht mißtrauisch aufhorchen.

Hysterie

***Frage 1:* Und noch einmal die Liebe.**

Ich verliebe mich immer wieder, meine es sei die große Liebe, dann flaut es wieder ab und endet. (40)

Ich habe mich schon oft verliebt. Allerdings bin ich so eifersüchtig, daß mein(e) Partner(in) irgendwann genug hat. (39)

Ich verliebe mich leider fast immer in Menschen, die bereits einen Partner haben. (38)

Ich bin so schüchtern, daß es mir schwerfällt, jemanden zu finden. (20)

Das alles trifft für mich nicht zu. (0)

***Frage 2:* Bestimmte Situationen erfordern bestimmte Rollen mit bestimmten Eigenschaften.**

Ich kann mich in eine Rolle so hineindenken, daß ich ganz darin aufgehe und praktisch ein anderer Mensch bin. (40)

Ich kann bestimmte Rollen übernehmen, so sein, wie es die Situation erfordert. (30)

Ich kann zeitweise in bestimmte Rollen schlüpfen und ihnen auch halbwegs gerecht werden. (20)

Ich kann die verschiedensten Situationen meistern, bleibe aber immer ich selbst, wie ein schlechter Schauspieler. (5)

***Frage 3:* Das ewige Thema: Die Liebe.**

Mein(e) Liebespartner(in) und ich müssen ständig ineinander verliebt sein. Bis ins hohe Alter Liebe, Treue und heiße Erotik. (30)

Liebe heißt nur füreinander dasein, sich heiß begehren und nicht zu oft zu betrügen. (25)

Liebe heißt für mich Partnerschaft und Gemeinsamkeit, sich achten und ehren mit einer Portion Sex. (10)

Liebe beginnt erst so richtig, wenn die erste Glut vorbei ist. Sie ist etwas Stilles, Dauerhaftes, Verbindendes, Erotisches und Stabilisierendes. (5)

***Frage 4:* Reden wir noch einmal über Gefühle!**

Ich erlebe ständig starke Gefühle, ich freue mich wild, weine leicht vor Rührung, bin begeisterungsfähig, oft ganz von Gefühlen erfüllt. (30)

Gefühle spielen bei mir eine wichtige Rolle. Oft werde ich überwältigt, muß Gefühle mitteilen, erlebe gern die Gefühle anderer. (20)

Gefühle spielen bei mir eine wichtige Rolle, ich lasse sie jedoch selten die Oberhand gewinnen. (10)

Gefühle spielen bei mir eine wichtige Rolle. Ich bin mitfühlend, lasse mich mitreißen, bin aber auch überlegt und sehr kritisch, wenn meine Gefühle zu stark werden. (5)

***Frage 5:* Wie steht es um Ihre Hartnäckigkeit?**

Es passiert mir oft, daß ich etwas einfach nicht durchstehe. Es entsteht in mir ein Widerwille, und ich gebe auf. (40)

Ich fange öfter mal etwas an und bringe es nicht zum erfolgreichen Ende, weil mich vorher die Lust verläßt. (35)

Es passiert immer mal wieder, daß ich etwas Angefangenes aufgebe und mit etwas Neuem beginne, weil mich das mehr interessiert. (30)

Etwas Begonnenes bringe ich auch zu Ende. (10)

Ich muß aus Prinzip Angefangenes auch beenden, selbst wenn es inzwischen nicht mehr so wichtig ist. (2)

***Frage 6:* Reden wir über Ihre Kommunikation!**

Ich spiele gern mit Worten. Ich finde es aufregend, in Doppeldeutigkeiten zu reden und mein Gegenüber zu beobachten. (20)

Ich rede gern, viel und eindrücklich mit Beispielen und Anekdoten. (15)

Ich liebe kurze, prägnante Äußerungen ohne Drumherum. (5)

Ich bin ein(e) gute(r) Zuhörer(in), beteilige mich aber gern an interessanten Themen. (2)

***Frage 7:* Wie steht es um Ihren beruflichen Ehrgeiz?**

Ich bin voller Pläne, versuche, mich ins rechte Licht zu rücken, vorwärtszukommen, um Chef(in) zu werden. (20)

Ich bin schon ehrgeizig, versuche voranzukommen, aber nicht um jeden Preis. (15)

Ehrgeiz ist gut. Wer mag nicht vorankommen? Nur mag ich mir keine Feinde machen, auch darf das Privatleben nicht leiden. (10)

Mein Leben ist mir zu wichtig als daß ich dem Beruf einen zu großen Stellenwert beimessen mag. (5)

Ich bin nicht berufstätig. (0)

Frage 8: **Reden wir über Ihren Charakter!**

Ich bin spontan, aktiv, phantasiebegabt, für Überraschungen gut, gelte als interessanter Mensch, werde von vielen bewundert und verehrt. (40)

Ich bin ein fröhlicher und natürlicher Mensch, der manchmal die Wirklichkeit vergißt, aber trotzdem alles im Griff hat. (20)

Ich bin ein ernster, gewissenhafter Mensch, der vorwiegend vernünftig denkt und handelt und deshalb geschätzt wird. (10)

Ich bin ein eher grüblerischer, schwersinniger Mensch mit der Neigung, sich Sorgen zu machen, allerdings sehr fleißig und hilfsbereit, deshalb beliebt. (2)

Frage 9: **Reden wir über Phantasie!**

Meine Phantasie geht schon mal mit mir durch, so daß ich Mühe habe, Phantasie und Wirklichkeit wieder zu trennen. (40)

Ich phantasiere mir gern etwas zurecht, am liebsten Erfolge. Ich steigere mich aber auch leicht in etwas hinein. (30)

Phantasien können schön sein, stören aber meistens die Notwendigkeiten. (10)

Phantasie ist etwas Kindisches. Man muß mit beiden Beinen auf dem Boden bleiben. (2)

Frage 10: **Das Thema heißt Spontaneität.**

Ich bin sehr spontan, kann Pläne einfach umwerfen, mache Neues, das bringt manches durcheinander. (40)

Ich bin entscheidungsfreudig, ohne immer alles bis ins Letzte durchdacht zu haben, reiße meine Umwelt aber mit. (30)

Ich sollte manchmal vorher etwas gründlicher nachdenken, das wäre besser. (10)

Ich bedenke und überlege alles genau. Das dauert etwas, der Erfolg ist sicherer. (2)

Auswertung:

0 bis 112 Punkte:

Sie sind vernünftig, handeln überlegt, stehen mit beiden Beinen auf dem Boden der Tatsachen. Sie sind fleißig, interessiert an allem, verläßlich und pflichtbewußt. Sie bemühen sich um ein vernünftiges Verhältnis zwischen Arbeit und Privatleben. In Freundschaften und Partnerschaft sind Sie verläßlich, immer hilfsbereit, aber auch fähig zu kritischer Hilfe. Sie sehen zu, daß Ihr Leben ein vernünftiges Gleichmaß behält. Überschäumende Aktivitäten vermeiden Sie nach Möglichkeit, ebenso schätzen Sie es nicht, wenn allzu Dramatisches Ihr Leben und das der Familie und Freunde beeinflußt. Ausgewogenheit der Interessen mit der Eigenschaft, Begonnenes auch zu Ende zu führen, gehört ebenfalls zu Ihrem Wesen, wobei gelegentliche Ausnahmen nur die Regel bestätigen.

Wichtige Themen :

- Sachlichkeit – Gefühlsbetontheit,
- Verläßlichkeit – kreatives Neubeginnen,
- Kontaktpflege – Zurückgezogenheit,
- Ernsthaftigkeit – Fröhlichkeit,
- Gewissenhaftigkeit – Flexibilität in Bewertungen.

113 bis 162 Punkte:

Aufgeschlossenheit, Wärme, Zuneigung und Fähigkeit zu bedingungsloser Hingabe und Liebe kennzeichnen Ihren Charakter. Freundschaften bedeuten Ihnen viel. Die Angst, betrogen zu werden, ist Ihnen nicht unbekannt. Dabei sind diese Befürchtungen überhaupt nicht zu verstehen. Ihre wache, liebenswerte Art, die Fähigkeit, immer dann Verantwortung zu übernehmen, wenn man Sie darum bittet, macht Sie zu einem angenehmen, eigentlich sehr gesuchten Menschen.

Obwohl Ihre reiche Gefühlswelt Sie in tiefe Schwingungen versetzen kann, verliert der intellektuelle Teil nie die Kontrolle über Sie.

Wichtige Themen:

- Vertrauen – Vertrauensseligkeit – Zweifel,
- Eifersucht,
- Angst, verlassen zu werden.

163 bis 222 Punkte:

Schönheit, Liebe, Aktivität und Zärtlichkeit sind Ihnen ebenso wichtig wie ein spannendes, aufregendes Leben voller Abenteuer. Sie sind ständig voller neuer Ideen, reißen durch Ihre Begeisterungsfähigkeit andere mit und bringen so vieles auf den Weg. Sie haben viele Menschen um sich und sorgen dafür, daß es nie langweilig wird.

Durch Ihre Ausstrahlung werden Sie oft zum Mittelpunkt. Konkurrenz in dieser Situation schätzen Sie allerdings nicht sehr. Sie denken in großen Zusammenhängen, um Details mögen sich andere kümmern.

Schwierigkeiten haben Sie mit kleinen Widrigkeiten des Lebens, wie Termine einzuhalten, an alle Versprechen zu denken, allen Verpflichtungen nachzukommen.

Bei der Fülle in Ihnen und um Sie kann schon mal etwas auf der Strecke bleiben. Die anderen sollten da nicht so kleinlich reagieren.

Sie bewältigen Ihr Leben intuitiv und reagieren oft recht spontan. Ihre reiche Gefühlswelt bringt oft erhebliche Bewegung in Ihr Leben und oft auch in das anderer. Mit Partnerschaften haben Sie so Ihre Probleme. Ist es nicht die Eifersucht, so kann es passieren, daß Sie sich „Hals über Kopf" in einen anderen Menschen verlieben und auf diese Weise ein ziemlicher Wirbel entsteht. Auch mit der Treue ist es nicht so ganz einfach. Vielleicht meinen Sie ja auch, dies sei ein von Moralisten erfundener unnützer Begriff (solange es die eigene Person betrifft). Ist es so?

Wichtige Themen:

- Gelassenheit,
- Ausgeglichenheit,
- Besonnenheit,
- Gründlichkeit,
- intellektuelle Kontrolle,
- Partnerschaften,
- soziales Engagement.

223 bis 260 Punkte:

Lebhaftigkeit, Aktivität und vorwiegend Lebensfreude kennzeichnen Ihr Wesen. Stets wach und voller Unternehmungslust sind Sie ein beneidenswerter und gleichzeitig beliebter Mensch. Ein großer Freundeskreis, ein buntes Leben mit viel Abwechslung und Aufregung ist Ihr Lebenselixier. Voller Interesse und Tatendrang wenden Sie sich vielen Aufgaben zu, wissen oft nicht, wie Sie all diese Dinge bewältigen sollen. Da kann es schon einmal vorkommen, daß etwas liegenbleibt, obwohl Sie dies eigentlich nicht wollen.

Sie sind leicht zu begeistern und aufgeschlossen allen neuen Dingen des Lebens gegenüber, sind ehrgeizig und auch ein wenig eitel.

Sie haben es gern, wenn Sie mit mehreren Menschen zusammen etwas unternehmen können. Leicht geraten Sie dann in die Leitungsposition.

In kritischen Situationen entscheiden Sie sich intuitiv, entweder durch vernünftiges „sich in Sicherheit bringen" oder durch mutigen Einsatz, der von vielen bewundert wird, bei einigen aber Kopfschütteln hervorruft. Ihr Interesse gilt nicht nur Dingen, sondern besonders den Menschen in Ihrer Umwelt. Die wichtigen zwischenmenschlichen Themen bestimmen oft Ihr Interesse an den anderen. So wie von Ihnen eine tiefe Gefühle auslösende Ausstrahlung ausgeht, erleben Sie die Vielfalt der menschlichen Gefühle und verleihen ihnen Ausdruck, um andere an dieser Welt teilhaben zu lassen. In Partnerschaften haben Sie nicht immer Glück. Entweder „schwindet Ihre Liebe einfach dahin", oder Eifersucht beeinträchtigt das Zusammenleben. Sex ist sehr wichtig, so kann es schon einmal vorkommen, daß „eine Sicherung durchbrennt". Nichts fürchten Sie so sehr wie das Alter und das Alleinsein. Gegen das Alleinsein können Sie etwas tun.

Das Alter zu akzeptieren und ihm schöne Seiten abzugewinnen, dürfte eine wichtige Aufgabe sein.

Wichtige Themen:

- Gelassenheit,
- Vernunft – Gefühl,
- Planung – Intuition,
- Kontinuität,
- Sozialverhalten,
- Partnerschaften,
- Angst, allein zu sein,

- Angst, verlassen zu werden,
- Eifersucht,
- Rivalität.

261 bis 340 Punkte:
Ihr Eindruck von sich selbst ist, daß Sie sehr gefühlsbetont sind. Entscheidungen fällen Sie oft nicht so sehr nach den Kriterien der Vernunft, sondern aus momentanen Stimmungen und Gefühlen, Bedürfnissen und Abneigungen heraus. Ihr Weltbild ist recht akzentuiert, unterscheidet sich von dem anderer durch seine spezifische Art der pointierten, oft inselhaft angelegten Wissens- und Meinungs-, ebenso wie Werterepresentationen. Bestimmte Bereiche scheinen einfach ausgeblendet, nicht existent zu sein, ebenso wie auch Ihr Denken bestimmte Bereiche nicht erreicht. Wenn Sie darauf angesprochen werden, ruft dies bei Ihnen starke Gefühle hervor, die von Erstaunen bis Verärgerung reichen können.

Ihre Denkschemata sind oft recht global, undifferenziert. Andererseits gibt es Bereiche, in denen Sie besonders einfühlsam und differenziert reagieren. Ihr Gefühlsleben ist für manche Menschen recht überraschend. Allerdings werden Sie diese Menschen als Langweiler und damit uninteressant abtun. Diesen Menschen fällt auf, wie leicht und oft Ihre Gefühle schwanken und auch wechseln können. Ein eben noch als Freund erlebter Mensch kann schon bald uninteressant sein oder sogar als Feind betrachtet werden. Sie können sich schnell verlieben. Für einen Außenstehenden scheint Ihr Zustand der Beweis dafür zu sein, daß Sie den (die) Partner(in) fürs Leben gefunden haben. Kurze Zeit später können diese Gefühle jedoch wieder völlig abgeklungen sein. Man nennt dies den Strohfeuereffekt im Gefühlsbereich. Ein weiterer Punkt Ihres Charakters ist Ihre doch recht deutliche Eifersucht, gleichgültig, ob Sie diese Gefühle nun zulassen/zugeben oder nicht. Damit im Zusammenhang steht ein weiterer Charakterzug: Sie haben recht beachtliche Probleme mit Menschen des anderen Geschlechts. Nicht nur Eifersucht gehört hierher, sondern auch die aus diesem Phänomen unschwer abzulesende Vorsicht, was das Vertrauen anbelangt. Bei aller Liebe und Begeisterungsfähigkeit gibt es offensichtlich Zweifel und Vorbehalte. Wer einem anderen zutraut zu verraten, zu verletzen, zu kränken, kann von sich selbst nicht behaupten, nur liebevolle Gefühle diesem Menschen gegenüber zu empfinden. Das Ganze klingt danach, als hätten Sie sehr schlechte Erfahrungen mit geliebten Menschen gemacht. Wenn Sie sich das einmal durch den Kopf gehen lassen, werden Ihnen vielleicht auch Einfälle kommen, die Ihre Beziehung zum anderen Geschlecht weiter verdeutlichen. So soll es Menschen geben, die sich aus ihrer Angst heraus nicht richtig auf andere einlassen können, sexuelle Probleme haben, den (die) Partner(in) nur als Objekt der Befriedigung benutzen, um so nicht verletzt werden zu können, Sexualität und Liebe voneinander getrennt halten müssen. Ein Mann teilt auf in beispielsweise Engel und Hure, eine Frau in geilen Bock und liebevollen, asexuellen Freund (Kavalier).

Die Kriterien der Zeit, der Ordnung und der Verläßlichkeit stellen für Sie gewisse Probleme dar und sind gewisse Reizthemen. Sie haben viele Interessen, halten jedoch bei der Durchführung Ihrer Unternehmungen oft nicht durch. Sie sind recht ehrgeizig, lassen es aber oft am Leistungseinsatz auf der Fach- und Sachebene fehlen, ohne jedoch das Kämpfen zu vermeiden. Macht ist für Sie ein faszinierendes Wort.

Der Körper spielt bei Ihnen eine zentrale Rolle im Leben. Neben dem Aussehen und den körperlichen Genüssen sind es auch die Phänomene, die Ihr Körper produziert, um Konflikte darzustellen oder auf eine bestimmte Weise zu bewältigen.

Wichtige Themen :

- Konflikte erleben – Konflikte somatisieren,
- verstandgesteuert – von Gefühlen gesteuert,
- Durchstehvermögen – vielfältiges Neubeginnen,
- Angst vor dem anderen Geschlecht,
- Verläßlichkeit in Partnerbeziehungen,
- Verläßlichkeit in Freundschaften,
- Lieben – verliebt sein in die Liebe,
- Bindungssehnsucht – Bindungsangst.

Literaturverzeichnis

ADLER, A.: Praxis und Theorie der Individualpsychologie. Fischer Taschenbuchverlag, Frankfurt/M., 1974

ALEXANDER, A.: Psychosomatische Medizin. W. de Gruyter, Berlin, New York, 1977

BLÖSCHL, L.: Grundlagen und Methoden der Verhaltenstherapie. Hans Huber Bern, Stuttgart, Wien,1969

DÜHRSSEN, A.: Psychogene Erkrankungen bei Kindern und Jugendlichen.Verlag med. Psychol. Göttingen, 1954

FREUD, S.: Darstellungen der Psychoanalyse. Fischer Taschenbuchverlag, Frankfurt/M., 1975

v. GEBSATTEL, V. E.: Prolegomena einer medizinischen Anthropologie. Springer, Berlin, Göttingen, Heidelberg, 1954

EYSENCK, H. J. u. LEVEY, A.: Konditionierung, Introversion-Extraversion und die Stärke des Nervensystems. In: Z. Psychol. 174, 96–106, 1967

JUNG, C. G.: Bewußtes und Unbewußtes. Fischer Taschenbuchverlag, Frankfurt/M., 1975

FERENCZI, S.: Bausteine der Psychoanalye. Bd. 1. Hans Huber Bern, Stuttgart, 1964

HEIDEGGER, M.: Sein und Zeit, 1. Hälfte, Halle a.d.S., 1927

HOLLINGSHEAD, A. D. u. REDLICH, F.: Der Sozialcharakter psychischer Störungen. S. Fischer, 1975

KARDINER, A.: Traumatic neuroses of war. In: ARIETI: American Handbook of Psychiatry, I, New York; Basic Books, 1959

KRONFELD, A.: Psychotherapie. Springer, Berlin, 1924

KUIPER, P. C.: Die seelischen Krankheiten des Menschen. Huber Klett, Stuttgart, 1980

KUNZ, H.: Zur Anthropologie der Angst. In: Aspekte der Angst, Thieme, Stuttgart, 1965

PARSONS, T.: The Social System. Glencoe III, 1951

PARSONS, T.: The Structure of Social Action. Glencoe III, 1961

RELIK, T.: Hören mit dem dirtten Ohr. Hoffmann und Campe, 1976

REXRODT, F. W.: Gehirn und Psyche. Hippokrates, Stuttgart, 1981

SCHULZE, J. H.: Das autogene Training, Thieme, Stuttgart, 1966

THOMAS, K.: Praxis der Selbsthypnose des autogenen Trainings. Thieme Ratgeber, 1969
v. WEIZSÄCKER, V.: Psychosomatische Medizin. Wiesbaden, 1949
WIESENHÜTTER, E.: Grundbegriffe der Tiefenpsychologie. Wiss. Buchges. Darmstadt, 1969
WINTER, E.: Über die Häufigkeit neurotischer Symptome bei „Gesunden". Z. Psychosom. Med. 5, 1950, 153
ZIESE, P.: Autogenes Training und Suggestion. Buchdiskette. mental design soft, Köln, 1996
ZIESE, P.: Autogenes Training. Musikcassette zur Demonstration. mental design soft, Köln, 1991
ZIESE, P.: Computersuggestion. mental design soft, Köln, 1997
ZIESE, P.: Dialogsuggestion. mental design soft, Köln, 1997
ZIESE, P.: Persönlichkeitstraining. mental design soft, Köln, 1997
ZIESE, P.: Psychoanalytischer Persönlichkeitstest. mental design soft, Köln, 1997

Bezugsadresse: mental design soft, Prof. Dr. P. Ziese, Institut für Verhaltenstraining, Persönlichkeitsentwicklung und Sozialtraining, Hölderlinstr. 64, 50858 Köln

Stichwortverzeichnis

A

B

C

D

E

F

G

H

I

K

L

M

N

P

R

S

T

U

V

Z

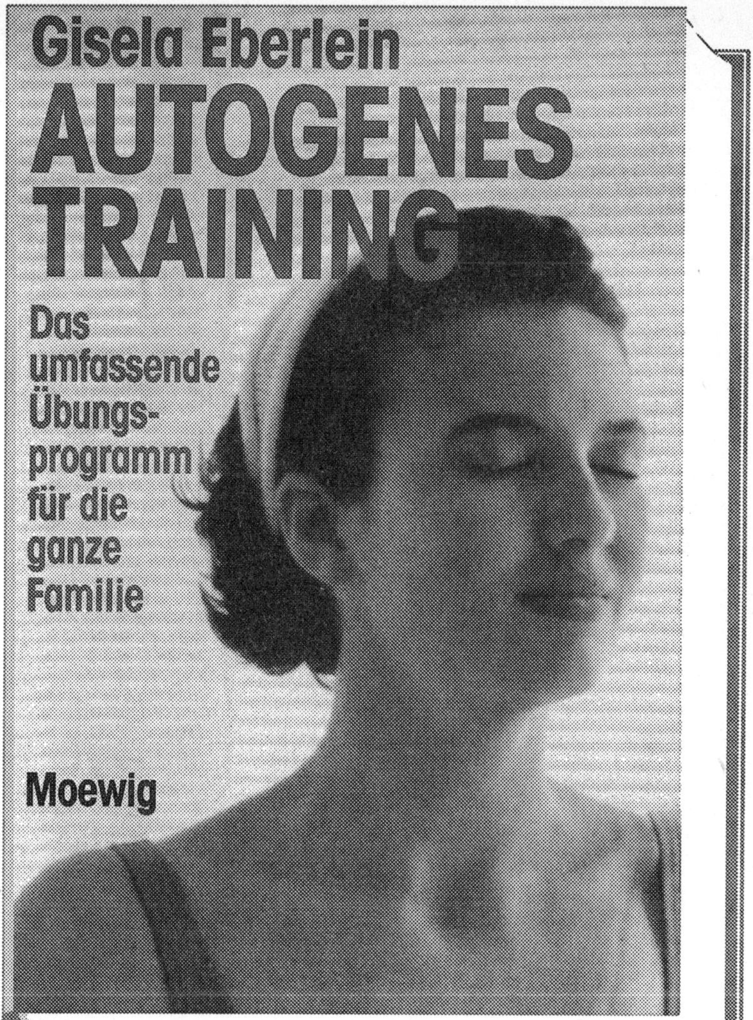
Gisela Eberlein
AUTOGENES TRAINING
Das umfassende Übungsprogramm für die ganze Familie
Moewig